看護学テキスト NiCE

病態・治療論 ［3］

循環器疾患

編　集

八尾　厚史
落合　亮太

改訂第2版

南江堂

執筆者一覧

編集

八尾	厚史	東京大学保健・健康推進本部 講師
落合	亮太	筑波大学医学医療系療養調整看護学 教授

執筆（執筆順）

八尾	厚史	東京大学保健・健康推進本部 講師
落合	亮太	筑波大学医学医療系療養調整看護学 教授
梅井	正彦	東京大学医学部附属病院循環器内科
齊藤	暁人	東京大学医学部附属病院循環器内科
松永	紘	公立昭和病院循環器内科
假屋	太郎	東京大学医学部附属病院麻酔科・痛みセンター
稲葉	俊郎	慶應義塾大学大学院システムデザイン・マネジメント（SDM）研究科 特任教授
小島	敏弥	日本赤十字社医療センター循環器内科 部長
網谷	英介	東京大学医学部附属病院循環器内科
平田	康隆	国立成育医療研究センター病院心臓血管外科 診療部長
中島	敏明	獨協医科大学病院ハートセンター 特任教授
山口すおみ		獨協医科大学病院心臓・血管内科／循環器内科
中島菜穂子		久留米大学病院看護部
長嶺	希	横浜市立大学附属病院看護部
星出	聡	自治医科大学附属病院臨床研究センター／循環器内科 教授
重松	邦広	国際医療福祉大学医学部血管外科学 教授
山本	慶	自治医科大学附属さいたま医療センター循環器内科 講師
坂倉	建一	自治医科大学附属さいたま医療センター循環器内科 学内教授
藤田	英雄	自治医科大学附属さいたま医療センター循環器内科 教授
中尾	倫子	東京大学保健・健康推進本部
後藤	耕策	東京大学医学部附属病院循環器内科
相馬	桂	東京大学医学部附属病院循環器内科
村岡	洋典	本郷真砂ハートクリニック 院長
安喰	恒輔	元川口工業総合病院循環器内科 医長
牧	尚孝	自治医科大学附属さいたま医療センター循環器内科 講師
細井	温	杏林大学医学部付属病院心臓血管外科 教授
廣井	透雄	国立国際医療研究センター病院循環器内科 診療科長・副院長
仁田	学	横浜市立大学共創イノベーションセンター／横浜市立大学附属病院循環器内科

はじめに

初版が刊行された2019年から時代は進み，evidence-based medicine（EBM）の概念の浸透から人工知能（AI）による診療支援導入に突入する段階に来ている．これから急速に進むであろうAI診療時代へ向けての準備が問われる．AIは24時間ネットワークを利用しEBMはリアルタイムに更新される．この部分はどのAIでも差が出ないが，ここで医療従事者にはAIを適切かつ有効に利用する能力が必要となる．AI利用はAIをdeep learningさせることにもつながり，ここで同じAIを使ったとしても差が生じて来る．例を挙げると，将棋で前人未到の八冠を達成した藤井聡太氏に鍛えられたAIはとてつもなく強い将棋AIになっているはずである．つまり，医療従事者の重要な仕事として，AIを適切に利用しAIを鍛えていく能力を習得することが加わるのである．

さて循環器は，知識自体もさることながらその知識を（とくに緊急時に）タイムリーに活用することが鍵となる分野である．本書は初版から一貫して，知識を単に暗記対象として提供するのではなく，その正しい利用を無意識に（反射的に）しかし論理的裏付けの下に施行できることを念頭に書いてきた．この理念は第2版でも一貫して保持し，これが将来的には医療支援AIを適切に利用できる医療従事者を育成することにつながると考えている．

具体的な本書の構成として，第I章では基礎医学的側面を踏まえ心臓・血管系の生理機能・反応を臨床に結び付けて解説した．第II章では，第I章の知識活用として，実際によく遭遇する循環器疾患の症状からどう疾患へ結び付けていくかの思考過程を説明した．次に，鑑別診断に必要な循環器系の主要検査を紹介し，治療薬・治療機器・外科的手技といった治療に必要な事項を解説した．第III章には疾患各論を記し，各疾患の病態と治療法の解説を理解しやすいように記載した．知識の確認のため，振り返り学習できるように参照ページを載せるようにした．また，第2版では初版からの情報の最新化をとくに注意して記載することに努めた．なかでも，小児慢性疾患患者が成人期に移行する際の成人移行支援・移行（期）医療について第III章第11節「成人先天性心疾患」で，また，緩和ケアから一歩進んだACP（advance care planning）に関して同第5節「心不全，心筋疾患」で，その概念・現状の解説のコラムを新たに加えた．そして，第II章第4節で「循環器疾患の患者への看護」を加え，心不全と虚血性心疾患を取り上げ，臨床の看護師に看護の概要を解説いただいた．循環器看護の特徴をつかんでもらいたい．

紙面の体裁は初版同様で，重要語句は赤字で示し，最低限必須な内容には下線が引かれている．見出しの語句，赤字語句，下線部の文章を追って復習することで，看護師として必要な知識の簡易的復習ができる．また，よく現場で使う俗称・略称は積極的にもとの語句に関連して記してある．略語にはフルスペルを側注に記しつつ，まとめて復習できるように冒頭にABC順の「略語一覧」を掲載した．さらに，多少難しいけれども深く理解が必要な内容を「もう少しくわしく」として，実際の臨床の看護に役立つ知識を「臨床で役立つ知識」として，コラム化した．これらの内容は，その分野の第一線で活躍している医師達に担当していただいており，さらに詳しい最新の内容になっている．

改訂第2版を近未来の医療をイメージして使用していただき，循環器看護が時代に沿ってさらに充実することを切に願うものである．

2024年11月

八尾　厚史
落合　亮太

初版の序

　医師が患者を診る時にまず何を気にするであろうか？　それは緊急性である．緊急性の判断は，一見しての患者さんの様子と症状，次にバイタルサインの評価で素早く行う．自律神経系を介し誘起される患者の様子と症状，そして心血管（循環器）系への反応ということである．これらは客観的な情報であり，情報としての信憑性が高いといえる．しかし，その正確な評価には循環器学の知識が必須となる．次に患者の治療では，とくに外科的治療などにおいて，心機能不良は大きな治療リスクになるため必ず心血管系評価を必要とする．心機能不良のために手術が延期・中止になることは日常臨床でよく遭遇する．このように，ほぼすべての患者に対する診療行為で循環器学の知識が必要になる．

　循環器学の学びにおいては，まず心臓・血管のパフォーマンスを理論的に理解し知識を持った上で，その知識を使い実臨床で遭遇する症状・バイタルサインを解析し，論理性をもった経験値として集積することが重要である．このラインに乗るよう本書の構成を工夫して作成した．

　第Ⅰ章では，基礎医学的側面をふまえ心臓・血管系の機能を実臨床に結び付けて解説した．第Ⅱ章では，第Ⅰ章の内容を活かし，実際によく遭遇する循環器疾患の代表的症状からどのようにして疾患へ結び付けていくかを論理的に説明した．そして，鑑別診断を行うために必要な循環器系主要検査を紹介し，最後に循環器疾患の治療薬・治療機器・インターベンション・外科的手技といった治療に必要な事項を記載した．第Ⅲ章では疾患各論を記した．第Ⅰ，Ⅱ章で学んだことを頭において読んでいくと，各循環器疾患の概念や治療法が論理的に理解できる記載になっている．

　この理解を助けるため，重要な語句は振り返り学習できるように，参照ページを多く載せるようにした．また，理解して欲しい重要な語句は赤字で示し，最低限必須な内容には下線が引かれている．見出しの語句，赤字語句，下線部の文章を追って復習することで，看護師として必要な知識の簡易的復習ができる．また現場でよく使う俗称・略称は初出で積極的に記した．英語名はメモとして側注に記しており，略語はまとめて復習できるよう ABC 順にまとめた一覧表を目次の後に掲載した．さらに，多少難しいけれども深く理解が必要な内容は，‘もう少しくわしく’としてコラム化した．これらの内容は，その分野の第一線で活躍している医師達に記載していただいており，かなりくわしい最新の内容になっている．看護学生のみならず現場の看護師が読んでも十分に読み応えのある内容である．

　最後に，臨床の立場から本書に目を通していただいた，保健師・看護師の村上曜子，泉ちひろ，川端由起子の 3 名に感謝の意を表したい．本書で循環器学を学んだ看護師達が即戦力として実臨床で活躍し，さらに循環器診療が発展していくことを切に期待するものである．

2019 年 8 月

八尾　厚史
落合　亮太

目次

循環器領域の主な略語一覧 ·· xii

序章 なぜ循環器疾患について学ぶのか 1

1 医師の立場から ··· 八尾厚史 2
2 看護師の立場から ·· 落合亮太 3

第I章 循環器の機能と障害 5

1 循環器の構造と機能 ·· 八尾厚史 6

1 循環器とは ·· 6
2 心臓の構造 ·· 8
　　臨床で役立つ知識 1分間で全血液が体内を1周する ························ 9
3 ポンプとしての心臓の収縮・弛緩 ······································ 10
　　コラム 心臓マッサージをイメージしよう ································ 12
　　コラム 救命措置のABC ·· 12
4 心臓を制御する神経・体液性因子 ······································ 13
　　A. 機械センサー ··· 13
　　B. 化学受容体 ··· 13
　　コラム 知っておきたい自律神経の関与したよくみられる現象 ·········· 15
　　もう少しくわしく CO_2ナルコーシス ··································· 15
　　臨床で役立つ知識 知っておきたい自律神経操作手技（バルサルバ手技） 16
　　もう少しくわしく 心拍の"揺らぎ"について ···························· 16
5 心室筋細胞の収縮・弛緩機能 ··· 17
　　A. 心筋細胞の収縮・弛緩を制御するのは細胞内 Ca^{2+} 濃度変化である ··· 17
　　コラム 慢性心不全の治療になぜβ遮断薬が使用されるのか？ ·········· 20
　　もう少しくわしく 強心作用とはどういう反応か？ ···················· 20
　　B. イオンの流れ（興奮）がどうして機械的な収縮・弛緩を導くのか？ 21
　　C. Ca^{2+}濃度以外の重要な強心作用——フランク・スターリング（Frank-Starling）の
　　　　法則——と前負荷・後負荷について ································· 22
　　D. 臓器血流による酸素供給がミトコンドリアでの ATP 産生に必須である ··· 23
　　コラム チアノーゼとは？ ·· 25
　　コラム チアノーゼ性先天性心疾患の冠動脈 ···························· 26
6 心筋の刺激伝導系と収縮・弛緩 ··· 26
　　A. 刺激伝導系と心拍数 ··· 26
　　B. 心拍数の調節機構 ··· 27
　　もう少しくわしく 房室結節の特徴と心拍数のコントロール ············ 30

2 循環の障害と症状 ··· 八尾厚史 31

1 心臓の各部位の機能障害から生じる Key となる症状 ················· 31
　　A. 右心房 ··· 31
　　B. 右心室 ··· 32

C．左心房 ································ 33

D．左心室 ································ 33

> コラム　心不全のより名・略称を知っておこう ················ 34

> もう少しくわしく　起坐呼吸 (orthopnea, オルトプニア) ············ 35

> もう少しくわしく　低心拍出量症候群 (low output syndrome：LOS) ····· 35

2 心臓の虚血によって生じる症状 ················ 36

A．関連痛 (referred pain) ·················· 36

> 臨床で役立つ知識　関連痛と放散痛 ·················· 38

B．虚血により生じる心室拡張障害性息切れ ············ 38

> 臨床で役立つ知識　非特異的な虚血症状・間違えやすい虚血症状 ······ 39

> もう少しくわしく　虚血時になぜ拡張機能障害が生じ拡張期の
> 張力上昇が生じるのか？ ··············· 40

3 不整脈の症状 ···························· 41

A．徐脈性不整脈 ······················· 41

B．頻脈性不整脈 ······················· 42

第Ⅱ章　循環器疾患の診断・治療　45

1 循環器疾患の診断 ···················· 八尾厚史　46

1 診察の進め方 ························ 46

A．診察の進め方 ······················· 46

B．聴診の方法 ························· 46

> 臨床で役立つ知識　心室中隔欠損の収縮期雑音の強弱と病態 ········ 51

> もう少しくわしく　奔馬調音 (gallop rhythm：ギャロップリズム) ······· 51

> もう少しくわしく　連続性雑音と往復雑音の違い ·············· 51

2 循環器関連の主な症状から病態診断への道筋 ········ 52

2-1 緊急性の有無を同定する ·················· 52

> もう少しくわしく　ショック ······················ 54

2-2 遭遇頻度の高い重要な症状からの病態の鑑別法 ······ 55

A．息切れ・呼吸苦 ······················ 55

> もう少しくわしく　過換気症候群 ·················· 56

B．胸痛・胸部圧迫感 ····················· 56

C．動悸 ··························· 59

D．ふらつき・めまい ····················· 59

E．浮腫 (edema：エデーマ) ·················· 60

2 循環器疾患の検査 ···················· 62

1 胸部 X 線検査 ···················· 梅井正彦　62

> もう少しくわしく　心臓の評価には背部からX線照射する ·········· 62

2 胸部 CT・心臓 MRI ···················· 65

2-1 胸部 CT (コンピュータ断層撮影) 検査 ············ 65

2-2 心臓 MRI (核磁気共鳴画像) 検査 ·············· 67

3 心エコー検査 (心臓超音波検査) ·············· 68

もう少しくわしく	三尖弁逆流速度から弁前後の圧較差を求める	70
もう少しくわしく	タイクホルツ法とシンプソン法	75
もう少しくわしく	拡張能の評価	75

4 心臓カテーテル検査 ……………………齊藤暁人 76

4-1 スワンガンツカテーテル検査 76

もう少しくわしく	熱希釈法	77
もう少しくわしく	スワンガンツカテーテル検査からわかる病態	79

4-2 冠動脈造影検査 (CAG) 80

もう少しくわしく	血流予備量比 (FFR) /瞬時拡張期冠内圧比 (または瞬時血流予備量比, iFR)	81
臨床で役立つ知識	心臓カテーテル検査のポイント	82

5 心臓核医学検査 83

6 安静時心電図 ……………………松永 紘 85

コラム	J波	89

7 24 時間心電図 (ホルター心電図) 90

8 運動負荷試験 91

9 脈波検査 92

10 動脈血液ガス分析 94

もう少しくわしく	アシドーシスとアルカローシス	96

3 循環器疾患の治療 97

1 処置・治療法 ……………………假屋太郎 97

1-1 観血的動脈圧測定 97

1-2 中心静脈穿刺・中心静脈カテーテル挿入 98

1-3 胸腔穿刺・胸腔ドレナージ 99

1-4 心嚢穿刺・心嚢ドレナージ 99

1-5 電気的除細動・電気的カルディオバージョン・直流通電 100

コラム	AEDについて	101
もう少しくわしく	「心停止」と「心静止」の違い	101

1-6 大動脈内バルーンパンピング (IABP) 102

1-7 経皮的心肺補助装置 (PCPS) 103

もう少しくわしく	経皮的左室補助装置 (pVAD)	104

2 心臓カテーテルインターベンション 104

2-1 PCI ……………………稲葉俊郎 105

2-2 カテーテルアブレーション ……………………小島敏弥 112

2-3 ペースメーカ植込み術 115

もう少しくわしく	心臓再同期療法 (CRT)	118

2-4 植込み型除細動器 118

もう少しくわしく	リードレスペースメーカ	119
臨床で役立つ知識	ペースメーカ等の植込み術後は電磁干渉に注意	119
コラム	植込みデバイスの遠隔監視	119
臨床で役立つ知識	ICDを植込んだ患者の自動車運転	120

2-5 弁膜症治療 ································ 齊藤暁人，稲葉俊郎 120

2-6 シャント閉鎖術 ·· 122

3 薬物療法 ·· 網谷英介 123

　A．輸液 ·· 124

　B．利尿薬 ·· 124

　C．降圧薬 ·· 126

　　▌もう少しくわしく　高血圧による臓器障害とは？ ········ 127

　D．心保護薬 ·· 128

　E．昇圧薬，強心薬 ································ 129

　F．抗不整脈薬 ·· 130

　　▌もう少しくわしく　心房細動に対する抗凝固療法 ······· 131

　　▌コラム　ジギタリスによる心不全悪化抑制作用について ··· 132

　G．血管拡張薬 ·· 132

　H．抗凝固薬 ·· 133

　I．抗血小板薬 ·· 134

　J．血栓溶解療法 ·· 135

4 手術療法 ·· 平田康隆 135

4-1 冠動脈バイパス術（CABG） ················ 135

4-2 弁膜症に対する手術 ································ 138

4-3 大動脈に対する手術 ································ 142

4-4 重症心不全に対する手術 ························ 145

5 心臓リハビリテーションとは ········· 中島敏明，山口すおみ 148

4 循環器疾患の患者への看護 155

1 心機能の低下の予防および心機能が低下した患者への看護 ···· 中島菜穂子 155

　　▌もう少しくわしく　心不全看護専門外来とは ············ 160

2 虚血性心疾患の患者への緊急対応における看護 ····· 長嶺　希 161

第Ⅲ章　循環器疾患　各論 165

1 高血圧，血圧調節異常 ································ 星出　聡 166

1 基礎知識 ·· 166

　　▌コラム　脈圧とショックの関係 ························ 167

2 血圧異常を生じる病態 172

2-1 高血圧緊急症 ·· 172

2-2 本態性高血圧 ·· 174

2-3 二次性高血圧 ·· 175

　　▌臨床で役立つ知識　睡眠と循環器疾患の関係 ············ 177

2-4 低血圧症，起立性低血圧症 ························ 178

2 大動脈疾患，末梢動脈疾患 ························ 重松邦広 180

1 大動脈疾患 180

1-1 胸部大動脈瘤 ·· 180

1-2 胸腹部大動脈瘤 ·· 182

1-3 腹部大動脈瘤		185
1-4 急性大動脈解離		187
2 末梢動脈疾患		191
2-1 閉塞性動脈硬化症		191
2-2 バージャー病（閉塞性血栓血管炎）		195
2-3 レイノー病・レイノー症候群		197

3 冠動脈疾患（虚血性心疾患）　　　　　　　　山本　慶，坂倉建一，藤田英雄　200

1 急性心筋梗塞 　200

2 狭心症 　207

3 冠攣縮性狭心症（異型狭心症） 　210

4 弁膜性疾患　　212

1 大動脈弁狭窄症　　　　　　　中尾倫子　212

　　もう少しくわしく　低心拍出症例での大動脈弁狭窄症の重症度評価 　214

2 大動脈弁逆流症（大動脈弁閉鎖不全症） 　216

　　もう少しくわしく　運動負荷心エコーによる手術適応の確認 　218

3 僧帽弁狭窄症 　219

4 僧帽弁逆流症（僧帽弁閉鎖不全症） 　222

　　もう少しくわしく　僧帽弁逆流症における左室駆出率のトリック 　223

5 三尖弁狭窄症　　　　　　　　後藤耕策　225

6 三尖弁閉鎖不全症 　226

7 肺動脈弁狭窄症 　227

8 肺動脈弁逆流症 　227

5 心不全，心筋疾患　　　　　　　　相馬　桂　229

1 左心不全と右心不全 　229

　　もう少しくわしく　CPAPとASVの比較 　241

　　もう少しくわしく　ACP 　242

2 心筋症 　243

2-1 拡張型心筋症 　243

2-2 肥大型心筋症 　246

　　コラム　心アミロイドーシス 　248

2-3 その他の心筋症 　250

6 心膜・心嚢疾患，心臓腫瘍　　　　　　　村岡洋典　251

1 収縮性心膜炎 　251

　　もう少しくわしく　収縮性心膜炎に特徴的な身体所見 　252

2 心タンポナーデ 　254

　　もう少しくわしく　心嚢液の量と心タンポナーデの関係 　254

3 心臓粘液腫 　256

7 伝導系疾患・不整脈　　　　　　　　安喰恒輔　258

1 頻脈性不整脈 　258

1-1 期外収縮		259
1-2 洞頻脈		262
もう少しくわしく 不適切洞頻脈		262
1-3 心房細動（AF）		262
もう少しくわしく 直接経口抗凝固薬		265
1-4 心房粗動（AFL）		265
1-5 上室頻拍・心房頻拍		266
もう少しくわしく 房室結節リエントリー性頻拍		266
もう少しくわしく 房室回帰性頻拍		267
1-6 心室頻拍（VT）		267
もう少しくわしく QT延長症候群とトルサード・ド・ポアント		270
1-7 心室細動（VF）		270

2 徐脈性不整脈 271

2-1 洞機能不全 271

2-2 房室ブロック 272

2-3 心室内伝導障害 274

もう少しくわしく ブルガダ（Brugada）症候群 八尾厚史 276

8 肺循環疾患（肺高血圧症） 牧 尚孝 277

1 肺高血圧症の概要 277

1-1 肺循環の特徴 277

1-2 肺高血圧症の病態 277

1-3 肺高血圧症の疾患分類（ニース分類） 278

1-4 肺高血圧症の治療薬（PAH治療薬） 280

2 肺高血圧症の診断と治療各論 282

2-1 1群：肺動脈性肺高血圧症（PAH） 282

2-2 2群：左心疾患に伴う肺高血圧症 285

2-3 3群：肺疾患・低酸素血症に伴う肺高血圧症 285

2-4 4群：肺動脈閉塞に伴う肺高血圧症 285

もう少しくわしく 慢性血栓塞栓性肺高血圧症（CTEPH），

深部静脈血栓症（DVT），肺塞栓症（PE）の関係 287

2-5 5群：機序不明な肺高血圧症 287

3 包括的アプローチとチーム医療 287

9 静脈性疾患 細井 温 289

1 下肢静脈瘤 289

2 深部静脈血栓症 292

3 肺塞栓症 294

もう少しくわしく 肺動脈血栓摘除術と肺動脈血栓内膜摘除術 295

4 血栓性静脈炎（表在静脈血栓症） 295

5 リンパ浮腫 296

6 リンパ管炎／リンパ節炎 298

10 心血管系の感染症／心血管系の炎症性疾患・自己免疫疾患 廣井透雄 299

| **1** | 感染性心内膜炎 | 299 |

| | コラム　虫歯（齲歯）や歯周病は放っておくと危険 | 301 |

| **2** | 心筋炎 | 302 |

| | コラム　かぜ様症状と急性心筋炎の初期症状 | 303 |

| **3** | 心膜炎 | 303 |

| **4** | 大動脈炎症候群 | 304 |

| **5** | 川崎病 | 305 |

| **6** | 梅毒性大動脈炎 | 306 |

| **7** | 心臓移植後冠動脈病変 | 307 |

11 成人先天性心疾患　　　　　　　　　　　　　　　　　仁田　学　308

| **1** | 心房中隔欠損症 | 310 |

| **2** | 心室中隔欠損症 | 312 |

| | もう少しくわしく　心房中隔欠損症は右心室容量負荷 vs | |
| | 心室中隔欠損症は左心室容量負荷 | 313 |

| **3** | ファロー四徴症 | 315 |

| | もう少しくわしく　成人移行支援　　　　　　　　　　落合亮太　318 |

索引　321

循環器領域の主な略語一覧

AAA	abdominal aortic aneurysm	腹部大動脈瘤
AAD	acute aortic dissection	急性大動脈解離
ABI	ankle brachial index	足関節/上腕血圧比
ABPM	ambulatory blood pressure monitoring	24 時間自由行動下血圧計
ACE	angiotensin converting enzyme	アンジオテンシン変換酵素
ACLS	advanced cardiac life support	二次救命処置
ACS	acute coronary syndrome	急性冠症候群
ACT	activated coagulation time	活性化凝固時間
AED	automated external defibrillator	自動体外式除細動器
AF (Af)	atrial fibrillation	心房細動
AFL	atrial flutter	心房粗動
AI	aortic insufficiency (aortic regurgitation)	大動脈弁閉鎖不全症
AMI	acute myocardial infarction	急性心筋梗塞
AoD	aortic dimension	大動脈径
AP	angina pectoris	狭心症
APH	apical hypertrophy	心尖部肥大型心筋症
AR	aortic regurgitation	大動脈弁逆流症
ARB	angiotensin Ⅱ receptor blocker	アンジオテンシンⅡ受容体拮抗薬
ARVC	arrhythmogenic right ventricular cardiomyopathy	不整脈原性右室心筋症
AS	aortic stenosis	大動脈弁狭窄症
ASD	atrial septal defect	心房中隔欠損症
ASH	asymmetric septal hypertrophy	非対称性中隔肥厚
ASO	arteriosclerosis obliterans	閉塞性動脈硬化症
AT	atrial tachycardia	心房頻拍
ATP	adenosine triphosphate	アデノシン 3 リン酸
ATP	antitachycardia pacing	抗頻拍ペーシング
AVNRT	atrioventricular nodal reentrant tachycardia	房室結節回帰性頻拍
AVRT	atrioventricular reciprocating (reentrant*) tachycardia	房室回帰性（リエントリー性*）頻拍
BAV	balloon aortic valvuloplasty	大動脈弁バルーン形成術
BLS	basic life support	一時救命処置
BMS	bare metal stent	ベアメタルステント
BNP	brain natriuretic peptide	脳性利尿ペプチド
BP	blood pressure	血圧
BPA	balloon pulmonary angioplasty	バルーン肺動脈形成術
CA	celiac artery	腹腔動脈
CABG	coronary artery bypass grafting	冠動脈バイパス術

*AVRT：atrioventricular reciprocating tachycardia（房室回帰性頻拍）というが，病態より atrioventricular reentrant tachycardia（房室リエントリー性頻拍）という呼称が使用されることもある

CAG	coronary angiography	冠動脈造影
cAMP	cyclic adenosine monophosphate	環状アデノシン1リン酸
CAVI	cardio-ankle vascular index	心臓足首血管指数
cGMP	cyclic guanosine monophosphate	環状グアノシン1リン酸
CI	cardiac index	心係数
CO	cardiac output	心拍出量
COPD	chronic obstructive pulmonary disease	慢性閉塞性肺疾患
CPAP	continuous positive airway pressure	持続陽圧呼吸療法（持続陽圧換気）
CPX	cardiopulmonary exercise test	心肺運動負荷試験
CRT	cardiac resynchronization therapy	心臓再同期療法
CT	computed tomography	コンピュータ断層撮影
CTEPH	chronic thromboembolic pulmonary hypertension	慢性血栓塞栓性肺高血圧症
CTI	cavotricuspid isthmus	三尖弁下大静脈峡部
CTO	chronic total occlusion	慢性完全閉塞病変
CTR	cardiothoracic ratio	心胸郭比
DBP	diastolic blood pressure	拡張期血圧
DCM	dilated cardiomyopathy	拡張型心筋症
DDR	diastolic descent rate	僧帽弁拡張期後退速度
DES	drug eluting stent	薬剤溶出性ステント
D-HCM	dilated phase of hypertrophic cardiomyopathy	拡張相肥大型心筋症
D_{LCO}	carbon monoxide diffusing capacity of the lung	一酸化炭素肺拡散能
DOAC	direct oral anticoagulant	直接経口抗凝固薬（Xa 阻害薬をさす）
DVT	deep vein thrombosis	深部静脈血栓症
EF	ejection fraction	駆出率
EPAP	expiratory positive airway pressure	呼気時気道陽圧
ERA	endothelin receptor antagonist	エンドセリン受容体拮抗薬
EVT	endovascular treatment	血管内治療
FDG-PET	fluorodeoxyglucose-positron emission tomography	FDG ペット
FFR	fractional flow reserve	（冠）血流予備量比
%FS	(left ventricular) fractional shortening	（左室）内径短縮率
HCM	hypertrophic cardiomyopathy	肥大型心筋症
HNCM	hypertrophic nonobstructive cardiomyopathy	非閉塞性肥大型心筋症
HOCM	hypertrophic obstructive cardiomyopathy	閉塞性肥大型心筋症
HPAH	heritable pulmonary arterial hypertension	遺伝性肺動脈性肺高血圧症
IABP	intra-aortic balloon pumping	大動脈内バルーンパンピング
IC	intermittent claudication	間欠性跛行
ICD	implantable cardioverter defibrillator	植込み型除細動器
IE	infective endocarditis	感染性心内膜炎
IPAH	idiopathic pulmonary arterial hypertension	特発性肺動脈性肺高血圧症

IPAP	inspiratory positive airway pressure	吸気時気道陽圧
IVC	inferior vena cava	下大静脈
IVST	interventricular septal (wall) thickness	心室中隔壁厚
IVUS	intravascular ultrasound	血管内超音波
LA	left atrium	左心房
LAD	left anterior descending artery	左前下行枝
LAD	left atrial dimension	左心房径
LAO	left anterior oblique	左前斜位
LCA	left coronary artery	左冠動脈
LCX	left circumflex artery	左回旋枝
LGE	late gadolinium enhancement	遅延造影
LMT	left main trunk	左冠動脈主幹部
LOS	low output syndrome	低心拍出症候群
LV	left ventricle	左心室
LVDd	left ventricular end-diastolic diameter (dimension)	左室拡張末(終)期径
LVDs	left ventricular end-systolic diameter (dimension)	左室収縮末(終)期径
LVEF	left ventricular ejection fraction	左室駆出率
MI	myocardial infarction	心筋梗塞
mPAP	mean pulmonary artery pressure	平均肺動脈圧
MR	mitral regurgitation	僧帽弁逆流症/僧帽弁閉鎖不全症
MRI	magnetic resonance imaging	核磁気共鳴画像
MS	mitral stenosis	僧帽弁狭窄症
NSAIDs	non-steroidal anti-inflammatory drugs	非ステロイド抗炎症薬
OMC	open mitral commissurotomy	直視下交連切開術
OSAS	obstructive sleep apnea syndrome	閉塞型睡眠時無呼吸症候群
PAC	premature atrial contraction	心房期外収縮
PAD	peripheral arterial disease	末梢動脈疾患
PAH	pulmonary arterial hypertension	肺動脈性肺高血圧症
PCI	percutaneous coronary intervention	経皮的冠動脈インターベンション
PCPS	percutaneous cardiopulmonary support	経皮的心肺補助装置
PDE	phosphodiesterase	ホスホジエステラーゼ
PE	pulmonary embolism	肺塞栓症
PEA	pulseless electrical activity	無脈性電気活動
PGI2	prostaglandin I_2	プロスタグランジンI_2
PH	pulmonary hypertension	肺高血圧症
POBA	percutaneous (plain) old balloon angioplasty	経皮的古典的バルーン血管形成術
PR	pulmonary valve regurgitation	肺動脈弁逆流症
PS	pulmonary (valve) stenosis	肺動脈(弁)狭窄症
PTMC	percutaneous transvenous mitral commissurotomy	経皮的僧帽弁交連切開術

PTSMA	percutaneous transluminal septal myocardial ablation	経皮的中隔心筋焼灼術
PVC	premature ventricular contraction	心室期外収縮
PVI	pulmonary vein isolation	電気的肺静脈隔離
PVR	pulmonary vascular resistance	肺血管抵抗
PWT	posterior wall thickness	左室後壁厚
PWV	pulsewave velocity	脈波伝播速度
RA	renal artery	腎動脈
RA	right atrium	右心房
RCA	right coronary artery	右冠動脈
RI	radioisotope	ラジオアイソトープ
RV	right ventricle	右心室
SAM	systolic anterior motion	収縮期前方運動
SAS	sleep apnea syndrome	睡眠時無呼吸症候群
SBP	systolic blood pressure	収縮期血圧
sGC	soluble guanylyl cyclase	可溶性グアニル酸シクラーゼ
SMA	superior mesenteric artery	上腸間膜動脈
SPECT	single photon emission computed tomography	スペクト
STEMI	ST−elevation myocardial infarction	ST上昇型心筋梗塞
SVC	superior vena cava	上大静脈
SVR	systemic vascular resistance	末梢血管抵抗/体血管抵抗
TAA	thoracic aortic aneurysm	胸部大動脈瘤
TAAA	thoracoabdominal aortic aneurysm	胸腹部大動脈瘤
TAO	thromboangiitis obliterans	閉塞性血栓血管炎
TAVI	transcatheter aortic valve implantation	経カテーテル大動脈弁留置術
TEVAR	thoracic endovascular aortic repair	胸部ステントグラフト内挿術
TMVr	transcatheter mitral valve repair	経皮的僧帽弁接合不全修復術
TOF	tetralogy of Fallot	ファロー四徴症
t-PA	tissue-plasminogen activator	組織プラスミノゲンアクチベータ
TR	tricuspid regurgitation	三尖弁閉鎖不全症
TS	tricuspid stenosis	三尖弁狭窄
VAD	ventricular assist device	補助人工心臓
VF	ventricular fibrillation	心室細動
VSA	vasospastic angina	冠攣縮性狭心症
VSD	ventricular septal defect	心室中隔欠損症
VT	ventricular tachycardia	心室頻拍
VTE	venous thromboembolism	静脈血栓塞栓症

序 章 なぜ循環器疾患について学ぶのか

なぜ循環器疾患について学ぶのか

1 医師の立場から

　循環器学は，心臓と血管の学問ということができる．その役割は，体のすべての臓器・組織・細胞が正常に機能するに必要な物資・細胞を血液という媒体を介して供給することにある．また，非常事態においては被害を最小限に止めるために血圧・脈拍ならびに局所の血流を制御し，生体を維持するためにきわめて重要な役割を果たす．とくに心臓という臓器は血液を送るポンプの役割を担い，24時間動き続け休むことを許されない．したがって，心血管系機能不全（循環器疾患の発生）は全身の機能不全・患者の Quality of Life に即座に結びつくことになる．さらに，すべての疾患の治療に際しては，心血管系の機能（循環器疾患の有無・重症度）が常に評価の対象になる．心機能が低下している患者においては，低心機能ゆえに治療選択肢が狭まることは実臨床ではしばしば遭遇する．たとえば，手術前の麻酔科ラウンドで心機能が手術に耐えられないと判断された場合は，手術は中止・延期されたりする．逆のこともある．心臓が悪いために多臓器不全が生じ，心臓自体の治療ができなくなるのである．たとえば，重症心不全によるうっ血性肝硬変があると，原病の重症心不全に対する心臓移植の適応がなくなる．このように，心臓自体の機能維持は常に必要とされ，心血管系の機能（循環器疾患）について理解することは，医学・医療を学ぶ上では必須といわざるを得ない．

　循環器疾患を考える上で，基本的に心筋細胞は生後分裂しないため，心原発性の"がん"はまず発生しないことを理解することは重要である．また，血管からは時に悪性腫瘍は発生するものの，血管障害の多くは動脈硬化や老化に起因する．代表が虚血性心疾患と脳血管障害である．ここで，心臓自体の障害による心不全などの心疾患を合わせた心血管系障害による死因は，死因トップの悪性新生物総数に匹敵する．これはつまり，心血管系疾患について学ぶことの重要性を示しているともいえる．先にも述べたが，がん治療においても，手術にしろ，薬物療法（とくに化学療法）にしろ，心機能の評価がまず求められる．循環器を学び心血管系の評価と治療がなされなければ，がん治療の多くの場面で治療が滞る／事故が生じるのである．死因の面から考えても，公共の福祉に貢献するという医学・医療の最終的な目的のためには，循環器学の理解はやはり最も重要といえるのである．

　最後に，循環器治療が医学の発展に大きく寄与している点を一部挙げてみたい．この20年程，分子標的治療という概念が悪性新生物や免疫系疾患で発展してきた．しかし，実は循環器作動薬はずいぶん昔から分子標的治療を実践していた実績がある．受容体拮抗薬・作動薬として，古くはアトロピン

やカテコラミン（カテコールアミン）に始まり，イオンチャネル分子に直接作用する不整脈薬，細胞内セカンドメッセンジャー（cAMP，cGMPなど）経路にかかわる分子を作用点にする薬剤など多くの分子標的薬を使用してきた．その効果がダイナミックゆえ，薬剤効果評価がクリアカットに得られることが多いのも循環器薬の特徴であった．このように，分子標的薬の長い治療歴史があるのが循環器なのである．薬剤以外でも，卓越した技術を要する種々のカテーテルインターベンションや使用する多彩なデバイス，細かな技術を要するバイパス手術や人工心臓などの最新機器，ロボット支援手術といった先進技術の開発など，医療技術や機器の進歩の最先端を担っているのもまた循環器分野である．このように，循環器疾患治療の歴史は他の分野の治療に先立って築かれ，その先駆者的役割は非常に大きいといえる．とくに，こういった手術・カテーテル手技の発展に寄与した循環器分野として先天性心疾患が挙げられる．そしてこの分野は，小児期から成人期医療の引き継ぎとなる移行医療の確立においてもまた先駆的な役割を示している．

　循環器疾患について学ぶ理由はまだまだ挙げることはできる．かといって，誰しも学ぶ必要がない医学分野がないことも直感的に理解できるであろう．その上で，「なぜ循環器疾患について学ぶのか？」に対する答えを考察すると，「医学・医療全体を学びそしてその医学・医療を実践し目標を達成するために，"まず初めに必須となる"から」ということが答えの1つと筆者は考える．

（八尾　厚史）

2 看護師の立場から

　厚生労働省の人口動態統計（2021年）によると，心疾患による死亡者数は年間21万5千人で，悪性新生物に次いで死因順位2位となっている．また，心疾患のうち心不全患者は，生活習慣の欧米化に伴う虚血性心疾患の増加，高齢化に伴う高血圧や弁膜症の増加により増加し続けており，近い将来，高齢心不全患者が大幅に増加する「心不全パンデミック」が起こるともいわれている．また，超高齢化に伴い，複数の併存疾患を有する高齢者の増加が予想されており，循環器疾患は併存疾患の代表例となるだろう．この意味で，循環器疾患と向き合うことは，これからの超高齢社会と向き合うことでもある．

　循環器系のうち，心臓は全身に血液を送り出す生命維持に欠かせない臓器である．また，血管は血液の通り道であり，各種センサー・神経を介して収縮や弛緩を繰り返し，心臓と連携しつつ全身の循環を安定させる機能を有す

る．本書の読者である看護師や看護学生の方々にはまず，この心臓と血管の連携を理解するよう努めて欲しい．心電図の読み方が難しい，電解質の作用が複雑，薬剤の種類や略語が多いなど，循環器領域は理解が難しいといわれることがある．これらの理解は確かに重要だが，最も重要なことは前述の心臓と血管の連携をひとつながりの事象として理解することである．臓器間の連携の理解は循環器以外の領域でも重要だが，循環器領域は主要臓器が心臓と血管の2つであり，他領域より全体像がつかみやすい．循環器領域で得た臓器間の連携に関する理解を他領域でも活用することで，人間の身体全体に対する理解が深まる．

心臓と血管で何が起きているか全体像を理解するために，まず第Ⅰ章から第Ⅱ章第1節までを通読していただきたい．インターネットの普及に伴い，自身の関心に応じた多種多様な資料が入手できるようになった．しかし，インターネット上の資料は断片的で，事象の全体像を包括的に理解しようとする際には適していない．第Ⅰ章は，循環器系を包括的に理解できるよう整理して書かれている．一読しただけでは十分に理解できなくても，諦めずに一通り読んでみて欲しい．第Ⅱ章第1節は，第Ⅰ章をふまえて循環器疾患における代表的な症状がなぜ生じるか，症状から何をアセスメントすべきかを解説している．症状を丸暗記するのではなく，今，患者の身体の中で何が起きているかを想像しながら読んでいただきたい．第Ⅱ章第2節以降は，検査・治療・疾患について解説している．通読して学ぶことで広く知識が得られるし，必要に応じて該当箇所を読むという辞書的な使い方をすることも可能だろう．

本書は病態および検査，治療の解説に主眼が置かれている．看護師には，本書の記載内容をふまえて，病態や治療などが患者にどのように知覚され，生活にどのように影響しているかをアセスメントし，支援することが求められる．本書の内容を足がかりとして，読者が患者を生活者としてとらえ，支援していってくださることを願う．加えて近年では，心不全療養指導士，心臓リハビリテーション指導士など，看護師を含む多職種が取得可能な資格制度が発足している．本書を通して，読者が多職種連携の基礎となる知識を身につけてくだされば幸いである．

（落合　亮太）

第Ⅰ章 循環器の機能と障害

第Ⅰ章　循環器の機能と障害

1 循環器の構造と機能

　この節では，まず，循環器や心臓の構造について学び，その後，ポンプとしての心臓の収縮・弛緩や心臓を制御する神経について説明する．これらの概要を押さえたうえで，心臓がどのように収縮・弛緩を繰り返すのかについて，心筋細胞の収縮・弛緩のしくみや，その収縮・弛緩が協調的に動くしくみについて解説していく．ここをしっかり学ぶことで病気・病態の理解が深まり，理屈に基づいた循環器疾患への対応が可能となる．

1 循環器とは

　循環器学は，心臓を中心とした心臓（病）学ということも多いが，正確には心臓（病）学と血管（病）学の2点に関しての理解が求められる．

　心臓と血管は，血液という媒体を利用して必要な物質（酸素，二酸化炭素，栄養分など）や細胞（白血球，赤血球，血小板など）を常時または瞬時に必要な臓器に供給するという役割を担っている．そして，食事，睡眠，日常生活などの日常的な労作や，病的な状況・緊急事態など，その目的に応じて，自律神経を介して心臓は拍出量や脈拍を変化させ，合わせて血管は収縮・弛緩することで必要な臓器に多く血液が供給されるように血液分布を変化させる．

　日常の例をあげると，食事中は消化管の血管が拡張し消化管の血液分布を増加させ，腹部の血管が開く結果，血圧は低下し，脳血流が低下し眠気が誘発される．緊急時の例として，大量の出血時は，出血部の血管を含め末梢血管は収縮してがんばって出血を抑えるとともに，血圧を保ち，低酸素に弱い脳への血流を維持し脳を守ろうとする．心臓は，自律神経を介してこの情報を受け取り，少ない血液を循環させるため，1回拍出量を上げるため収縮力を高めるとともに，心拍数も上昇する．

　このように，自律神経の管理下に24時間絶え間なく循環動態の管理をするのが循環器（心臓と血管）の役割である．**図Ⅰ-1-1**に示されるように，血管は各臓器に張り巡らせられ，これら血管には神経が付随している．したがって，これら血管が分布している各臓器の状況を察知して血管が収縮・弛緩すると，その動きは自律神経系を介して心臓や肺へも伝わり，心機能と呼吸機能が連動して動くようになっている．このような循環動態の基本的メカニ

メモ

循環動態のメカニズムを理解していると，さまざまな病態・局面ではどういった循環反応がみられるかが理論的に想像できることが多い．逆に，生じた循環反応から可能性のある病態をあげていくこともできる．また，循環動態が大きく動くということは，緊急性を意味することが多いため，使う薬剤もダイナミックな効果を有するものが多くなる．

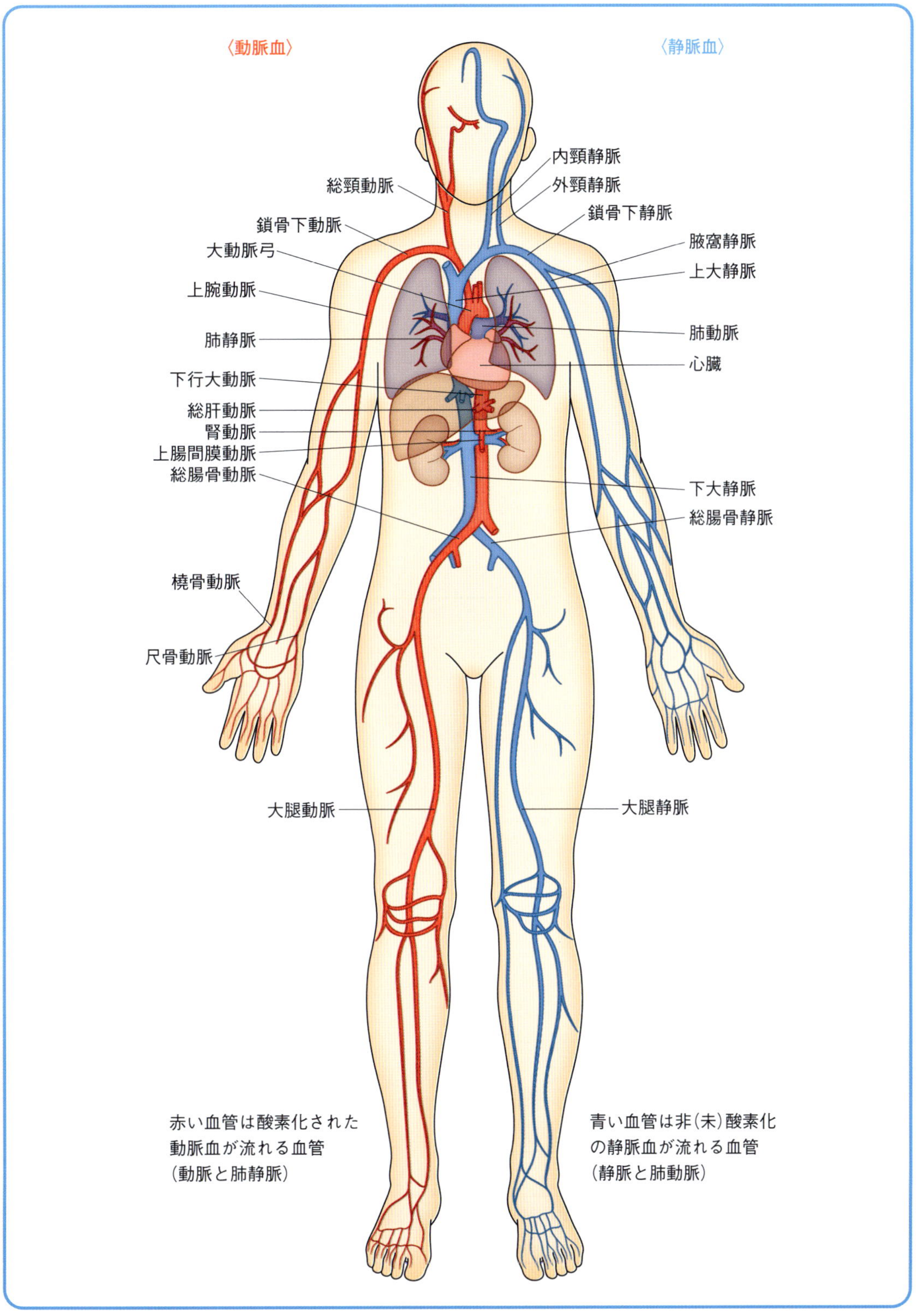

1 循環器の構造と機能 7

〈動脈血〉 〈静脈血〉

内頸静脈
総頸動脈 外頸静脈
鎖骨下動脈 鎖骨下静脈
大動脈弓 腋窩静脈
上腕動脈 上大静脈
肺静脈 肺動脈
心臓
下行大動脈
総肝動脈
腎動脈
上腸間膜動脈 下大静脈
総腸骨動脈 総腸骨静脈

橈骨動脈

尺骨動脈

大腿動脈 大腿静脈

赤い血管は酸素化された
動脈血が流れる血管
(動脈と肺静脈)

青い血管は非(未)酸素化
の静脈血が流れる血管
(静脈と肺動脈)

図Ⅰ-1-1　循環器系の解剖

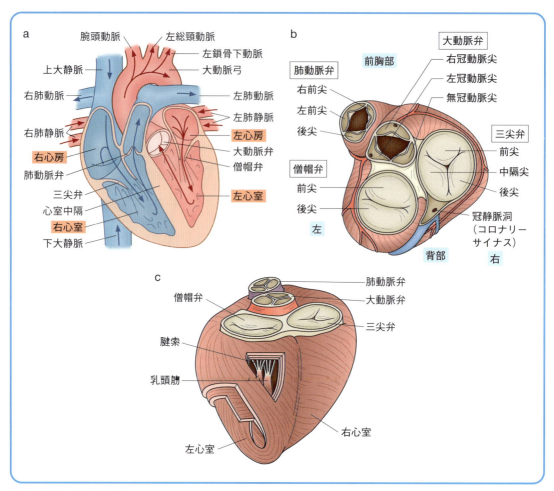

図 I -1-2　心臓の構造
a：心臓の解剖（冠状断面），b：弁の配置（上からみた図：横断面），c：心筋の構造．

ズムの理解がきわめて重要であるのが循環器学である．

2　心臓の構造

　図 I -1-2a に正常な心臓の解剖（冠状断面）を示す．心臓は左右の**心房**（atrium）・**心室**（ventricle）の 4 部屋からなり，4 つの弁を有する．

　左房室弁の**僧帽弁**（mitral valve：通称「M 弁」）のみが 2 尖からなる弁であり，右房室弁の**三尖弁**（tricuspid valve：通称「T 弁」）・**大動脈弁**（aortic valve：通称「A 弁」）・**肺動脈弁**（pulmonary valve：通称「P 弁」）は 3 尖からなる弁である（図 I -1-2b）．大動脈 2 尖弁はよく遭遇する先天性の異常で

> **メモ**
> 右心房：right atrium (RA)，左心房：left atrium (LA)，右心室：right ventricle (RV)，左心室：left ventricle (LV)

1 循環器の構造と機能　9

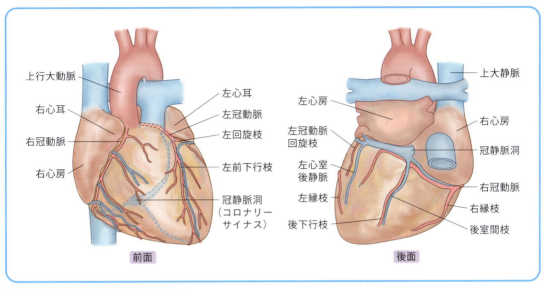

図 I -1-3　冠動脈と冠静脈の走行

あり，成人期に石灰化を伴った弁狭窄や時に逆流を生じる（p.212 参照）．左右の房室弁は，心室壁から伸びた**乳頭筋**に**腱索**とよばれる紐状の線維でつながれ安定化されているが，心不全や心筋梗塞後慢性期に心室の形が変化した場合には腱索に引っ張られて弁の閉じが悪くなり，逆流の原因になる（p.223 参照）．

心房は薄い筋肉で構成され，それぞれ**心耳**とよばれる厚めの肉柱の発達した筋肉の部屋を有する（**図 I -1-3**）．大動脈を出している左心室は体血圧を出すため壁も厚く（8〜12 mm 程度），右心室の 3〜4 倍ほどの厚さがある．そして，左心室の心筋は 3 層構造になっており（**図 I -1-2c**），最も外側の筋層は右心室に連続しており，心室全体を包み込んでいる．そして，その外側に心膜があり心臓の形や位置の固定に寄与している（p.251 参照）．

> **メモ**
> テザリング：tethering という．

> **心耳**
> 右心耳はペースメーカ（p.115 参照）の電極固定部位としてよく使用され，左心耳はとくに心房細動（p.262 参照）時には血栓ができやすい部位で，最近は左心耳を外科的に縛り血流を遮断する治療や内科的にカテーテルを用いた心耳血流遮断手技も開発・普及されてきている．

> **臨床で役立つ知識**
> **1 分間で全血液が体内を 1 周する**
>
> 内腔については，細かな数字ではなく左右の心室の容積はだいたい等しいと覚え，平均的な大まかな必要事項を覚えておくとよい．安静時の拡張末期容積は 120 mL で，収縮末期容積は半分の 60 mL となり，60 mL ほどが 1 心拍で駆出される．心拍数が 80 なら，60 mL×80 心拍/分＝約 5,000 mL（5 L）/分の心拍出量になり，これは体重 60 kg くらいの人の全血液量に等しく，1 分間（60 秒）で全血液が一周すると覚えておくと臨床の場で応用がきく．

心筋を栄養する動脈は**冠動脈**（coronary artery：通称「コロナリー」）と

よばれ（図Ⅰ-1-3），左右1本ずつ大動脈の基部から起始している（図Ⅰ-1-2b）．左冠動脈はすぐに前壁側の前下行枝と側壁・後壁側の回旋枝へと分岐し，その後種々の分枝を出しながら心臓表面を心尖部まで走行する．各分枝は心筋内へ入り込み，心筋内部の毛細血管網へとつながり，ここで物質のやり取りを行う．そして冠静脈へとつながり，心臓表面の大きな冠静脈に集約され，最後に1本となって右心房後壁の三尖弁直上に開口する．この開口部を**冠静脈洞**（coronary sinus：コロナリーサイナス）とよぶ（図Ⅰ-1-2b）．

なお，冠動脈が閉塞すると，その先の部分が壊死に陥り，これを心筋梗塞（MI）とよんでいる．また，閉塞しかかった状態が狭心症（AP）の病態である（p.207 参照）．

MI：myocardial infarction
AP：angina pectoris

> **メモ**
> 心臓表面の大きな血管の部分が閉塞すると，心筋が外面から内面までの貫壁性心筋梗塞として大きな塊の心筋梗塞となり，細い部分の閉塞による非貫壁性心筋梗塞（心内膜下梗塞）と区別してよぶ．

SVC：superior vena cava
IVC：inferior vena cava

＊**混合静脈血**
全身の静脈血が集められ，混合した血液．

＊**mmHg**
millimeter of mercury．Hgは水銀の元素記号であり，ミリメートルエイチジー，水銀柱ミリメートルなどと読む．

D_LCO：carbon monoxide diffusing capacity of the lung

> **メモ**
> Svo₂のvは静脈（vein）のv．

> **メモ**
> Sao₂のaは動脈（artery）のa．

3 ポンプとしての心臓の収縮・弛緩

血液の流れに従って，心臓の機能をみてみよう．心臓は，左右の心房（atrium）と左右の心室（ventricle）で形成されている（図Ⅰ-1-2a）．全身の臓器を還流したあとの静脈血は，最終的に**上大静脈**（SVC）と**下大静脈**（IVC）に集められて，右心房に戻ってくる．ただし，心臓を還流した血液（全体の5%程度）は，**冠静脈洞**（コロナリーサイナス）から直接右心房に注ぎ込む（図Ⅰ-1-3）．右心房に集められた血液（混合静脈血＊）は，右心室の弛緩による吸い込みと続いて生じる右心房の収縮により右心室へと流れ込み，右心室が拡張する．続いて右心室が収縮することで，肺動脈に血液が駆出される．

全身を巡ってきた血液すべてが肺という1臓器（狭い空間）を還流することになるが，肺動脈の血圧（肺動脈圧）は収縮期30〜15 mmHg＊/拡張期10〜5 mmHg程度ときわめて低い（図Ⅰ-1-4）．同じ血液量が体（全身）を流れるときは，血圧は収縮期120〜90 mmHg/拡張期80〜60 mmHg程度になるのであり，肺動脈・肺毛細管・肺静脈の構造がいかに血液還流に適している（血管抵抗が低く血液が流れやすい）かが理解できる．そして，毛細血管網を通る際に肺（胞）の空気と一層の内皮細胞を挟んで，酸素および二酸化炭素のやり取り（拡散）をする．この酸素・二酸化炭素の血液への出入りの効率のよさを示す指標を**肺拡散能**（D_LCO，一酸化炭素肺拡散能）とよぶ．

肺動脈血は全身の静脈血が混ざった混合静脈血であるが，その血中ヘモグロビン（Hb）は，70〜75%程度，酸素（O₂）と結合している．これは**静脈血酸素飽和度（Svo₂）**70〜75%と表記される．酸素化された後，肺静脈に到達した血液のヘモグロビン（Hb）は通常96〜100%酸素と結合している．これは通常の動脈血におけるHb酸素飽和度に等しく，**動脈血酸素飽和度（Sao₂）**96〜100%と表記する．

左右2本ずつ計4本の肺静脈に集められた酸素化された血液は，左心房に

1　循環器の構造と機能　11

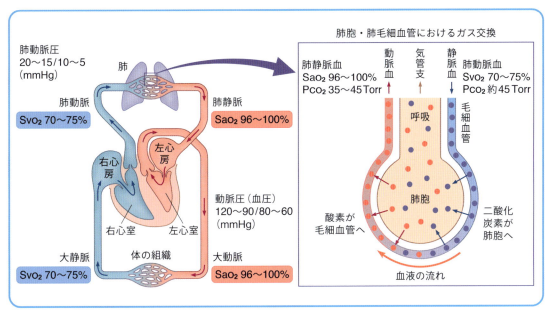

図Ⅰ-1-4　血液の循環と酸素飽和度

メモ
この押し込みがなくなる代表的病態が心房細動（p.262参照）という不整脈である.

メモ
この原理を利用して，心筋に血液を効率よく送り込むのが大動脈内バルーンパンピング（IABP）である（p.102参照）．拡張期に大動脈内のバルーンが膨らみ血液を臓器に押し込むが，冠動脈狭窄による心筋虚血（狭心症）時にはこの拡張期の血液の押し込みが症状改善に非常に有効である．なお，拡張期血圧が低下する大動脈閉鎖不全症などでは逆に心筋への血流還流が低下する．この場合，IABPは逆流を増やすのみとなり使用禁忌となるため注意が必要である．

流れ込み，左心室の拡張と左心房の収縮により左心室に流れ込む．心房から心室に血液を吸い込む際に重要なのが，心室筋の能動的・自発的な弛緩である．この能動的な弛緩により，陰圧的な吸い込み現象が生じ，房室弁が開く．ただし，左心室壁は右心室壁の2〜3倍肉厚であり硬いため，能動的な吸い込みだけでは十分に拡張しないので，吸い込みの後に生じる左心房の収縮による血液の押し込みがとくに重要な役割を果たす（全体の20〜30％程度の血液がこの機能で押し込まれる）．

左心房が肺静脈からつながった狭い閉鎖区間である一方，静脈とつながった右心房の収縮では両大静脈部分へ圧力（血液）が逃げるため，右心房の収縮による血液の押し込み効果は左心房ほど強くない．逆にいえば，右心室は薄い心筋壁のため，右心室の弛緩による吸い込みのみで十分血液を貯め込める（拡張できる）のである．

左心室に貯め込まれた酸素化された血液（動脈血）は，左心室の収縮により一気に大動脈に送り込まれ，各動脈を介して各臓器を還流する．ここで，内圧が低い右心室とは異なり，収縮期圧を駆出している左心室の心筋還流に関してはそのときまさに収縮している心筋内部へは血液は入っていくことができない．すなわち，左心室心筋への血液還流は2段階で，まず心臓表面の冠動脈の太い部分へは収縮期に血液が供給され，次にそこから心筋層内部へは心筋が弛緩する拡張期に還流される．

| コラム | **心臓マッサージをイメージしよう** |

心臓のポンプ機能を用手的に保つ手技が心臓マッサージである．図に示すように，仰臥位にした患者の胸骨をしっかり押すことで心室がつぶれて，血液が大動脈弁から押し出される．押した手を放すと胸骨が元の位置に戻ることでつぶれた心室の前壁が上に引っ張られ，心室内腔に陰圧効果が生じて心房から血液を吸い込み拡張する．そして，胸骨を押すと血液が大動脈へ押し出される（心房への逆流は弁がブロックする）．右心室にも同様なことが起こり肺に血液が流れる．呼吸していなくとも胸骨を押すことで肺の中の空気の入れ替え（換気）もそれなりに生じ，静脈血は肺を通ることでそれなりに酸素化されて，肺静脈へ進んでいく．このような原理で，心臓マッサージは，気道さえ確保されていれば，つまり肺が外気と通じてさえいれば，胸骨圧迫のみで換気もある程度確保され，短時間であれば（感染症の危険の懸念もあり）あえて口と口による人工呼吸の手技の併用は必須ではなく，全身とくに低酸素に弱い脳と心臓を含めた全身への酸素供給を維持できる重要な手技である．

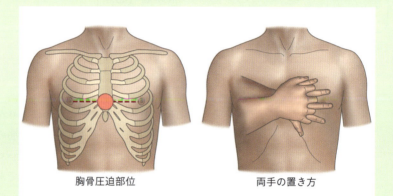

胸骨圧迫部位　　　　両手の置き方

| コラム | **救命措置の ABC** |

1990年頃（筆者が研修医時代）の蘇生救急手技は「ABC」といわれていた．Airway（気道）確保，Breathing（呼吸）確保（人工呼吸），Circulation（循環）確保（心臓マッサージなど）の順ということである．しかし，いくら気道を確保して人工呼吸を行っても，循環がなければ各臓器は低酸素から死にいたる．とくに脳は秒・分単位で低酸素脳症にいたるので急を要する（心停止では，1分ごとに10％ほど死亡率の危険が増す）．循環がしっかりしていれば，気道や呼吸はある程度でも確保できれば，Hbの解離機構（図Ⅰ-1-4）を利用して各臓器にそれなりに酸素供給はできるため，まずは循環確保が現代の緊急処置として最重要視されている（まずはCが正解）．心臓マッサージは，心停止時に早急に施行を考慮する重要な手技なのである．

4 心臓を制御する神経・体液性因子

　心臓に命令を下し心拍数・収縮力を制御するのが**自律神経（交感神経**と**副交感神経**）である．種々のホルモンの作用は，血流に乗って心臓への指令を下すゆっくりとした変化である（体液性制御）のに対し，自律神経を介する制御では瞬時にかつ急激に心拍数・収縮力を変化させることができるとともに，血管壁の硬さも制御して血圧を効果的に調節する．ここでは，その基本的な制御システムについて説明する．このような瞬時の急激な調節を司る自律神経は，心理ストレスを含めさまざまな因子やストレスに大きく影響を受けるため，心血管系の疾患を扱ううえでは非常に重要である．人前などで緊張してドキドキすると脈のみならず血圧も上がり，また心理的ショックを受けると脈が急に遅くなり血圧も低下して意識がなくなり倒れる状況はドラマでもよく再現されるシーンである．こういった特殊な心理的な状況は別として，日々生きていくために生体は何を指標に心臓や血管の機能（脈拍や血圧）を細かく "自動" 制御しているのであろうか？　**図Ⅰ-1-5**に概説するが，以下の2通りのセンサーを介する自律神経の調節が重要である．

A 機械センサー

1) 圧センサー（圧受容体）（図Ⅰ-1-5）
　最も鋭敏な，すばやい血圧・脈拍のコントロールを行っている．頸動脈洞，大動脈弓，右鎖骨下動脈付け根に存在し，伸展刺激（圧上昇や頸動脈マッサージなど）により，平均動脈圧＞70 mmHgで活性化して延髄孤束核へ血圧低下のシグナルを送る．逆に低血圧時は活性低下により血圧上昇のシグナルとなる．高血圧症ではこの圧受容体の感受性が低下していることが報告されている．

2) 血液量センサー（容量受容体）
　容量センサーは，大静脈と心臓に存在し，血管内容量が増加すると活性化して血管拡張を促し，容量が低下する（たとえば脱水）と，脳下垂体後葉から抗利尿ホルモン（バソプレシン）放出を促す．圧センサーほど鋭敏・俊敏ではないセンサーである．

B 化学受容体

1) 酸素センサー（図Ⅰ-1-5）
　頸動脈に存在し，低酸素に反応し換気（呼吸）を促進するとともに，血管が収縮（交感神経活性が上昇）する．

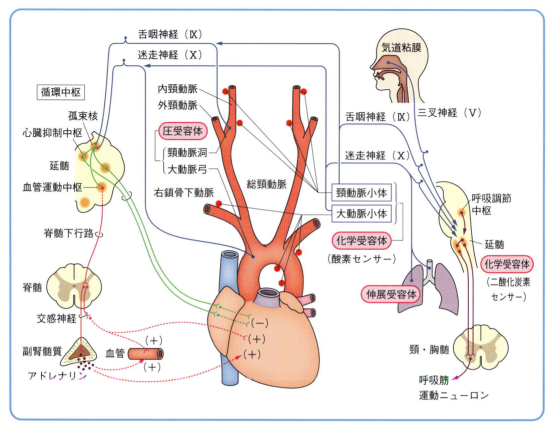

図Ⅰ-1-5　自律神経反射による血圧・脈拍・呼吸の調節機構

圧受容体（圧センサー）の圧上昇による刺激では活性化して，迷走神経と舌咽神経の求心路を介して中枢に情報が伝わり，迷走神経の遠心路が活性化して，血圧・脈を低下させる．呼吸の調節は延髄を中心とする脳幹部で行われ，二酸化炭素（$P{CO_2}$）上昇を察知する二酸化炭素センサーは重要である．その他，末梢の酸素センサー・肺伸展刺激・気道粘膜の機械刺激によって呼吸は細かく制御される．

2）二酸化炭素センサー（図Ⅰ-1-5）

　大脳基底核に存在し，中枢性の呼吸制御機構といわれている．正常の人では，主にこのセンサーが呼吸を制御している．高二酸化炭素（CO_2）血症に反応して酸素センサー同様にやはり換気(呼吸)と血管収縮を促す．ただし，慢性的な高CO_2血症をきたす疾患では，このセンサーの機能不全が生じ，**CO_2ナルコーシス**（p.15「もう少しくわしく」参照）を起こすのである．

　以上のように，生体は圧・容量・呼吸状態をモニタして脳へ信号を送り，脳で総合的に評価され自律神経に指令を出すことで，すばやく・細かく，血圧・脈拍・呼吸を制御している．また，出した信号の結果をまたすばやくフィードバック処理するため，血圧・脈拍・呼吸の数値すべてに行ったり来たりする"揺らぎ"が生じる．したがって，一定の固定値を取り続けるということはない．逆に，この数値の"揺らぎ"こそが生きている証ともいえる（p.16「もう少しくわしく」参照）．

| | | 1 | 循環器の構造と機能 | 15 |

コラム　知っておきたい自律神経の関与したよくみられる現象

● 立ちくらみ（起立性低血圧）：横になっている状態から急に立ち上がったりして，血の気が引くような感じを経験した人は多いと思われる．これは，急に立ち上がったときに，それまで下大静脈から重力に逆らう必要がなく心臓へ戻れていた血液が，急に重力がかかることにより（とくに下肢血液が）十分に戻れなくなったため，心臓の前負荷が減少して心臓からの拍出量が低下して血圧が低下することが1つの要因である．また，それまで心臓とほぼ同じ高さにあった脳がいきなり高い位置に移動し，ほかの体のほとんどは心臓より低い位置に移動するため，脳に血液が十分に行かない状況が作られる．おおむね，圧センサーにより瞬時に交感神経興奮を介してフィードバック制御され，低い位置の動脈の血管抵抗値が上昇し（血管が収縮し）血圧も保たれ，心拍が上昇して心拍出量も増加するため立ちくらみ程度で済むわけである．しかし，この反射が遅れると失神する場合がある．

● 立ちくらみが消失した後や失神から回復した直後に，冷汗を伴う脈拍上昇（頻脈）がみられた場合は，反射の遅れによる立ちくらみ・失神であることを示唆するが，この反射の消失がみられる場合は，病的な異常，α遮断薬やβ遮断薬（とくに血管拡張型β遮断薬のカルベジロールなど．p.204参照）の服用の有無などをチェックする．病的な異常とまではいかないが，疲れ，寝不足，感冒のほか，種々の日常ストレス時には自律神経失調を生じやすい．また，夏場の脱水時には，血液量が少なくなっており，暑さで血管が拡張しているため，立ちくらみは生じやすい．アルコールは血管拡張を生じるため，真夏の発汗時に，空腹の状態でマティーニなどの水分量が少ないアルコール度数の高いカクテルなどを飲んで失神する患者に出会うのは珍しくない．

COPD：chronic obstructive pulmonary disease

もう少しくわしく　CO_2 ナルコーシス

*アシドーシス
血中 pH が酸性に傾いた状態（p.96参照）.

慢性閉塞性肺疾患（COPD）といった慢性的に低酸素・高二酸化炭素血症を生じている患者の場合，不用意な酸素吸入は，低酸素血症のみが改善されて酸素センサーが反応して換気（呼吸）を抑制するシグナルが発生してしまう．最悪の場合には呼吸停止，そうでなくとも換気が低下して血中 CO_2 が著明に上昇することで血中 pH の著明な低下（呼吸性アシドーシス*）から意識障害へといたる．この重篤な病態のことを CO_2 ナルコーシスという．慢性的に高二酸化炭素血症をきたしている患者への酸素吸入には注意が必要である．

| 16 | 第Ⅰ章　循環器の機能と障害 |

臨床で役立つ知識　知っておきたい自律神経操作手技（バルサルバ手技）

- 迷走神経反射を用いた徐脈・血圧低下を促す手技である．迷走神経反射を起こす手技には，息こらえ，頸動脈洞圧迫（頸動脈マッサージ），眼球圧迫，顔面冷水といったものがあるが，いちばん安全でかつ効果がはっきりする方法，しかも患者に教えやすい方法が息こらえ（バルサルバ［Valsalva］手技）である．トイレでいきんだ後，目の前が暗くなりそうになったことはないだろうか？　これは，力を入れてギリギリまで呼吸を止めた後に生じる迷走神経反射のために起こる．力を入れて息を止めると，胸腔内圧が上昇し肺に血液が行きにくくなり，右心室・右心房圧上昇から静脈圧が上昇・頸静脈が怒張する．左心室に戻る血液は減少し全身への心拍出量が低下して血圧が低下する．圧受容体がそれを察知して血圧上昇のシグナルを送り交感神経の興奮が反射性にみられるが，ここから一気に息こらえを解き放つと血流が回復して一気に血圧が上昇するため，今度は圧受容体からのシグナルが急速に消失し，迷走神経活性が急速に強まり徐脈・血圧低下を生じるというわけである．
- 心臓の洞結節（p.26 参照）への作用で著明な徐脈になったり，房室結節に過剰に作用すると房室ブロックを生じたりする．発作性上室頻拍（WPW 症候群の頻脈発作時）では，この手技で房室結節の伝導遅延を生じて頻脈が停止することがある．患者指導をうまく行えば，初期にはこの手技によって患者自身で頻脈を停止させられることがある．同時に生じる血圧低下による失神を防ぐため，臥位もしくは心臓より脳の位置を低くした体位で行うように指導する．頸動脈マッサージはより効果が激しく危険で，かつ頸動脈の動脈硬化性プラークを脳に飛ばして脳梗塞を生じたり，頸動脈解離といった危険も伴うため，一般には行わない．柔道の締め技で失神する（いわゆる"落ちる"）・絞首殺人などはこの反応を使って迷走神経反射により低血圧性の失神と全身の脱力が生じ，抵抗できなくなることが原因とされている．また，このバルサルバ手技中の最大心拍数/最低心拍数＜1.4 は自律神経反射異常を示唆する．

もう少しくわしく　心拍の"揺らぎ"について

"揺らぎ"の多さは一般的には迷走神経の関与の高さを意味する．心拍数（心電図の RR 間隔の変動）での"揺らぎ"を解析する手法は広く自律神経活性の指標として用いられる．頻脈自体は交感神経興奮の高さを意味することが多いが，心拍数が微動だにしない（"揺らぎ"のない）著明な頻脈，たとえば心拍・脈拍モニタの数字が常に 150 拍/分といった一定の数字しか示さない場合は，生体の自律神経制御が関与しない安定したリエントリー（p.266 参照）周期を有する頻脈である心房粗動の 2：1 伝導（p.265 参照）をまず頭に思い浮かべたりする．一方，正常の単なる洞性頻脈や房室結節をリエントリー回路の一部として利用する（WPW 症候群などの）頻脈性不整脈（p.258 参照）は，それぞれ洞結節や房室結節が自律神経の制御を受けるため，黙ってモニタをみていてもその心拍数は明らかに変動がある．

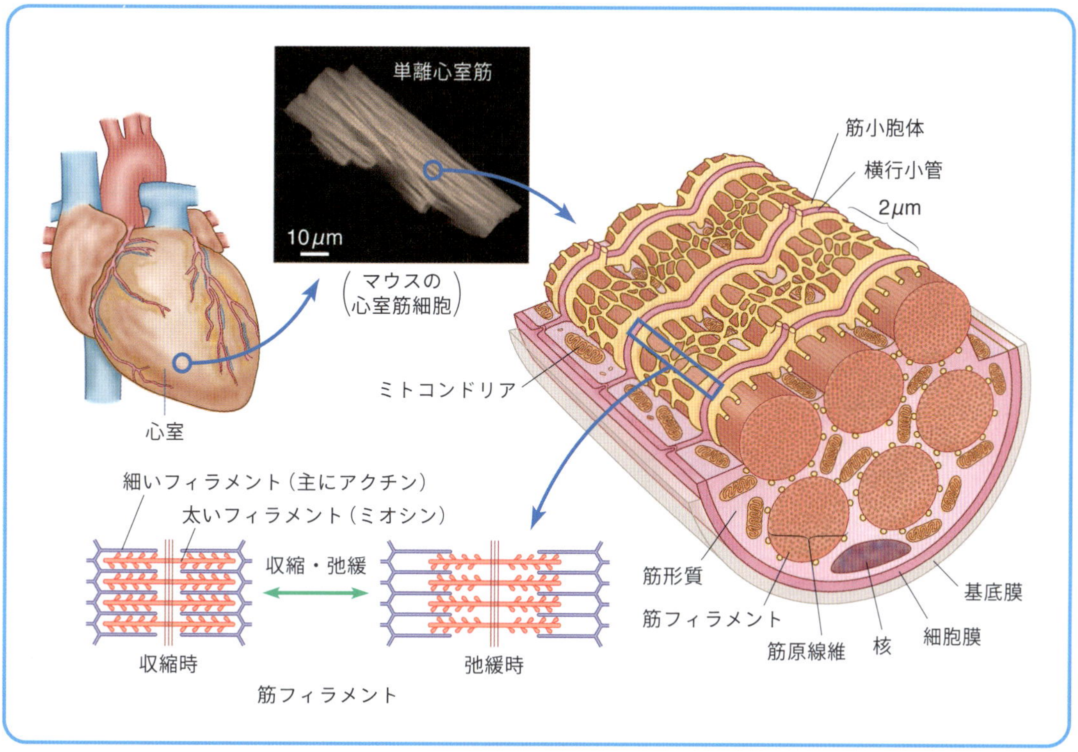

1 | 循環器の構造と機能 | 17

図Ⅰ-1-6　心（室）筋の構造

5　心室筋細胞の収縮・弛緩機能

　心臓の大きな特徴は収縮・弛緩を繰り返すことでポンプ機能を果たすことである．この収縮と弛緩のメカニズムへの理解が深まると，主要な心臓疾患である心不全や不整脈の病態や治療法も理解できるようになる．ここでは，この収縮・弛緩機能をイメージできるようにすることを目的とする．

A　心筋細胞の収縮・弛緩を制御するのは細胞内Ca^{2+}濃度変化である

　心筋細胞は，心房筋・心室筋・刺激伝導系細胞をさすが，ここではその代表として心室筋細胞を心筋として論じることとする．図Ⅰ-1-6に心筋の構造を示す．心筋は心筋細胞（図Ⅰ-1-6の写真）が集まってできており，心筋細胞の中にはたくさんの筋原線維がある．筋原線維のミオシンとアクチンが作用し合って細胞を収縮・弛緩することで，心筋全体としても収縮・弛緩する．その細胞の収縮・弛緩には，細胞内のカルシウムイオン（Ca^{2+}）の濃度が関係する．心筋細胞の細胞膜に電気刺激が加わると，細胞外から細胞内へ

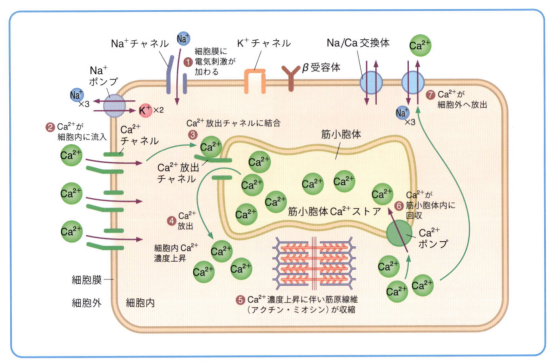

図Ⅰ-1-7　細胞の収縮・弛緩とCa²⁺の関係

陽イオンであるNa⁺（ナトリウムイオン）が流入し，活動電位が誘発される．次いで，細胞内においてCa²⁺濃度の上昇が生じ，心筋細胞が収縮する．収縮後，細胞内のCa²⁺濃度は元に戻り，心筋細胞は完全に弛緩する．このメカニズムの詳細を，図Ⅰ-1-7を用いて説明する．

①心筋細胞の細胞膜に電気刺激（ペーシング）が加わると，脱分極により活動電位（action potential）が誘発される．

②細胞膜上にある「電位依存性L型Ca²⁺チャネル」が活性化してCa²⁺が細胞外から細胞内に流入する（このイオンの流れによる電流を，**内向きCa²⁺電流：I_{CaL}** とよぶ）．

③細胞内に流入したCa²⁺が筋小胞体（細胞内Ca²⁺ストア）膜上のCa²⁺放出チャネル（ライアノジン受容体）に結合してそれを開放する．

④筋小胞体内に蓄えられていたCa²⁺の細胞質への放出が生じる．結果，図Ⅰ-1-8のようなCa²⁺濃度の上昇が生じる．

⑤細胞外からの流入（I_{CaL}）と筋小胞体からの放出により細胞質のCa²⁺濃度が急激に上昇し，細胞収縮が誘発される．

⑥放出されたCa²⁺は速やかに筋小胞体内へCa²⁺ポンプにより回収され，次の収縮に備える．

⑦細胞外から流入した量と同量のCa²⁺は細胞膜上のNa/Ca交換体により細胞外に汲み出され，細胞質のCa²⁺濃度は元に戻る．Ca²⁺濃度の低下によっ

> **メモ**
> 筋小胞体からのCa²⁺量が収縮に必要なCa²⁺量の60〜80%を占めるとされており，筋小胞体機能はいかに重要かが理解できる．

1　循環器の構造と機能

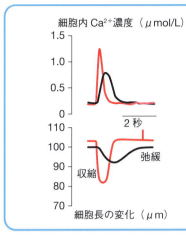

図Ⅰ-1-8　細胞内 Ca^{2+} 濃度の変化

て収縮していた細胞が弛緩する．

　各収縮・弛緩サイクルでこれを繰り返しているのが心室筋細胞であり，筋小胞体内には2～3拍分の Ca^{2+} 量しか貯蔵されておらず（筋小胞体 Ca^{2+} ストア），このサイクルの破綻は重大な事態を招く．この Ca^{2+} 制御過程でエネルギー（ATP）*を消費する部分は，筋小胞体の Ca^{2+} ポンプのみであり，このATPを供給するのが筋原線維の束に近接するミトコンドリアである（図Ⅰ-1-6右）．したがって，酸素供給不足になるとATPが供給されず，筋小胞体への Ca^{2+} の回収が障害された結果，次の収縮時に十分な Ca^{2+} を提供できない．また，その結果，拡張期の細胞質 Ca^{2+} 濃度が十分低下しないため弛緩も十分に行えなくなる．ここで重要な点は，筋小胞体機能異常は収縮不全のみならず拡張（弛緩）不全も生じるということである．病因は何であれ，最終的に生じる慢性心不全（収縮不全）では，筋小胞体機能異常が病態生理の鍵とされている．

　収縮力は，収縮時の細胞内 Ca^{2+} 濃度が高いほど強くなるので，電位依存性L型 Ca^{2+} チャネルからの Ca^{2+} 流入量（I_{CaL}）（図Ⅰ-1-7②）と筋小胞体からの Ca^{2+} 放出量（図Ⅰ-1-7④）の両方に収縮力は依存する．後者はとくに筋小胞体内の Ca^{2+} 貯蔵量に依拠するが，その貯蔵量を主に規定するのが筋小胞体 Ca^{2+} ポンプ機能である．心臓の収縮力を強くする強心薬として用いられるβ刺激薬は，β受容体に結合して環状アデノシン1リン酸（cAMP）*の産生を介して，タンパクリン酸化酵素のプロテインキナーゼA（PKA）という酵素を活性化して，電位依存性L型 Ca^{2+} チャネルや筋小胞体 Ca^{2+} ポンプの活性を上昇させる．結果として図Ⅰ-1-8の赤線のように，β刺激により大きく速い細胞内 Ca^{2+} 濃度変化とそれに伴う強く速い細胞収縮・弛緩を誘起する．

　以上を理解すれば，収縮力が低下した心筋（筋小胞体機能不全が生じている心筋）の患者になぜ電位依存性L型 Ca^{2+} チャネル阻害効果のある薬剤

---

*ATP
ATP（adenosine triphosphate，アデノシン3リン酸）とは生命維持に必須のエネルギー物質で，主にミトコンドリア内で有酸素的に生成される．

📝メモ
アドレナリン，ドブタミン（p.129参照）といったカテコラミンやイソプロテレノールなど．

*cAMP
cyclic adenosine monophosphate．サイクリックAMPとよぶ．

（Ca^{2+} チャネル阻害薬：ニフェジピン，ジルチアゼム，ベラパミルなど）の使用が危険なのかが理解できよう．また，なぜ急性心不全（収縮不全）患者に対し，救命のために急いでドブタミン（β 刺激薬）を使うのかも理解できるであろう．

コラム　慢性心不全の治療になぜ β 遮断薬が使用されるのか？

- 慢性心不全の治療に心臓の働きを強める薬剤が使われる一方で，逆の作用の強い薬剤である β 遮断薬も"慢性"心不全治療に使用される（p.128 参照）．それは簡単には，以下のような理由である．

- 心臓機能障害をカバーしようとして，生体は交感神経を興奮させ，カテコラミンを放出して心臓の収縮力を保とうとする．しかし，長期的・慢性的な交感神経過剰活性により心室筋の筋小胞体機能異常を生じているのが慢性心不全の病態なのである．そのため，β 遮断薬を投与することで過剰な交感神経作用をブロックし，筋小胞体機能のゆるやかな（数ヵ月単位の）回復につなげる．

- しかしながら，早急すぎる投薬増量による交感神経遮断は，機能不全に陥っている心筋にとっては急性の収縮・弛緩不全を起こしてしまう可能性がある．つまり心機能（筋小胞体機能）を徐々に回復させながら，投与量を増加していき交感神経活性をより強力にブロックさせていく必要があり，少量ずつから増量するのである．肉体労働のみならず事務仕事であっても神経をすり減らすストレスの多い仕事や睡眠不足など，交感神経が興奮する状況は心不全にはよくないのも，こういった理由からである．

もう少しくわしく　強心作用とはどういう反応か？

- 細胞の収縮・弛緩は，細胞内 Ca^{2+} 濃度と ATP によりコントロールされている．この収縮・弛緩を速く強くするのが，交感神経刺激やカテコラミン（強心薬）投与である．両者の作用は，細胞膜表面にある β 受容体に結合し刺激することにより発揮される．β 刺激は細胞内 Ca^{2+} 濃度を著明に増加させ収縮力を大きく増加させ，1 回の心拍出量が増加する．また，交感神経の興奮は洞結節の脱分極（p.26 参照）の頻度を増加させ心拍数を増加させる（これを自動能の亢進という）．そのため，大きく速い収縮が"多く"生じ，心拍出量（毎分の心臓からの血液の拍出量＝心拍出量＝1 回心拍出量×心拍数）が著明に増加する．その際，弛緩も速くなければ対応できないのであるが，この β 刺激は筋小胞体の Ca^{2+} ポンプ活性も活性化し，Ca^{2+} 低下速度も速くなる．そして加えて，Ca^{2+} が筋線維から解離しやすいように筋線維の Ca^{2+} 感受性を低下（解離しやすく）させるのである．その結果，β 刺激は心室筋細胞の拡張（弛緩）も速く・大きくするのである．

- 生体とは，目的に応じた反応がうまく連動するようにできており，なかでも心臓という臓器は最もすばやく変化に対応できる術をもった臓器である．病態を考える場合，こういった心筋細胞のどの機能が失われ・障害されているのかを考えることが重要である．

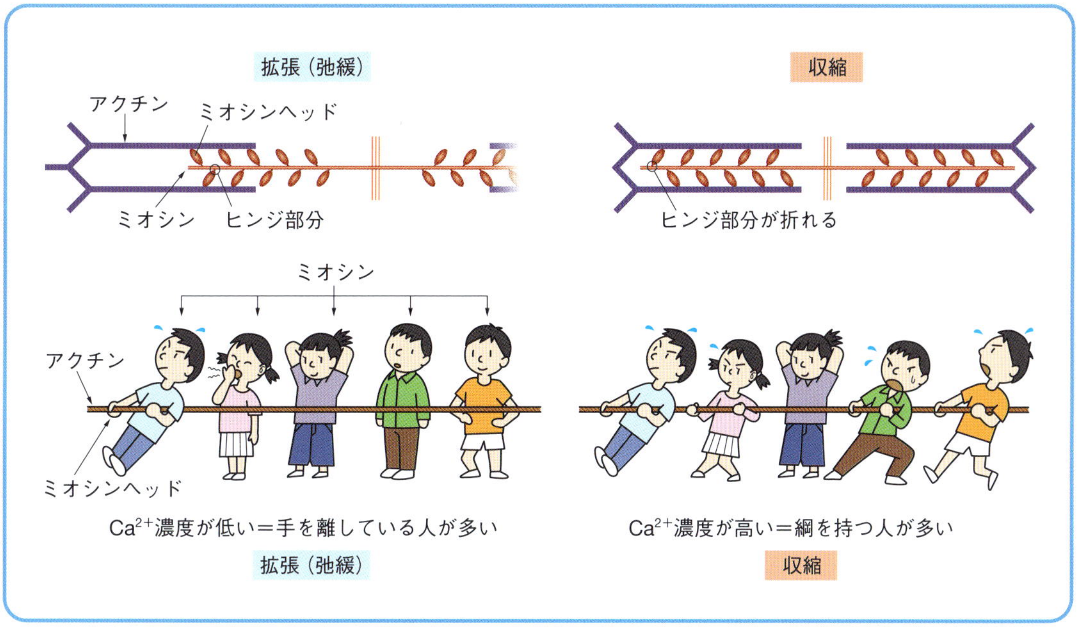

図 I-1-9　Ca^{2+}濃度と収縮・弛緩の関係

B　イオンの流れ（興奮）がどうして機械的な収縮・弛緩を導くのか？

　興奮収縮連関（Excitation-Contraction Coupling：ECカップリング）という概念は，電気的興奮からどうやって心筋細胞が収縮するのかというメカニズムをさす．つまり，細胞の興奮（脱分極）により Ca^{2+} の流入（I_{CaL}）からの細胞内 Ca^{2+} 濃度の上昇が，どうやって細胞収縮を誘起するのかということである．**図 I-1-9** のように，ミオシンヘッドがアクチンにくっつき，ミオシンのヒンジ部分が折れることで，アクチンを手繰り寄せて細胞が収縮することで力を発生させる．1つ1つのミオシンの力は一定と考えられ，その手繰り寄せるミオシンの数が多いほどより強い力が発生する．これを綱引きにたとえて説明してみよう．

　綱がアクチン，人がミオシン，人の手がミオシンヘッドとする．綱（アクチン）を握って（ミオシンヘッドがくっついて）引っ張っている（ミオシンのヒンジ部分が折れてアクチンを手繰り寄せる）人間（ミオシン）の数が多いほどより強い力が発生する．この綱を持つ人数と手を離している人数の比が細胞質 Ca^{2+} 濃度で決定されているのである．収縮期の Ca^{2+} 濃度がより高ければ，多くの人（ミオシン）が綱（アクチン）を引っ張り，拡張期に十分 Ca^{2+} 濃度が低下しなければ綱を持つ人が多く残ってしまうため，拡張期圧の上昇を招くのである．

　このステップでもう1つ重要な機構は，ミトコンドリアから供給される

ATPを使用して力を発生し（ミオシンのヒンジ部分が折れてアクチンを手繰り寄せ）収縮した後，次のATPが供給されるまでミオシンがアクチンから離れないという部分である．ミオシンは一度離れないと，再度，アクチンを手繰り寄せることはできない．たとえていえば，ATPがないと綱は握っていても引っ張ることはできないということである．この力を発生させるために必要なATPもまたミトコンドリアから酸素を利用して生産・供給される．血流が途絶えるともちろん酸素供給はされないが，ある程度（冠動脈狭窄でいえば90％狭窄くらい）までは，安静であればATP供給は何とかなると考えられている．その機序に関して以下に解説する．

C　Ca^{2+}濃度以外の重要な強心作用——フランク・スターリング（Frank-Starling）の法則——と前負荷・後負荷について

　細胞内Ca^{2+}濃度が同じであってもより強い力の発生を生じる機序がある．細胞をより伸ばした状態では，伸ばさない状態より強い力を発生できることがわかっている．これはすなわち，心室がより拡張すると大きな力を発生させることができるということである（機序は正確には判明してはいない）．β刺激とは異なり，Ca^{2+}濃度を変化させずに力が大きくなるので，収縮タンパク（アクチンとミオシン）のCa^{2+}感受性が上昇したと表現する．そして，細胞の集まりである心室がより拡張する（引き伸ばされる）ことで大きな力が発生し1回拍出量が増加する．この現象のことをフランク・スターリング（Frank-Starling）の法則とよび，この能力があることを前負荷予備力（pre-load reserve）があるという（図Ⅰ-1-10青線）．また，1回心拍出量／心室拡張終期容積を心室の駆出率（EF）とよび，収縮性の指標とされる．ちなみ

EF：ejection fraction

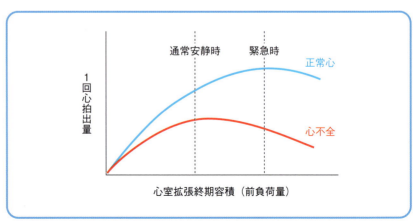

図Ⅰ-1-10　フランク・スターリング（Frank-Starling）の法則
正常では緊急時には前負荷量を増加させ心拍出量を増加できるが，心不全では逆に低下してしまうことがあり危険である．心不全での輸液は注意が必要である．

に，心不全ではこの前負荷予備能が低下・消失していることが問題となるのである（**図Ⅰ-1-10 赤線**）．

　前負荷とは拡張末期の心室内の総血液量を指し，その量が多いことは心室筋がより引き伸ばされることであり，結果として，より大きな収縮力が発生する．また，前負荷が多いと心筋が伸びきったときの力も大きくなり**左室拡張末（終）期圧（＝左心房圧＝肺静脈圧＝肺動脈楔入圧）**が上昇するので，左室拡張終期圧を前負荷の指標として用いることが多い．なお，動脈の血管抵抗を**後負荷**とよぶが，後負荷が上昇する高血圧時には，その抵抗に負けずに十分に心拍出をするために，左心室は血液を十分に貯め込んで前負荷を上昇させて収縮力を上げて急場をしのぐことになる（p.166 参照）．実際の生体では，交感神経が興奮して心室の収縮性を上昇させて対応することが多く，この後負荷上昇が慢性的に続くと，交感神経の興奮に加えレニン-アンジオテンシン系の活性により心室筋自体が肥大する．細胞自体の収縮性を上昇させようという適応ではあるが，これが病的心臓肥大であり，放っておくと心不全へ移行する（p.229 参照）．

D　臓器血流による酸素供給がミトコンドリアでのATP産生に必須である

　全身の細胞は，動脈から酸素を受け取り，ミトコンドリアでATPを産生して機能を発揮し生存している．心臓は，24時間休む間もなく収縮・弛緩を繰り返し，エネルギーであるATPを持続的に大量に消費するため，ATPの持続的供給は必須である．すなわち，絶えず十分な酸素供給が必要となることは容易に想像がつく．そこで，心臓には酸素供給が絶えないような独特の防御機構も存在する．

　図Ⅰ-1-11に酸素がどのようにして全身の臓器に受け渡されるかを示す．**図Ⅰ-1-11a**に示しているように，右心房に帰ってくる全静脈血のヘモグロビン（Hb）酸素飽和度はおおよそ70％で，動脈血は100％とすると30％分のHbに結合していた酸素が体の組織に提供されたことになる．体全体の酸素供給量は，心拍出量×Hb濃度×動静脈血酸素飽和度較差（ここでは30％）に依存することになる．

　ここで**図Ⅰ-1-11b**のように，心拍出量が半分になっても静脈血Hb酸素飽和度が40％になることで，Hbに結合している60％分の酸素提供をすれば，心拍出量が半分になっても同じだけ酸素は提供できる．しかしながら，心筋の酸素消費は非常に強いため，心臓の静脈（冠静脈）血Hb酸素飽和度は通常30％で，すでに70％分の酸素を通常から提供している．心不全で心拍出量が半分になった場合には，冠静脈血Hb酸素飽和度を0％にできたとしても酸素供給量は十分ではない．心拍出量が半分だから心臓は通常より仕事をしておらず，楽をしているので足りるだろうという意見もある．確かにそうい

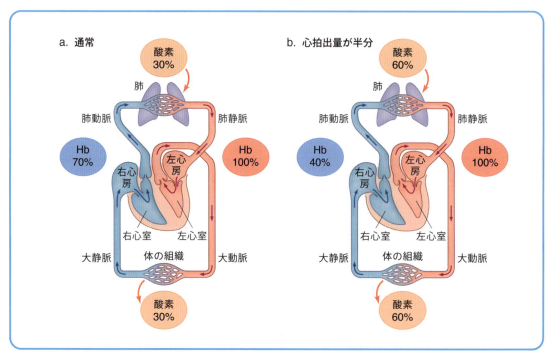

図Ⅰ-1-11　全身の臓器への酸素供給と酸素飽和度
通常（a）ではHbに結合した酸素の30％を体へ供給している．心拍出量が半分（b；たとえば心不全）になると60％を体へ供給して代償する．結果，静脈血酸素飽和度は40％と著明に低下する．

う側面はあり，不全心筋のエネルギー代謝では適応が生じて少ないエネルギーを効率よく使用しようと細胞が変化することがある．しかしそれでも心筋への酸素供給が足りないものは足りないので，心不全は進行してしまうのである（慢性心不全）．

それではここで，心拍出量は正常で血圧も正常であるのに，冠動脈が狭窄して心臓への血流が半分になったとしたら，どうするのであろうか？　先と同じ理由で，冠静脈血Hb酸素飽和度は確かに低下してその分酸素供給量は保たれるが十分でない．そこで**冠予備能**（coronary flow reserve）という能力が発揮される．冠動脈が拡張して心臓への血流を優先的に増加させて補うという現象である．正常な冠動脈では冠動脈が拡張することで，冠動脈の血流を4倍くらいに増加することができるとされている．つまり，狭窄があったとしても冠拡張して血流が確保される．そう考えると，かなりの狭窄がなければ心筋虚血という一連の症状は生じないこともイメージできるだろう．

こういった機序を理解すれば，心筋への酸素供給不足（虚血）にまつわる症状を引き起こすためには2つの要素が重要ということがわかる．すなわち，「**冠動脈の狭窄度**」と「**冠動脈拡張機能（冠予備能）**」である．後者に大きな影響を及ぼすのが血管内皮細胞から放出される一酸化窒素（NO）である．冠

NO：nitric oxide

動脈の血管内皮からNOが放出されると血管の拡張が生じる．このNO産生が，血管の内面の1層をコーティングしている内皮機能の重要な一面である．脂質代謝異常（高コレステロール血症），糖尿病，高血圧，喫煙，肥満といった冠危険因子を放置すると，この内皮機能障害を生じるとともに，器質的狭窄病変形成へとつながる．そして狭窄が顕著になると（冠動脈造影での75％狭窄以上），運動時に必要な冠血流を維持できなくなり労作性の狭心症発作を起こすのである（p.207参照）．狭心症発作時に，ニトログリセリンを投与（舌下）するとすばやく吸収され，血中でNOが生成され狭心症症状が緩和される．これはNOが冠予備能を回復させることによるものなのである✎．逆に，ニトログリセリンが効かない場合は，ほぼ完全閉塞に近い危険な状況か狭心症でない胸痛を考える．

> **メモ**
>
> なお，このときに生じる副作用の頭痛は，脳の静脈を拡張させることによる症状である．

コラム　　チアノーゼとは？

- 酸素結合していない（還元型という）ヘモグロビン（Hb）が5 g/dL以上になるとみられる症状で，青紫色に皮膚の色・血色が変わる状態をさす．口唇や爪（指先）などに認めやすいので同定しやすい重要な所見である．通常血中ヘモグロビン（Hb）濃度は12～15 g/dL程度なので，少なくとも30～40％以上のHbが酸素結合していない状況，すなわち図I-1-11の酸素飽和度が60～70％以下になるとチアノーゼが生じる．一方，貧血状態の場合，たとえばHb 9 g/dLのときは酸素飽和度が50％でも還元型Hbは4.5 g/dLと5 g/dLに達しないためチアノーゼは生じにくい．貧血患者の低酸素血症の評価には注意が必要である．
- チアノーゼは動静脈血の酸素飽和度が著明に低下する病態（下表）で生じる．ここで，静脈血が動脈血に混ざる先天性心疾患や肺機能障害により動脈血Hb酸素飽和度が低下する心肺機能性のものを中心性チアノーゼという．また，たとえば冷たいプールで外気が冷たいなか泳いだときに，動脈が収縮して血流低下が著明となり静脈血Hb酸素飽和度が極端に低下して生じるような状態，つまり末梢での酸素解離が多く発生する状態を末梢性チアノーゼという．中心性チアノーゼの場合は，組織に酸素提供することで静脈血酸素飽和度もさらに低下するうえに，多くの場合は反応性に多血症（Hb濃度＞16～18 g/dL）となっているため，貧血とは逆にチアノーゼを認めやすくなる．なお，中心性チアノーゼのように動脈血酸素飽和度が低い病態における多血症（Hb増加）は，酸素供給体Hbを増産する生体の適応反応の結果である．

中心性チアノーゼ：心肺機能障害での酸素飽和度の低下

1. 心血管系異常：未修復の先天性シャント性心疾患（主に複雑心奇形）（なかでもアイゼンメンジャー［Eisenmenger］症候群をきたした症例）
2. 肺疾患：重症慢性閉塞性肺疾患（COPD），喘息重積発作時，呼吸窮迫症候群，重症の肺炎，重症の肺塞栓，その他重症呼吸不全
3. 多血症を生じる病態

末梢性チアノーゼ：末梢循環不全による

1. 寒冷やレイノー（Raynaud）現象などによる皮膚血管収縮
2. 重症低心拍出による組織循環不全など

26　第Ⅰ章　循環器の機能と障害

> **コラム　チアノーゼ性先天性心疾患の冠動脈**
>
> 中心性チアノーゼへの生体の適応反応により多血症（Hb増加）が生じても，Hbはせいぜい1〜3割増しにしかならないため，チアノーゼ状態での心筋の酸素供給には，血流量が4倍になる冠予備能が重要な機能を果たす．生まれながらの先天性心疾患で心臓などに穴があいており動静脈血が混ざってしまう病態（チアノーゼ性心疾患，p.315参照）では，心筋への酸素供給をHb増加のほか，冠予備能を使って冠動脈血流を増加させた結果，多くの症例で冠動脈が著明に拡張している．

6 ｜ 心筋の刺激伝導系と収縮・弛緩

A　刺激伝導系と心拍数

　心筋細胞の脱分極が収縮を誘起するが，その脱分極はペーシング/ペースメーカの役割を担う自動能をもった細胞の自発的な興奮（脱分極）が刺激伝導系を介して伝わることで生じる．以下にみていこう．

　心室筋細胞の収縮・弛緩は，規則正しく全心室筋に協調的に起こすことが重要である．そのために，心臓内には全細胞にすばやく・協調的に収縮・弛緩を起こすための電気の通り道である刺激伝導系が存在する．図Ⅰ-1-12に示すように，刺激伝導系とよばれる電気の通り道には洞結節（洞房結節），房室結節，ヒス（His）束，プルキンエ（Purkinje）線維といった細胞群があり，これらの細胞群は，ある一定周期で勝手に脱分極する素質（自動能）をもっている．その興奮周期はこの順番に短いので，通常，洞結節から発生した刺激がこの順に伝わっていき，収縮・弛緩が協調的に起きる．つまり，洞結節が心拍決定の主導権を担っているということである．なお，心房筋や心室筋は受動的にそして協調的に収縮するために，自動能を発揮しないようにできている．

　洞結節への神経支配は迷走神経（副交感神経）と交感神経であり，前者は心拍を減少させ，後者は増加させる．迷走神経活性はさまざまな臓器も細かく制御し，お互い影響し合う．呼吸周期により心拍変動が生じるのは迷走神経を介する正常な反応で，若年者ではこの変動が大きく，洞不整脈といったあたかも病的な表現でよばれる．なお，心移植後早期の心臓の心拍は，神経支配のない血中のホルモン（副腎髄質からのカテコラミン）にのみ影響されるため，洞結節細胞の自動能自体に依存しており，安静時90〜110拍/分と速く，心拍数の揺らぎ（変化）も少ない．一方，一般の人間の脈は60〜80拍/分程度で，正常心では洞結節がいかに迷走神経に影響を受けているかが

> **メモ**
>
> つまり，前の部位から刺激が伝わってこなくても，一定時間が経つと自分で脱分極するということである．

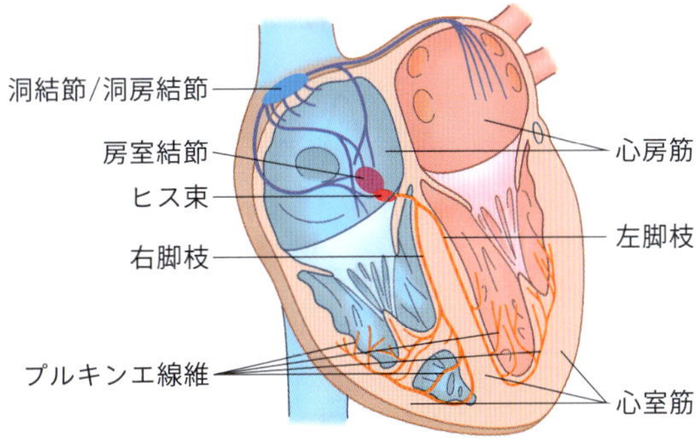

図Ⅰ-1-12　刺激伝導系

理解できる．また，高齢者では迷走神経支配がゆるみ交感神経優位になり，心拍数が90前後かそれ以上に増加する．ちなみに，若者で多くみられる朝礼や電車での卒倒・一過性意識消失は，よく一般の場では，「貧血」と間違った表現をされているが，高齢者とは逆に，迷走神経の過緊張による心拍低下・心拍出量低下・血圧低下によるものである．

　運動時はまず迷走神経の興奮が低下し心拍が速やかに増加し，さらに運動強度が増すと交感神経が興奮してくる．とくに110拍/分以上の心拍増加には少なからず交感神経の興奮が寄与し，運動時に必要な酸素供給を維持する．したがって，心拍数が110を超えた状態は，交感神経を刺激するようなストレスがかかっているということである．なお，運動しても血中ホルモン量の変化は小さいため，神経支配のない血中のホルモンにのみ影響を受ける移植心では，運動時の反応（心拍数の増加）は非常に遅い．

　一般に，30分以上持続できることが有酸素運動の目安となる．有酸素運動の基準は年齢によるが，心拍数にして110〜130拍/分程度までの運動である．この心拍数の運動が運動療法やリハビリの目安として使用されているのである．心拍数や収縮力をコントロールする自律神経（交感・副交感神経）のメカニズムを理解することは循環器領域ではとくに重要である．この理解は，生体の状態を心拍・脈拍から推測する習慣へとつながり，日常の患者状態の評価に非常に役に立つ．

B　心拍数の調節機構

　さて，この心拍を規定している洞結節および刺激伝導系について，もう少しくわしく解説する．心拍数決定にとくに重要な部位が洞結節と房室結節である．前者が基本的な心拍数を決定しているのに対し，後者は単に房室間伝

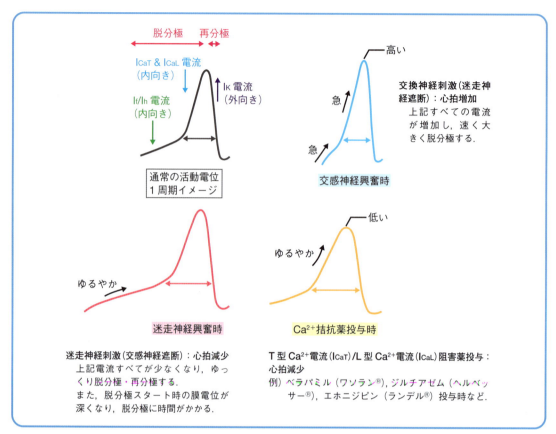

図Ⅰ-1-13 洞結節の活動電位

導を担うだけではなく，脈が速くなりすぎるのを防ぐという役割を果たしている．

1）洞結節（洞房結節）の心拍数制御機構

刺激伝導系にある細胞群の自動能を維持・コントロールしているのが細胞膜にあるさまざまなイオンチャネルである．ここでは，臨床的に重要な洞結節の自動能について図Ⅰ-1-13を用いて解説する

洞結節内にある細胞群の細胞膜には，陽イオンを通すチャネルが存在し，陽イオンが通過することで（内向き I_f/I_h 電流により）自動的に脱分極を生じ，T型およびL型の電位依存性 Ca^{2+} チャネルの活性閾値に達することで Ca^{2+} の急激な流入により（それぞれ I_{CaT} および I_{CaL} という内向き電流を生じる）大きな脱分極（活動電位）を生じる．この大きな脱分極が心房・心室に伝わって脱分極からの心室筋の収縮を誘起し，心拍となるのである．そして，この大きな脱分極は K^+ チャネルを活性化して，K^+ が細胞外に放出される（外向き I_K 電流）．この外向き I_K 電流により再分極が速やかに生じ，元の膜電位に戻る．そして再び I_f/I_h 電流により自動的に脱分極が進むのである．こ

のような一連の反応の周期が心拍数を規定するのである．したがって，I_f/I_h 電流が大きいと脱分極の傾きが急になり速く Ca^{2+} チャネルの閾値に達するので，脱分極周期が速くなり心拍数が増加するのである．

　もう1つの重要な周期を規定しているのが先にも述べた Ca^{2+} 電流（I_{CaT} と I_{CaL}）である．Ca^{2+} チャネル阻害薬はこの電流を阻害することで，**図I-1-13** の山の部分の脱分極過程を延長し，周期の延長を促す．結果，心拍数は減少する．この脱分極過程の調節で心拍数が規定されると覚えよう．**図I-1-13** に主な心拍を規定する刺激による活動電位のイメージを示すが，迷走神経活性の変化による多臓器調節と心拍が瞬時に連動することはしっかり理解する必要がある．

2）房室結節の頻脈調節機構

　房室結節（p.27，**図I-1-12**）は，心房・心室間の刺激伝導の要である．房室結節の役割は心房収縮に応じた心室収縮を促すことであり，一方では余計な心房収縮に対する心室収縮を抑制・制御する役割も有する．たとえば，心拍数200を超えるような心房からの電気刺激を伝導して心室筋を収縮させた場合，血液を十分に心房から流入する時間がなく，十分な血液を大動脈に送り出せないため血圧が低下する．また，うまく肺から流れてきた血液も処理できないため肺に血液が滞留したままとなり肺うっ血が生じ（p.33 参照），血行動態が破綻する．強靱なアスリートでは，こういった速い収縮・弛緩についていける心臓（と筋肉）を有することがあるが，有酸素運動ではないため限られた時間しか維持できない．こういった事態を避ける機構が房室結節には存在する．簡単には房室結節の脱分極周期が長く（活動電位の幅が広く），そこまでの刺激の頻度についていけないということである．したがって，この部分を介する頻脈性不整脈（心房細動，心房粗動，房室結節リエントリー性頻脈など）は，通常，健常者では致死的な心拍数になり得ないので落ち着いて対処することができる．しかしながら，交感神経が興奮した異常事態では不応期が短くなっており（心拍数200を超える頻脈性心房細動など），その限りではないので注意が必要である．

　房室結節においては1つの電気刺激が通過する時間も基本的に長く，心電図上ではP波終了時からQ波開始までの時間として認識できる．この時間が延長していることが夜間，とくに若者でみられるが，これは迷走神経活性による房室結節伝導時間延長（>0.2秒，第1度房室ブロック）であることが多く，臨床的には大きな問題となることはない．

メモ

ちなみにマウスやラットの心拍数は通常200～400拍/分であり，ヒトとは根本的な違いがある．

メモ

脱分極中には次の刺激が来ても反応しない不応期とよばれる部分があり，脱分極時間が長いと不応期も長くなるためである．

メモ

この迷走神経活性がさらに強くなり，房室伝導の途絶が生じるのがウェンケバッハ（Wenckebach）型の第2度房室ブロックである（p.273 参照）．

第I章 循環器の機能と障害

> **もう少しくわしく** **房室結節の特徴と心拍数のコントロール**
>
> - 房室結節の細胞の脱分極は L 型 Ca^{2+} チャネルによる I_{CaL} 電流により生じるが，もともと大きな I_{CaL} ではないため，脱分極の電位も小さなゆるやかな山である．こういった小さなゆるやかな山は，次の細胞の興奮誘起には不利である．加えて，細胞間をつなぐ役割のギャップジャンクションとよばれる小さな穴が集中する細胞間接合部位（介在板：intercalated disk）の数が房室結節では少ないとされる．
> - したがって，迷走神経刺激や Ca^{2+} チャネル阻害薬の効果が洞結節に対してよりも得られやすく，比較的容易に脱分極を無効なレベルに低下させることができ，刺激伝導をブロックできる．そのため，房室結節を利用して頻脈性不整脈の心拍数をコントロールするために，迷走神経反射（眼球圧迫，息ごらえ），Ca^{2+} チャネル阻害薬（ベラパミルなど），β 遮断薬を使用するのである．
> - なお，実はジギタリスの作用（Na^+ ポンプ阻害作用）は神経細胞への直接作用を介して交感神経抑制/迷走神経刺激を発揮することにあり，洞結節や房室結節を介する心拍コントロールが有用な場合（先に述べた頻脈性不整脈など）にはジギタリスを使用する．また，慢性心不全に対しての有効性も，薬理学的に述べられる強心作用ではなく，交感神経活性の低下を介する作用として理解されている．

2 循環の障害と症状

　この節では，これまで説明してきた循環を司る心血管系自体と自律神経系の障害がどういった症状につながるかを解説する．原因がどうであれ，この節で示す心血管系機能障害がどのような機序で臨床症状を生じるのかをしっかり理解する必要がある．そして次章（p.45 参照）では逆に症状から原因となっている障害をどのようにして同定するかを解説するため，セットで理解してほしい．

1 心臓の各部位の機能障害から生じるKeyとなる症状

　弁膜症（p.212 参照）を含め，最終的な循環器症状を決めるのは，心臓の4部屋の機能障害である．そこで，まずはこの4部屋の機能の障害と症状についてみていく．

A 右心房

　前述（p.11 参照）のとおり，右心房の収縮不全は循環全体にはあまり影響がない．そのため，右心房の障害としては，右心房圧上昇が重要である．
　全身の静脈が集まる部分が右心房であるため，右心房圧の上昇は，つながっている上・下大静脈，ひいては全身の静脈の圧力の上昇を招く．目に見える他覚的症状として重要な所見は頸静脈怒張と下腿浮腫である．一見，頸静脈が膨らんで怒張しているように見えても，膨らんでいた頸静脈が吸気時につぶれる（へこむ）場合にはあまり問題ではないが，重症の心不全などで右心房圧が上昇した場合などは，吸気時に怒張したままつぶれない（呼吸性変動に乏しい）顕著な頸静脈怒張を呈する．
　右心房圧上昇時は，全身の臓器がうっ血し，初期からすでに肝臓も腫れている．この変化が顕著な場合は触診で肝臓を触れることで疑われ，急激な腫れは肝臓触診時に痛みを伴うこともある．正確には腹部エコーで同定できるが，慢性的な症状としては表面化しにくく，長期的には肝線維症・肝硬変へとつながり肝がん発生母体になる．肝臓が腫れているということは，腸管や腎臓などの内臓も全般的に腫れているということを意味し，食欲低下から悪

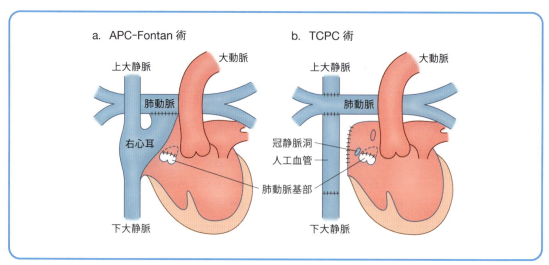

図Ⅰ-2-1　フォンタン（Fontan）手術
1つの心房と1つの心室により循環動態を維持するために1970年代に考案された姑息術であり，当初はAPC-Fontan術を施行したが，現代ではTCPC術が行われる．
a：APC（atrial-pulmonary connection）-Fontan術．右心耳を肺動脈に連結する．
b：TCPC（total cavo-pulmonary connection）術．上大静脈を直接肺動脈に，下大静脈は，人工血管で延長して肺動脈に連結する．不要な右心房は切除する．冠静脈洞（CS）が右心房に開口する場合は，一部右心房を残し，心房中隔を開存させる．

液質*の要因ともなる．腹水も生じるようになり，腹部膨満感や腹囲上昇（ズボンが入らない）といった訴えを聞くようになる．

> *悪液質（cachexia：カヘキシア）
> 何らかの原因で生じた栄養失調状態のこと．悪性腫瘍が原因のことが多いが，慢性心不全でも生じる．

B　右心室

　肺動脈に連結しているのが右心室で，肺循環を担うという意味から**肺心室**ともよばれる．純粋な右心室（肺心室）のみの障害では右心房圧上昇を生じない限り，初期には症状としては現れにくいのが特徴である．先天性心疾患の単心室という先天異常では，手術により右心耳を直接肺動脈に接続するという**フォンタン（Fontan）手術**が行われてきた（**図Ⅰ-2-1**）（p.309参照）．この場合，右心室（肺心室）は存在しない．この特殊な循環でも成人にいたることは可能で，大きな合併症がなければ女性の妊娠・出産も可能である．肺心室がなくとも，合併症がなければ運動能力は正常の70％程度保たれ，日常生活は普通に過ごせるのである．

　このように，右心室特有の症状は同定しにくく，結局，多くが右心房圧上昇の症状という形で現れる．逆にいえば，右心房圧上昇時は右心房に障害があるということに加えて，その原因として右心室の障害やその先の肺の障害さらに左心系の障害も併せて疑う必要がある．

メモ

Sao_2（エスエーオーツー）は，動脈血ヘモグロビン酸素飽和度の略号で，シャント性疾患（心房中隔欠損症や心室中隔欠損症など）がなければ肺静脈血ヘモグロビン酸素飽和度に等しくなる（p.10 参照）．Spo_2（エスピーオーツー）は，指に装着するパルスオキシメータで非侵襲的に簡易測定をした動脈血ヘモグロビン酸素飽和度を示し，基本的に同一のものであるが，もちろん動脈血採血による実測値 Sao_2 が正確な値である（p.94 参照）．

＊アルカローシス
血中 pH がアルカリ性に傾いた状態（p.96 参照）．

C 左心房

主要肺静脈 4 本が流れ込む場所で，左心房内圧の上昇はすなわち肺静脈圧の上昇ということにつながり，肺静脈が緊満する（p.11，図Ⅰ-1-4 参照）．肺静脈圧上昇により肺毛細管圧の上昇へとつながり肺毛細管の緊満を生じ，肺胞と血管の間に水分（血清成分）が染み出す．これを肺うっ血とよぶ（大量に出て肺胞に血液成分が溜まると肺水腫という）．水分が肺胞と血管の間に溜まると，ガス交換・とくに酸素交換がうまくいかず低酸素血症（Sao_2/Spo_2 の低下）を生じる．こういったときでも二酸化炭素は酸素より拡散能がよいため二酸化炭素交換はうまくいき，血液から肺胞へ排出される．低酸素刺激で化学受容体を介して過呼吸状態となり（p.13 参照），二酸化炭素は必要以上に肺胞へ排出されるため動脈血二酸化炭素濃度はむしろ低くなることもある（呼吸性アルカローシス＊）．したがって，肺水腫までいかない軽度の肺うっ血による低酸素時に，動脈血の二酸化炭素が逆に高い場合は肺機能障害を疑うようにする．

酸素化が障害されるこの肺うっ血時は，軽度の労作でも酸素供給が追いつかず，息切れを生じる．平均肺静脈圧（左心房圧）>20 mmHg の場合には重症の肺うっ血となり，著明な肺静脈圧上昇から，安静時の呼吸苦・起坐呼吸を生じ，さらに進むと肺水腫となり，血球成分の混じったピンク色の泡沫状（泡ぶく状）の痰を生じ，この場合は緊急性を示唆する．広範囲の心筋虚血などで生じる著明な心室拡張機能障害時（p.38 参照）や，重症の心室収縮不全時にも結局は拡張機能障害もほぼ同時に生じるため，やはり肺水腫を生じる．

D 左心室

生命維持のため最も重要な機能を担っているのが左心室である．大動脈に連結しているので，体循環を維持する心室という意味で体心室ともよぶ．ここでは，体心室としての左心室として解説する．なお，先に右心室（肺心室）がなくともフォンタン循環で生命維持はできうると述べたが（p.32 参照），左心室（体心室）が不可逆性に障害されるともはや人工心臓か心臓移植に頼るしかなくなる．

左心（室）不全といった場合，収縮不全と拡張不全という言葉がよく使われる．拡張不全（拡張性心不全）においては収縮機能が正常であっても，右心室でも述べたように結果として左心室に連結している左心房の圧が上昇することが多く，左心房圧上昇の症状がみられる．加えて，多くの場合，拡張が悪いため，そして肺うっ血により二次的に生じた低酸素血症により息切れを生じ，自律神経を介して交感神経活性が上昇し，心臓の血液拍出量を維持

するために心拍数と心筋の収縮性が上昇する．そのため，息切れに加えて動悸症状が生じることがある．

　収縮不全（収縮性心不全）とは，1回の心拍出量が低下して血圧や酸素供給が維持できない状態を示す．一般に，心不全といった場合の多くが収縮不全を生じている病態を指している．この病態での初期症状は，やはり全身で必要な血液を供給できなくなることによる息切れとなる．初期の収縮不全では労作時に息切れなどの症状が出現するが，重症化に伴い，軽労作で息切れ，安静時の呼吸苦（低酸素血症，Sao_2もしくは$Spo_2 < 90\%$），起坐呼吸（p.35，「もう少しくわしく」参照）と進行する．運動耐容の程度を示す心不全の指標がNYHA機能分類である．世界的に頻用されている重要な指標である．NYHA機能分類は，以下のようにI〜IV度に分類される．

● I 度：心疾患はあるが身体活動に制限はない．／日常的な身体活動では著しい疲労，動悸，呼吸困難あるいは狭心痛を生じない．

● II 度：軽度の身体活動の制限がある．安静時には無症状．／日常的な身体活動で疲労，動悸，呼吸困難あるいは狭心痛を生じる．

・ II s 度：身体活動に軽度制限のある場合．

・ II m度：身体活動に中等度制限のある場合．

● III 度：高度な身体活動の制限がある．安静時には無症状．／日常的な身体活動以下の労作で疲労，動悸，呼吸困難あるいは狭心痛を生じる．

● IV 度：心疾患のためいかなる身体活動も制限される．／心不全症状や狭心痛が安静時にも存在する．／わずかな労作でこれらの症状は増悪する．

コラム　　**心不全のよび名・略称を知っておこう**

　収縮不全による心不全をHFrEF（heart failure with reduced ejection fraction）と略され，通称ヘフレフとよばれる．直訳としては，低下した（reduced：r）駆出率（ejection fraction：EF）を伴った心不全（heart failure：HF）（p.237参照）となる．駆出率（EF）は心室の収縮性（収縮力）の指標であるから（p.22参照），先の拡張不全のみによる心不全は，HFpEF（heart failure with preserved ejection fraction）と略され，保たれた（preserved）収縮能（EF）の心不全（HF）となり，通称ヘフペフとよばれる．

もう少しくわしく　起坐呼吸（orthopnea，オルトプニア）

左心室（体心室）拡張機能障害では左心房圧上昇から肺うっ血が生じる．この場合，臥床すると重力により肺にさらに水が溜まりやすく（肺毛細管圧上昇を助長することに）なる．ここで，肺うっ血増悪から肺水腫まで生じるような状況では，低酸素血症がひどくなるため，もはや患者は臥床することを避けるようになる．体を起こして少しでも肺に水が溜まりにくい状況を作ろうと本能的・自覚的に楽な姿勢をとるわけである．つまり，体を起こした姿勢で呼吸をするようになる．こういった姿勢で苦しそうに息をすることを起坐呼吸といい，重症心不全の症状の1つとして早急な対応が必要になる．

もう少しくわしく　低心拍出量症候群（low output syndrome：LOS）

通称ロスとよばれる収縮不全の末期に生じる重症心不全の最終形態であり，左心室は収縮力を上げるためにフランク・スターリング（Frank-Starling）の法則（p.22，図 I -1-10 参照）を利用すべく，すでに拡張した拡張期容積をさらに大きく拡張させ収縮性を上げようとするが，不全心筋となった心筋にもはやフランク・スターリングの法則は通用しないため，拡張期の内圧のみが上昇し肺静脈圧上昇をきたし肺うっ血が進むこととなってしまう．こういった末期では右心室の機能も障害され，全身の静脈のうっ血も生じる．そのため，左心室症状の息切れ・動悸・易疲労感に加えて，内臓うっ血による食欲不振から悪液質（カヘキシア，p.32 参照）や著明な全身性浮腫（アナザルカ，p.60 参照）といった末期心不全症状が揃うことになる．現代では，このような全身症状が悪くなる前に心臓移植登録を行い人工心臓を植込むことが推奨されている．しかし，移植優先順位の高い患者（人工心臓を植込んだ状態の重症患者）ですら，移植まで5年以上待ちと待機期間は長くなる一方というのが現状である．

2 | 心臓の虚血によって生じる症状

　循環器診療を行ううえで最も気を遣うのが虚血性心疾患の有無，すなわち虚血症状（いわゆる狭心症状）の判断である．まず，虚血と狭心症の言葉の使い分けについて理解する必要がある．虚血とは，心筋・心臓が必要とする血液（酸素やグルコースなど）を十分に供給できない状態のことをさす．そのために生じる症状が虚血症状ということである．さて，虚血症状のうち最も頻度が高く特徴的である症状が，胸が締め付けられるといった胸痛・胸部圧迫感であるが，あたかも心臓を狭めるような症状であるため，症候学的病名として狭心症という名前になった．しかしながら現代では，虚血による特徴的胸痛を伴う場合のみを狭心症として区別するのではなく，症状がない場合も含めて心筋壊死を生じない（心筋梗塞にいたっていない）場合を狭心症，そして心筋梗塞までを含めて虚血性心疾患とまとめて扱っている．ここで，糖尿病患者に多い無痛性狭心症という語彙的には矛盾するような狭心症も存在するのである．以下に重要な虚血症状を解説していく．

　虚血を生じた場合，性質的に2つの症状（関連痛と心室拡張障害性息切れ）があることを理解する必要がある．この症状の機序を理解しておけば虚血性心疾患の症状を見逃さずに済む．

A 関連痛（referred pain）

　図Ⅰ-2-2に心臓の知覚神経線維の刺激伝達を示す．虚血を生じるとその部位の交感神経系知覚線維が興奮する．しかしながら，この知覚神経には体表・皮膚の体性痛のような刺激の位置を認識するような機能はなく，この知覚神経が入るレベルの脊髄（C3～Th5）へ入る他の知覚線維を興奮させることにより，あたかもその知覚線維が支配する部位が刺激されているように脳で認知される．こういった機序で生じた痛みを関連痛といい，狭心痛は，まさにこの関連痛なのである．したがって，正確な痛い部位を指し示すことができないのが特徴である．逆にいえば，指で示すことのできる限られた局所の胸痛が狭心症である可能性はきわめて低いのである．

　表Ⅰ-2-1に示すような部位に生じる痛みが代表的な症状となるが，気をつけなければならないのは，関連痛は軽度の虚血，高齢者の虚血，そして知覚神経が障害される糖尿病患者では必ずしも自覚されないということである（無痛性狭心症）．したがって，典型的な症状から狭心症・虚血性心疾患を疑うことはあっても，この関連痛がないことをもって虚血性心疾患を否定することはできないということをしっかりと理解しておく必要がある．

2 循環の障害と症状

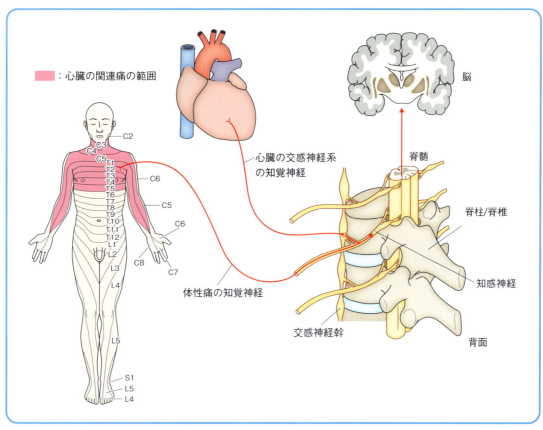

図I-2-2 心臓の知覚神経線維の刺激伝達

表I-2-1 典型的な狭心症の症状

狭心症を示唆する関連痛の症状	● 前胸部が締め付けられる ● 前胸部が全体的に押されるような痛み ● 左腕がだるくなる症状を伴う ● のどが詰まるような圧迫感 ● （奥）歯が浮くような症状を伴う ● ニトロ製剤服用で症状が消失する
関連痛以外の重要な症状	● 息切れ
労作性狭心症症状の典型的進行例	● 朝動き始め，通勤時，急いで歩いているとき，駅の階段を上るときに，胸が全体的に締め付けられ，息切れを生じる ● 最初はいったん休むとその後は生じなかったが，最近は再現性をもって頻回に生じるようになった
緊急性（不安定化・心筋梗塞への移行）を疑わせる症状の変化や随伴症状	● 同様の症状が安静時に頻回に出現する ● 冷や汗を伴うような強い痛み（苦悶様顔貌） ● ニトロ製剤の効果が低下した，効果が得られず2錠以上必要，または効果なし ● 努力性呼吸，喘息様呼吸困難の併発 ● 血圧低下，ショック

第Ⅰ章 循環器の機能と障害

臨床で役立つ知識　**関連痛と放散痛**

- 心臓をはじめとした内臓には位置情報を伴った痛覚神経が少なく，痛みの局在がはっきりしないことが多い．一方，内臓からの刺激が入る脊髄レベルと同じ部分に入る皮膚痛覚線維が刺激されることによって，あたかもその皮膚部位に痛みがあるかのように感じることがある．これが関連痛である．
- 関連痛と似た痛みとして，放散痛がある．放散痛とは，椎間板ヘルニアのように手足末梢からの神経の束が入る部位に炎症が起きることによって，あたかもその神経が支配している手足末梢部位に痛みが走る（放散する）かのように感じることである．
- 狭心症や心筋梗塞では左腕に放散痛があるという表現をよく聞く．この左腕の痛みは，確かに脊髄に入る神経束が関連痛の機序で刺激され，それによって末梢の腕に放散している痛みともいえ，関連痛の機序により生じた放散痛と考えられる．

メモ

病変部位に関する脳の錯覚であるが，ヘルニアなどの放散痛の場合には慢性的刺激による結果，痛い部位には筋萎縮や麻痺などの障害を呈してくる．

B　虚血により生じる心室拡張障害性息切れ

　虚血時に必ず発生する障害が拡張機能障害（心筋拡張不全）である．生じる症状は，これまで何度も登場してきた肺うっ血（p.33 参照）による息切れになる．つまり無痛性狭心症においても，関連痛は生じずとも息切れは生じうる．息切れの出方をチェックすることは，虚血性心疾患を見逃さないコツでもある．ただし，ごく狭い領域の虚血では理論的にも息切れは生じず，逆に，広範囲の虚血の場合は心筋梗塞にはいたらずとも顕著な肺うっ血から呼吸苦そして肺水腫を生じる．

　虚血により心室拡張障害が生じる機序は，障害部位のエネルギー供給不足から二次的に Ca^{2+} 制御機構（p.17 参照）が障害されるため，拡張期の Ca^{2+} 濃度が高くなり左心室拡張期の張力が上昇するため拡張期圧上昇が生じ，左心房圧が上昇して生じる（p.40,「もう少しくわしく」参照）．冠予備能があることにより（p.24 参照），完全閉塞に近い閉塞でない限り顕著な酸素不足にはならず，ミトコンドリアでの ATP 産生・供給はされるため（p.23 参照），発症初期には拡張機能は障害されても心室の収縮力は低下せず血圧は通常低下しない．もちろん，続いて拡張機能障害が強く高度の肺うっ血から顕著な低酸素血症を併せて生じた場合は，酸素供給も障害され収縮力低下も合併して悪循環に陥り，危険な状態になる．酸素投与および一刻も早い冠動脈血流回復が治療の基本である．

| 臨床で役立つ知識 | **非特異的な虚血症状・間違えやすい虚血症状** |

- 心臓の下壁とよばれる部位（p.200，図III-3-1 参照）は，一般には右冠動脈，時として左回旋枝に支配されている．この下壁部分に虚血が生じた場合，迷走神経反射を生じることが知られ，その副交感神経興奮症状（バルサルバ手技時のような症状，p.16 参照）を持続的に生じる．すなわち，徐脈・低血圧に加え，胃部不快感・悪心・嘔吐といった消化器症状である．このため，胸痛など関連痛が目立たず見逃されることもあり要注意である．
- この副交感神経の興奮は非常に強く持続的で，反射性の交感神経興奮による頻脈・冷や汗がみられないことが特徴でもあり，房室結節の著明な伝導遅延から完全房室ブロック（p.274 参照）もしばしば生じる．この状態のまま冠動脈拡張作用による血流回復を狙ったニトログリセリンの投与をすることは，全体としては低血圧・低心拍出（フォレスターIII群，p.203 参照）を助長し循環動態を悪化させ，総合的な結果として冠動脈血流はさらに低下・悪化する可能性があり危険とされ，禁忌とされている．まず副交感神経遮断薬のアトロピン静注をすばやく行い，房室ブロック・徐脈・低血圧からの回復を確認してから血流回復へと治療を進める．

> **もう少しくわしく** 虚血時になぜ拡張機能障害が生じ拡張期の張力上昇が生じるのか？
>
> - 少し進んだ話をする．Ca^{2+}制御機構や心筋の収縮・弛緩を執り行っている筋線維の動態には，ミトコンドリアで有酸素的に作られた ATP の供給が必要と述べたが（p.23 参照），細胞膜にあるナトリウムイオン（Na^+）ポンプ（Na^+チャネルと反対の Na^+ を細胞外に汲み出す）の活性にも ATP が必要である．この Na^+ ポンプの正式名称は，Na^+-K^+ ATPase（ナトリウム・カリウム ATP アーゼ）で，実はこのポンプは体のほとんどすべての細胞に存在し，常時細かく浸透圧の要である Na^+ とカリウムイオン（K^+）の調整を行い，細胞内外のイオンバランスを保ち浸透圧調整をしている．
>
> - この Na^+ ポンプの ATP 供給は，細胞質にある解糖系により行われる．すなわち，血中から解糖系の基質であるグルコースを取り込んで ATP 合成・供給されているわけである．酸素よりも血流低下依存性にグルコースは供給不足となり，Na^+ ポンプ機能不全となる．したがって初期の虚血症状である拡張不全はこの機能異常依存性ということである．このポンプ機能低下が，Na^+ と K^+ のバランスを崩し，二次的に細胞内 Ca^{2+} 濃度上昇と電気興奮異常をきたし，それぞれ拡張期の張力上昇と心電図の ST 変化（p.207 参照）を起こすのである．もちろん，完全に血流がなくなると心筋梗塞となり細胞は力を発生できなくなるし，電気興奮も生じず（p.202 参照），その部分の心筋は動かないので拡張のみならず収縮期の張力は低下する．このように，心筋梗塞時と初期の虚血時（狭心症）では実は心室筋機能異常の生じ方は異なるのである．
>
> - ちなみに，ジギタリスはこの Na^+ ポンプ阻害薬であり，狭心症時と類似した心筋への効果を発揮する．とくに電気興奮の変化が表面化し，虚血時にみられるような ST 低下という心電図変化を生じる（ジギタリス効果）．虚血時の ST 低下と類似するので，ジギタリス服用患者に虚血が生じた場合の ST 低下は判読が困難で，ST 上昇（貫壁性心筋梗塞, p.10, p.202 参照）に転じるまで虚血が疑われない/見逃されることがある．ジギタリス服用患者の狭心症の診断の際には冠動脈 CT 検査（p.65 参照）やタリウムシンチグラフィ（p.83 参照）といった心電図を利用する検査（トレッドミルテストなど，p.91 参照）以外の手法を用いなければならない．

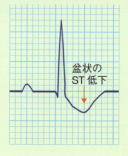

盆状のST低下

3 | 不整脈の症状

　不整脈という概念は非常に広く，さまざまな病態を含む．患者の訴えとして多いフレーズが「不整脈といわれた」「胸がドキドキする」である．しかし，日常で不整脈を経験しない人間は実は皆無といってよい．つまり，誰にでも期外収縮（p.259 参照）といった不整脈は生じるといって過言ではない．平均 80 拍/分の脈として，1 年で約 4,200 万回，100 歳まで生きると 40 億回以上，心臓は収縮・弛緩を繰り返すのである．1 回も間違わないはずもない．また，単なる期外収縮が 1 日 1 ～ 3 万回生じても，何ら心機能障害を呈してこないことも珍しくない．一方では，致死的な心室頻拍といった不整脈もあるわけである．したがって，不整脈という総称は病名としては無意味であり，正確な不整脈の名称と表現が重要である．まず，以下のような 2 種類の不整脈（徐脈性不整脈と頻脈性不整脈）の表現を覚えると実臨床で有用である．

> **メモ**
>
> 1 日 80（拍/分）×60（分）×24（時間）=115,200 拍/日，1 年では 115,200×365（日）=42,048,000（約 4,200 万）拍/年，100 歳生きると 4,200 万拍/年 ×100（年）=42 億拍

A　徐脈性不整脈

　脈が遅くなる不整脈のことである．代表的な病態が，洞不全症候群と重度の房室ブロックである（p.273 参照）．脈と脈の間が 3 秒程度開いた場合（心拍数にして 20 拍/分以下に匹敵），その間の血圧低下のため脳虚血を生じ，一過性にふらつき（感）を生じる．頻度が多いとかなりふらつき，4 ～ 5 秒以上脈がないと失神してしまうこともある（脳がいかに虚血・低酸素に弱いかがわかる）．洞不全症候群の患者は，いきなり失神することはまれで長期にふらつき症状の頻度が増加する．逆に，ふらつき頻度から自覚症状の進行をチェックしながらペースメーカ植込みのタイミングを考えることで対応が可能である．

　ふらつき以外では，進行すると労作時・運動時でも脈が増えなくなり，易疲労感や息切れを生じる．心拍数が 100 拍/分に達する前に息切れを生じる状態，逆にいえば，どんな労作時においても，たとえばホルター心電図（p.90 参照）で 100 拍/分を超えないのは異常を疑う（強靱なアスリートやマラソン選手は別である）．

　重度の房室ブロックの場合は，心房の電気信号は心室に伝わらず，一般に房室結節以下の細胞から自発的な脈が出るため（そうでないと心停止である），脈はその自発的な興奮に依存して 40 ～ 50 拍/分くらいで "揺らぎ"（p.16 参照）の少ない一定の心拍数となる．安静時においては十分な脈拍数なので一見症状もない．しかし，運動しても脈はまったく増加しないため全身への酸素供給が追いつかず，初発症状の多くが軽労作時（日常生活）での息切れである．人によっては，友人の歩行スピードについていけなくなったといっ

た訴えをする人もいる．心房・心室がおのおの勝手に収縮・弛緩をするた
め，こういった方の中には胸部違和感・動悸症状も生じたりする．また，タ
イミングよく1心拍分の心房からの電気信号の伝導が抜けた後の心室は2回
分の心房からの血液流入を受けて大きく拡張しており，フランク・スターリ
ングの法則（p.22参照）からその後の収縮は大きくその1回心拍出量は増加
してその脈圧（収縮期血圧，p.166参照）が大きくなる．

> **メモ**
>
> このときの僧帽弁の閉まる勢いが増すため，その閉鎖音，つまりI音（p.47参照）が大きくなりキャノンサウンド（大砲音）とよばれる．

B 頻脈性不整脈

　脈が速くなる不整脈のことである．心拍数100拍/分を超える頻脈性不整脈
をみた場合，2つのことに注意して症状を理解する必要がある．1つは心拍数
そのもので，2つ目は頻脈のリズムである．主な頻脈性不整脈の原因と症
状・所見を表I-2-2に示すが，症状としては動悸か息切れは必ず生じる．そ
して，脈拍数に応じて症状が進行し，順に呼吸困難，起坐呼吸（p.35参照）・
心不全症状，ショック（p.54参照），意識消失，心停止を呈するため，迅速な
治療が求められる．

　頻脈性不整脈では，心拍数180～200拍/分以下で，（高齢者は別として）
基礎疾患がなければ動悸・息切れくらいの症状で来院することが一般的であ
る．重篤な心血管系基礎疾患（虚血性心疾患，心筋症，弁膜症，動脈解離を
含め種々の心血管系障害）がなく，血圧も低下しておらず（収縮期血圧＞
100 mmHg），心不全症状もなければ，緊急の対応は必要とせず，一般の初期
対応で十分で，専門医による心機能評価と病態の把握から治療（p.258参照）
に移る．一方，脈拍数180～200拍/分を超えた場合，頻脈性の心不全症状
や，心停止に移行するようなショック状態といった重篤な症状を呈する危険
性が高く，緊急処置の一環として可及的速やかに電気的カルディオバージョ
ン（直流通電）（p.100参照）による不整脈の停止を行う方向で初期対応を進
める必要がある．なかでも心室頻拍（VT）（p.267参照），とくにトルサード・
ド・ポアント波形（p.270参照）の場合は電解質異常（低K血症など）を疑
いながら速やかな処置を要することになる．

　次にリズムであるが，頻拍ながら絶対的な不整（心拍リズムがまったくの
不整）の場合は心房細動（p.262参照）を鑑別に考える．頻脈のため基線やP
波が見えにくく，また，速いリズムのために変行伝導（p.260参照）を生じた
場合やWPW症候群（p.267参照）の場合は，上室不整脈であってもQRS幅
は広くなり心室不整脈のようになることがあり，VTとの鑑別が難しいこと
がある．頻脈性心房細動がWPW症候群に合併した場合には幅広いQRSに
よるpseudo-ventricular tachycardia（通称pseudo-VT：シュード
VT＝偽のVT）を生じることがあり，VTとの鑑別が重要となる．

2 循環の障害と症状

表 I-2-2　主な頻脈性不整脈の病態の特徴と症状（p.258 ～ 270 参照）

	誘因となる病態・状況	脈拍数	リズム	心拍数の揺らぎ	症状	重要な随伴症状や注意すべき病態
洞性頻拍	興奮や運動直後	100 ～ 150	整	あり	動悸（息切れ）	
	種々の脱水・出血	100 ～ 180	整	少ない	動悸（息切れ）	低血圧（ショック）に注意.
	低血糖	100 ～ 180	整	少ない	動悸（息切れ），冷汗，振戦	
	甲状腺機能亢進	100 ～ 180	整	少ない	動悸（息切れ），振戦	過食体重減少，性格異変，心房細動合併.
上室頻拍	WPW 症候群/房室回帰性頻拍（AVRT）	130 ～ 180	整	多少あり	動悸（息切れ）	QRS に続く逆行性 P 波，バルサルバ手技で心拍低下・不整脈停止.
	房室結節リエントリー性頻拍（AVNRT）	130 ～ 180	整	多少あり	WPW と同様	QRS に逆行性 P 波は隠れて見えない.
	心房粗動	150 周辺（2：1伝導）	きわめて整	（まったく）なし	動悸（息切れ）	心電図も基線が鋸歯状波（バルサルバ手技で一過性に心拍が欠損・不整に減少するかもしれないが，まったく変化がないことも多い）.
	心房細動	100 ～ 220	絶対的に不整	判定困難	動悸・息切れ・麻痺・脳梗塞・胸痛（虚血性疾患）	心電図でP波なくRR間隔が絶対的に不整. 心電図で ST 上昇で心筋梗塞を疑う. ST 低下は虚血がなくとも生じうるため判読困難.
		>180 ～ 200	絶対的に不整	判定困難	安静時呼吸苦・浮腫	低酸素血症（Spo$_2$ 低下）など心不全症状顕在化.
心室頻拍	心筋梗塞後（虚血誘発性）	100 ～ 300	整/不整	判定不能	動悸・ショック	幅広い QRS 波の頻拍.
	慢性心不全	100 ～ 300	整/不整	判定不能	動悸・ショック	幅広い QRS 波の頻拍.
	QT 延長症候群	100 ～ 300	整/不整	判定不能	動悸・失神	遺伝的なチャネル異常から幅広い QRS の頻拍が整・不整のリズムで生じる. 心室細動のリスクが高く，突然死の危険がある.
	torsades de pointes（トルサード・ド・ポアント）	100 ～ 300	不整	判定不能	動悸・失神	さまざまな大きさかつ幅広い（崩れた形の）QRS 波が不整のリズムで生じる. 心室細動・心停止の危険あり. 種々の原因の心室頻拍で誘発され，電解質異常（低 Ca, Mg, K 血症など）が関与することが多い.

AVRT：atrioventricular reciprocating tachycardia（p.xii参照）
AVNRT：atrioventricular nodal reentrant tachycardia

第Ⅱ章 循環器疾患の 診断・治療

1 循環器疾患の診断

1 診察の進め方

A 診察の進め方

　図Ⅱ-1-1 に一般的な医師の診察の流れを示す．循環器疾患を主にみる循環器内科においても，この流れは同様である．看護師が医師の診察の前に予診（医療面接と身体診察）を行う場合，とくに病歴聴取（問診）はきわめて重要である．患者のみならず付き添いがある場合にはその両者から的確にもれなく病歴を聴取する．病歴は，患者情報（氏名，生年月日，性別，住所，職業など），主訴，現病歴，タバコ・アルコールなどの嗜好品，既往歴，家族歴・社会歴（患者を取り巻く生活環境や職業歴の変遷など），薬剤を含むアレルギー歴の順に聴取・記載する．

　身体診察のポイントは，図Ⅱ-1-2 に示したように，まず全体像を把握し，身体の上部から順に診察し，最後に神経所見をとるという一定の手順で行う．自分なりの手順を決め，いつも一定の所見をとる習慣をもつことが大切である．

B 聴診の方法

　診察の手技の中で，聴診は循環器内科においてとくに重要であり，本項で

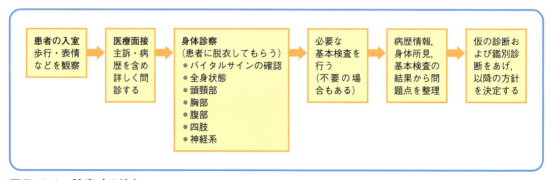

図Ⅱ-1-1　診察時の流れ

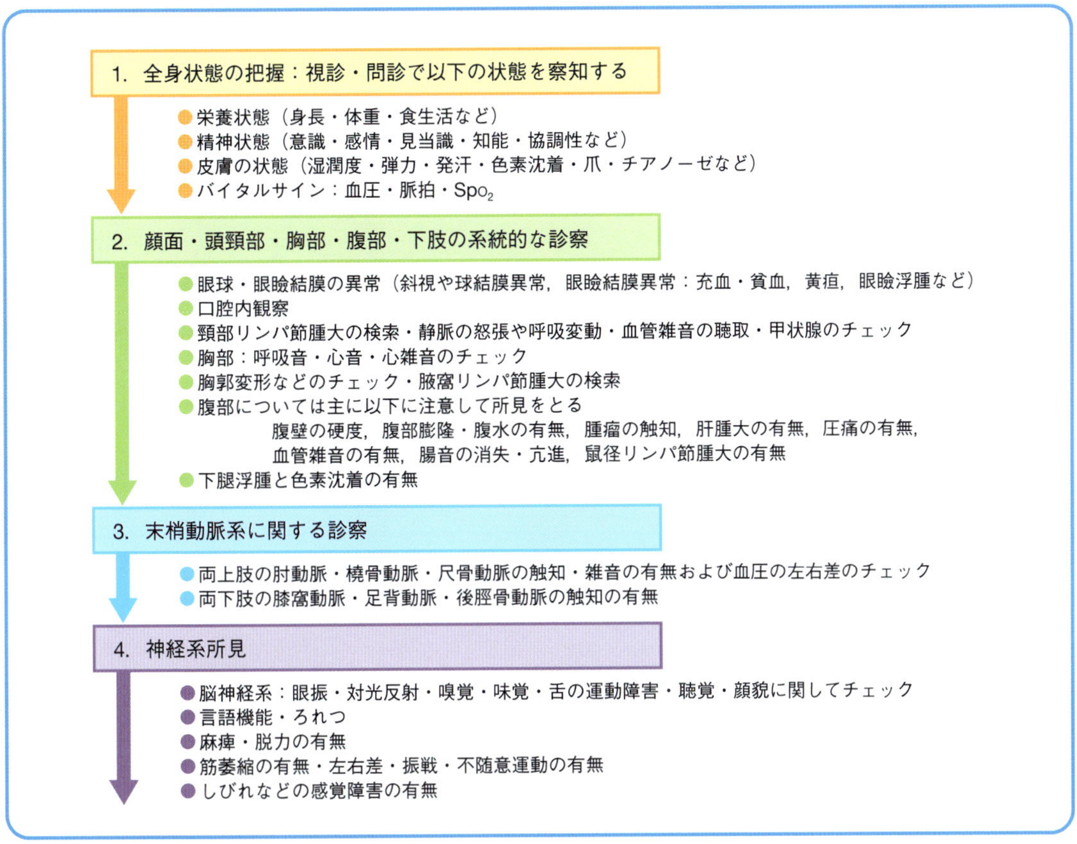

```
┌─────────────────────────────────────────────────────────────────────────┐
│  ┌──────────────────────────────────────────────────────────────┐        │
│  │ 1. 全身状態の把握：視診・問診で以下の状態を察知する              │        │
│  └──────────────────────────────────────────────────────────────┘        │
│       ● 栄養状態（身長・体重・食生活など）                                   │
│       ● 精神状態（意識・感情・見当識・知能・協調性など）                      │
│       ● 皮膚の状態（湿潤度・弾力・発汗・色素沈着・爪・チアノーゼなど）         │
│       ● バイタルサイン：血圧・脈拍・SpO₂                                     │
│  ┌──────────────────────────────────────────────────────────────┐        │
│  │ 2. 顔面・頭頸部・胸部・腹部・下肢の系統的な診察                   │        │
│  └──────────────────────────────────────────────────────────────┘        │
│       ● 眼球・眼瞼結膜の異常（斜視や球結膜異常，眼瞼結膜異常：充血・貧血，黄疸，眼瞼浮腫など）│
│       ● 口腔内観察                                                          │
│       ● 頸部リンパ節腫大の検索・静脈の怒張や呼吸変動・血管雑音の聴取・甲状腺のチェック│
│       ● 胸部：呼吸音・心音・心雑音のチェック                                 │
│       ● 胸郭変形などのチェック・腋窩リンパ節腫大の検索                        │
│       ● 腹部については主に以下に注意して所見をとる                           │
│              腹壁の硬度，腹部膨隆・腹水の有無，腫瘤の触知，肝腫大の有無，圧痛の有無，│
│              血管雑音の有無，腸音の消失・亢進，鼠径リンパ節腫大の有無         │
│       ● 下腿浮腫と色素沈着の有無                                            │
│  ┌──────────────────────────────────────────────────────────────┐        │
│  │ 3. 末梢動脈系に関する診察                                       │        │
│  └──────────────────────────────────────────────────────────────┘        │
│       ● 両上肢の肘動脈・橈骨動脈・尺骨動脈の触知・雑音の有無および血圧の左右差のチェック│
│       ● 両下肢の膝窩動脈・足背動脈・後脛骨動脈の触知の有無                    │
│  ┌──────────────────────────────────────────────────────────────┐        │
│  │ 4. 神経系所見                                                  │        │
│  └──────────────────────────────────────────────────────────────┘        │
│       ● 脳神経系：眼振・対光反射・嗅覚・味覚・舌の運動障害・聴覚・顔貌に関してチェック│
│       ● 言語機能・ろれつ                                                    │
│       ● 麻痺・脱力の有無                                                    │
│       ● 筋萎縮の有無・左右差・振戦・不随意運動の有無                          │
│       ● しびれなどの感覚障害の有無                                          │
└─────────────────────────────────────────────────────────────────────────┘
```

図Ⅱ-1-2　身体所見のとり方の流れ
自分なりの診察手順を定め，いつも同じ手順で一定の所見をとる習慣が重要である．

ポイントを取り上げる．看護師として聴診する手順と聞き取れたほうがよい雑音について説明する．もっとくわしく知りたい方は，成書を参照されたい．

聴診器は，膜型とベル型が一体化した切り替え可能なタイプが主流である（**図Ⅱ-1-3**）．膜型では高音成分の雑音を，ベル型は皮膚に軽く密着させることで低音成分を聞くことに適している．

図Ⅱ-1-4に主な心音の聴診部位を示す．心音には，Ⅰ音からⅣ音の成分がある（**図Ⅱ-1-5**）．

1）Ⅰ音

房室弁が閉鎖するときの閉鎖音で，僧帽弁と三尖弁の閉鎖音で構成されるが，左心室と右心室では圧力が大きく違うことと僧帽弁は固いこともあり，僧帽弁閉鎖音が主な成分である．各弁の近くで最も大きく聞こえるため，僧帽弁の音は心尖部や左側臥位にした心尖部で最も大きく聞こえる．三尖弁閉鎖音は，第4肋間胸骨右縁・左縁辺りで僧帽弁に少し遅れて小さく聞こえるが，その聞き取りや評価には修練が必要である．

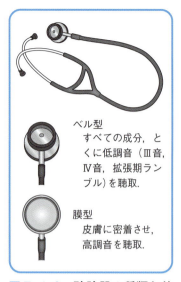

図Ⅱ-1-3 聴診器の種類と使用法

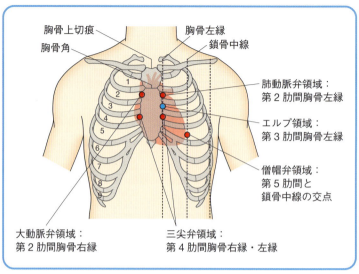

図Ⅱ-1-4 主な心音の聴診器部位

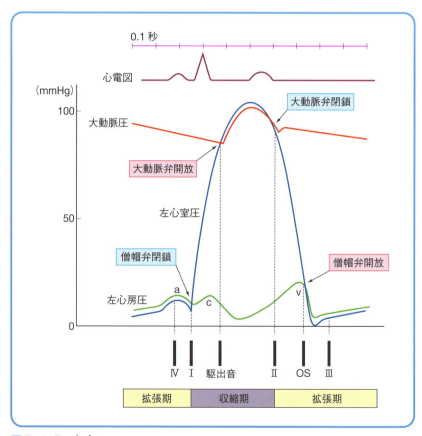

図Ⅱ-1-5 心音
OS：オープニング・スナップ（表Ⅱ-1-2参照）

表Ⅱ-1-1　主な収縮期雑音

病　名	最もよく聞こえる場所	音の性状
大動脈弁/左室流出路狭窄症	第2肋間胸骨右縁・心尖部	Ⅰ音から漸増漸減するダイヤモンド型雑音で，弁閉鎖前に音が小さくなる
僧帽弁閉鎖不全症（逆流）	心尖部（とくに左側臥位）	汎収縮期雑音Ⅰ～Ⅱ音の間中ほぼ一定の高調な雑音
肺動脈弁/右室流出路狭窄症	第2～3肋間胸骨左縁	Ⅰ音から漸増漸減するダイヤモンド型雑音で，弁閉鎖前に音が小さくなる
三尖弁閉鎖不全症（逆流）	第4肋間胸骨左縁	汎収縮期雑音Ⅰ～Ⅱ音の間中ほぼ一定の弱い低調な雑音
心室中隔欠損症	第4肋間胸骨左縁	穴の大きさに反比例して汎収縮期雑音が聞こえる．穴が小さいほど大きな高調な汎収縮期雑音が聞こえる

2）Ⅱ音

　肺動脈弁と大動脈弁の閉鎖音がⅡ音の成分であり，それぞれⅡpおよびⅡa と表記する．吸気時には，肺動脈弁閉鎖（音）が遅れるため明らかに分裂して聞こえる（**Ⅱ音の呼吸性分裂**）．心房中隔欠損症（ASD）では常に肺動脈弁閉鎖が遅れ，常に分裂して聞かれることがある（**Ⅱ音固定性分裂**，p.311参照）．大動脈弁の音を中心に聞くときは，第2肋間胸骨右縁および心尖部で，肺動脈弁の音を中心に聞くときは，第2～3肋間胸骨左縁辺りで聞くとよい．

ASD：atrial septal defect

3）Ⅰ音とⅡ音の間

　房室弁が閉じてから大血管が閉じるまでをさすので，血液を心室から大血管へ放出する心室収縮期である．ここで聞こえる雑音は，血液を心室から送り出すときに生じる音で**収縮期雑音**と称される（**表Ⅱ-1-1**）．Ⅰ音から少し遅れて大動脈弁が開き，血液が大動脈に駆出される．その際に，血液の流出路（弁および弁の前後の部分）に狭い箇所があると駆出性雑音が聞かれる．また，房室弁の閉じが悪いとⅠ音直後から生じる漸減性の逆流音が聞こえる．一般に，左心系では圧勾配が大きいため高調な音になり，右心系では圧勾配が小さいため低調な音になる．ここで，心室中隔欠損があると，Ⅰ音（房室弁閉鎖）の直後からⅡ音（大血管弁閉鎖）まで，高圧系の左心室から低圧系の右心室へ勢いよく血液が流れる．穴が小さいほど勢いよく穴を血液が通るため，大きな高調の汎（全）収縮期雑音となる（p.51，「臨床で役立つ知識」参照）．

4）Ⅱ音の後からⅠ音まで

　大血管の弁が閉じた以降であり，心室が拡張する部分である．ここで生じ

第Ⅱ章　循環器疾患の診断・治療

表Ⅱ-1-2　主な拡張期雑音

病　名	最もよく聞こえる場所	音の性状
僧帽弁狭窄症	心尖部（左側臥位）	リウマチ熱の後遺症として固く硬化した弁が開放する音（opening snap：OS, オープニング・スナップという）に続き，血液が通る際に硬い弁が振動し低調な漸減性雑音（rumble：ランブルという）が聞かれる．硬い弁が閉じるときは大きなⅠ音を発する
三尖弁狭窄症	第4肋間胸骨左縁	漸減性の低調な雑音でかつ聴取は難しいきわめてまれで多くは未治療の先天性疾患
大動脈弁閉鎖不全症（逆流）	第3〜4肋間胸骨左縁	最もよく聞かれる雑音の1つである．大動脈弁が閉じるⅡ音は亢進して，Ⅰ音とⅡ音の調子が，「トッポー」と鳩の鳴き声のように聞こえる．そして，Ⅱ音（ポー）の後に逆流性の高調な柔らかい漸減性雑音が聞かれる
肺動脈弁逆流症	第2〜3肋間胸骨左縁	雑音の性状はⅡ音直後から逆流性の高調な柔らかい漸減性雑音が聞かれる．肺高血圧症時に聞こえる機能性のグラハム・スティール（Graham Stell）雑音など

る雑音は，拡張期雑音と称され，閉鎖したはずの大動脈弁や肺動脈弁から血液が逆流する音，もしくは僧帽弁および三尖弁から血液が流入する音がそれに属する．**表Ⅱ-1-2**に主な拡張期雑音を示す．

5）Ⅲ音

拡張早期に血液が左心室へ急速に流入するときに生じる低調な音であり，血液流入量が増加した状態で生じ，心尖部（左側臥位）にて，低調な音のためベル型聴診器でよりよく聴取される．心拍出量が多い若年者・スポーツ選手では正常でも聞こえる．うっ血性心不全や僧帽弁閉鎖不全では，僧帽弁を通過する拡張早期の血液量が増加して聴取され，容量負荷を示唆し病態把握に重要な所見である．

6）Ⅳ音

拡張期後半で聞かれる低調な音であり，心房収縮により最後の一押しの血液流入により発生する．心不全や心臓肥大を生じる各種疾患などで聞かれる病的な過剰心音である．やはり，心尖部（左側臥位）にて，ベル型聴診器で聴取する．心房収縮が消失する心房細動では聞かれない．

臨床で役立つ知識　心室中隔欠損の収縮期雑音の強弱と病態

2 cm を超えるような大きな穴だと，だいたいは肺高血圧もしくはアイゼンメンジャー（Eisenmenger）症候群（p.310 参照）となっており，右心室圧が上昇していることで左心室−右心室間の圧勾配が小さいため穴を通る血液の勢いは弱く，収縮期雑音は生じにくい．アイゼンメンジャー症候群では右心室は左心室と等圧となっており，音はしないことも珍しくない．したがって，心室中隔欠損では激しい収縮期雑音がすることは，穴が大きくなくかつ肺高血圧（右心室圧の上昇）は重度ではないことを示唆し，ある意味よいことなのである．

もう少しくわしく　奔馬調律（gallop rhythm：ギャロップリズム）

心不全時に聞かれるⅠ～Ⅳ音すべてが揃った4部調律とⅢ音かⅣ音のどちらかが欠けた3部調律とあるが，一般に頻脈になっているため馬が走っている足音のように聞こえることからこういった名前でよばれている．一度その音を聞くと忘れることはなく，馬の足音のような速い調律を聞いたときは，心不全を疑う．

もう少しくわしく　連続性雑音と往復雑音の違い

いずれも収縮期・拡張期とも雑音が聞かれる場合であるが，その性状が異なる．連続性雑音は，動脈管開存で聞かれ，Ⅰ音から漸増してⅡ音で最大となり，以後漸減して次のⅠ音の手前で治まるダイヤモンド型雑音である（**下図左**）．一方，往復雑音（to and fro murmur，トゥ・アンド・フロ雑音）は，大動脈狭窄・閉鎖不全症もしくは肺動脈狭窄・閉鎖不全症で生じる雑音で，Ⅰ音の後から狭窄症による収縮期にダイヤモンド型の駆出性雑音を生じⅡ音の手前で収束し，Ⅱ音直後から逆流性の漸減性雑音へと続き次のⅠ音手前で治まる形をとる（**下図右**）．つまり，いったんⅡ音で雑音が途絶える形をとる．いずれも収縮期・拡張期とも雑音があるが，Ⅱ音で雑音の頂点を迎える音が連続性雑音である．このような連続性雑音はバルサルバ洞動脈瘤破裂といった重症合併症のほか，肺動静脈瘻により肺野でも聞かれる．

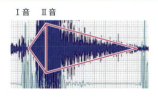
連続性雑音：Ⅱ音で雑音が最大になる

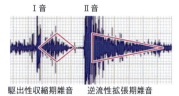
駆出性収縮期雑音　　逆流性拡張期雑音
往復雑音（to and fro murmur）

2 | 循環器関連の主な症状から病態診断への道筋

　第Ⅰ章第2節で，循環器機能障害からどのような症状が生じるかを説明した．本節では，それをふまえ，実臨床に沿った形で，循環器疾患を示唆する重要な症状・訴えから循環器疾患を疑うポイントに重点を置いて解説する．看護師は，頻度の少ない症状や所見のすべてを理解する必要はなく，循環器疾患に多い代表的な症状に遭遇した際に，循環器症状らしいのかそうでないのかをイメージできるようになることを目標とする．最終的な判断は医師が行うのであるが，常に理屈を考えて行動することが望まれる．初期対応を行う看護師の行動が，見逃しを防ぎ，すばやい対応からその後の適切な治療につながるからである．

　実臨床，とくに循環器疾患では，まず緊急性の判断を問われる．次に，初動をどうするかをすばやく，しかし正確に行うことが重要になり，正確な診断・治療へすばやく到達することが望まれる．症状や訴えを聞きながら，バイタルサインなど全身状態の把握と必要な所見をすばやく取得することが重要である．外来で遭遇する代表的な以下の主訴・症状の患者をどう評価するかを説明する．

＜循環器疾患における外来での代表的な主訴・主症状＞

a. 息切れ・呼吸苦
b. 胸痛・胸部圧迫感
c. 動悸
d. ふらつき・めまい
e. 浮腫

2-1 | 緊急性の有無を同定する

　視診・問診・触診を駆使して，緊急性を判別することが循環器系（脳血管障害も含む）では求められる．このとき，最も重要であるのは，前述のとおり（p.46参照），初見時の自分なりの簡易的な診察手順を決めておくことである．以下はその一例であり，これをいつも同じ順番で同じ作業を繰り返すことが，すばやい判断への道となり，自身の経験を蓄積するよい方法ともなる．

● 一見した意識状態（ジャパン・コーマ・スケール，表Ⅱ-1-3）と呼吸状態の把握（努力性かどうか）
● 顔貌の状況（痛みなどの程度や不安などの心理面），顔面蒼白・冷や汗の有無（交感神経の興奮の度合い）

表Ⅱ-1-3　ジャパン・コーマ・スケール（Japan Coma Scale：JCS）

Ⅰ．覚醒している（1桁の点数で表現）

0：意識清明
1：見当識は保たれているが意識清明ではない
2：見当識障害がある
3：自分の名前・生年月日が言えない

Ⅱ．刺激に応じて一時的に覚醒する（2桁の点数で表現）

10：普通の呼びかけで開眼する
20：大声で呼びかけたり，強く揺するなどで開眼する
30：痛み刺激を加えつつ，呼びかけを続けると辛うじて開眼する

Ⅲ．刺激しても覚醒しない（3桁の点数で表現）

100：痛みに対して払いのけるなどの動作をする
200：痛み刺激で手足を動かしたり，顔をしかめたりする
300：痛み刺激に対しまったく反応しない

このほか，R（不穏）・I（糞便失禁）・A（自発性喪失）などの付加情報をつけて，JCS 200-Iなどと表す.

- チアノーゼの有無，顔面の左右差（末梢神経障害など）
- 手の震え・しびれ・拘縮の有無（アルコール，低血糖，過換気，甲状腺機能亢進など），四肢の筋力と失調症状の大まかな把握（脳神経系）
- 触診にて脈拍数・リズム（不整脈・交感神経活性など）・強さ/左右差（動脈系の狭窄）
- 両下肢浮腫（心・腎・肝機能・静脈血流障害など）と頸静脈怒張・呼吸性変動（脱水・右心不全など）

　これらに加えて，血圧の測定（循環動態・心機能の評価）とSpO_2（呼吸状態・心臓拡張機能・心血管系シャントの評価）の測定，心音と肺野の雑音のチェックをすばやく行う．これらの情報をどんな患者においてもすばやくとることで，緊急性を評価できる．少しでも疑わしい所見があれば心電図・胸部X線はとるべきであり，これらの情報に患者の発する症状・訴えを合わせて診断を進めていくのが実臨床の流れとなる.

　一方，ショック・冷や汗を伴う低血圧・著明な低酸素状態など，血行動態・呼吸動態が不安定な場合には，まず呼吸管理と動脈・静脈ライン確保から循環動態の安定化など緊急措置に移行する．緊急時の措置については，血行動態・呼吸状態を安定化させ，並行して必要な非観血性・観血性検査を積極的に行い原因の同定を行うということになる．いずれにしても，患者の主訴・主症状（種々の訴え・症状の中から最も重要である愁訴）から原因鑑別を行う作業は必要である．p.52であげたa～e，の代表的な患者の主訴・主症状について，その原因の考え方を以下に解説する.

| もう少し
くわしく | ショック |

ショックの定義は，「生体に対する侵襲あるいは侵襲に対する生体反応の結果，重要臓器の血流が維持できなくなり，細胞の代謝障害や臓器障害が起こり，生命の危機に至る急性の症候群」とされている．「著明な血圧低下」を見た場合に，ショックの5徴候（5P，下表左）ならびに原因の評価からショックを分類し（下表右），適切な緊急処置を行う．

5徴候（5P）	ショックの4分類
1. 皮膚・顔面蒼白（Pallor） 2. 発汗・冷や汗（Perspiration） 3. 肉体的・精神的虚脱（Prostration） 4. 脈拍微弱（Pulselessness） 5. 不十分な促迫呼吸（Pulmonary insufficiency）	・循環血液量減少性ショック 　例）出血，脱水，熱傷など ・心原性ショック 　例）各種収縮不全，心室頻拍などの不整脈性など ・血液分布異常性ショック 　例）アナフィラキシーショック，敗血症など ・心外閉塞・拘束性ショック 　例）心タンポナーデ，肺塞栓，気胸など

表Ⅱ-1-4　息切れ・呼吸苦の主な原因のとらえ方

肺疾患	● 慢性閉塞性肺疾患（chronic obstructive pulmonary disease：COPD） ● 間質性肺疾患（interstitial lung disease：ILD）：特発性肺線維症，間質性肺炎、各種アレルギー性肺臓炎 ● 肺炎・気管支炎 ● 気管支喘息 ● 気胸 ● 胸膜炎 ● 気管支異物・誤嚥　ほか
循環器疾患	● 心不全（心筋症や弁膜症などさまざまな原疾患からの収縮不全・拡張不全） ● 虚血性心疾患（狭心症・心筋梗塞） ● （大）血管系異常（大動脈解離，大動脈瘤など） ● 不整脈（期外収縮，徐脈性・頻脈性不整脈） ● 体循環不全（脱水，出血，敗血症など） ● 先天性心疾患 ● 肺循環障害（各種肺高血圧・肺塞栓・肺梗塞など）　ほか
胸郭（機能）異常	● 神経・筋疾患（ジストロフィなど） ● 著明な側彎 ● 外傷　ほか
心理・自律神経系異常	● 過換気症候群 ● うつ病 ● 自律神経失調・不安神経症　ほか
その他	● 運動不足 ● 肥満　ほか

2-2 遭遇頻度の高い重要な症状からの病態の鑑別法

A 息切れ・呼吸苦

　息切れ・呼吸苦の主な原因を**表Ⅱ-1-4**にあげる．看護師に求められるのは原因の大まかな分類による正確な初期対応である．その部分を念頭に置いて，肺機能障害や心臓・血管といった循環系障害という2つの原因をまず鑑別することが重要である．肥満・運動不足，気のせい・心因性（自律神経失調，不安神経症などを含む）という原因も実臨床ではよくみられるが，まず肺疾患・循環器疾患を除外すること，とくに緊急性の有無を考えて鑑別を進める．

- まず血圧，脈拍数・リズム，SpO_2値から緊急性の有無を意識する．
- 肺機能に関しては，一見して呼吸パターンが静かであるか努力性であるかをチェックする．そして喫煙歴，聴診，胸部X線検査から必要に応じて肺機能検査を試行し評価を行う．
- 循環器系に関しては，本書の第Ⅲ章に解説している肺循環・心臓・体循環の代表的な疾患を念頭に置く．軽労作（たとえば，駅の2階までの階段を上る）で息切れが悪化するか（NYHA/WHO Ⅱ度），安静時/軽労作でSpO_2<95%となるか，心電図では徐脈性・頻脈性不整脈のみならず期外収縮の有無，左右心室肥大や虚血性変化の有無，胸部X線で肺動脈拡張と心陰影拡大の有無といった情報を評価する．
- ここまでで循環器系の異常要素が疑われた時点で心エコー検査へ進み，心機能・心肥大・弁膜性疾患・シャント性疾患のチェックを行い，必要に応じてホルター（Holter）心電図（p.90参照）や運動負荷心電図（p.91参照）検査を加え，**表Ⅱ-1-4**の疾患の鑑別を行う．
- 強く虚血性心疾患を疑う場合は，緊急もしくは計画的な冠動脈CT検査（p.65参照）施行を考えるが，このCT検査では，冠動脈疾患以外の動脈瘤や解離などの大血管疾患・大きな肺塞栓・（先天性）シャント性心疾患も一度にチェックでき，また肺疾患の除外にも役に立つ．
- 肺・循環系の異常を疑わせず，普段の生活で大きな変化のない息切れのみで，ジョギングなどの有酸素的な運動も普通にできるような場合，肥満・運動不足や心因性の要素を考慮する．その際，息切れを感じる際の血圧や脈拍（数およびリズム）を自己測定してもらうことが重要になる（不整脈の評価）．
- ホルター心電図による行動記録情報と照らし合わせた心電図所見は，最も除外の難しい各種不整脈（とくに単なる期外収縮）による息切れ（いわゆる息切れ感）を鑑別することができ，患者を納得させることに

より不安も取り除くことができる．それにもかかわらず，患者から不安が抜けきれないときは，息切れ感による不安が引き起こす過換気症候群（p.56,「もう少しくわしく」参照）の病態・症状・対処法について説明したうえで，症状の経過を本人に観察させるようにする．

●また，こういった鑑別により見逃しやすい，そして実は頻度が高い可能性のある疾患が，深部静脈血栓による小さな肺塞栓である（p.292参照）．SpO_2低下，心電図変化，肺高血圧などのいずれも生じず，一時期の息切れ・呼吸苦のみ，もしくは軽い咳を伴うくらいであるが，注意が必要である．下肢の静脈瘤や下肢筋肉の違和感，むくみなどから疑いがあれば，下肢静脈エコーや造影CTにて血栓の有無をチェックする．

もう少しくわしく | **過換気症候群**

●心因性に呼吸苦を感じるため，もしくは無意識に，呼吸が促進され換気が促進するために，血中の二酸化炭素が肺から過剰排出され動脈血のpHが上昇しアルカリ性（呼吸性アルカローシス）（p.96参照）になり，血中K^+濃度が低下してしびれを生じたり，血中Ca^{2+}濃度が低下し手指の筋拘縮（テタニー）を生じたりする病態である．

●このしびれや拘縮がさらに不安をあおり，呼吸がさらに促進され，悪循環に陥る．SpO_2値が正常であることなどを示し，患者に病態をしっかり説明し，呼吸および命は問題ないことを理解させ，血中二酸化炭素を上昇させるため換気を抑えなければならない．

●以前はビニール袋をかぶせて呼吸させたりもしたが，多少の危険もあるため現在は口すぼめ呼吸を行わせたり，抗不安薬などを投与して呼吸を安定させたりする．もちろん，心因性以外の過換気を促す状況でも同様の症状を生じるが，外来での過換気症候群では，この心因性過換気が最も多く遭遇する病態である．

B 胸痛・胸部圧迫感

循環器疾患で最も注意を要する症状はやはり胸痛である．胸痛を伴う疾患として重要な病態を**表Ⅱ-1-5**に示す．緊急性の判断は前述した手順（p.52参照）で行うが，胸痛に関しては現在の状態が安定していたとしても容易に急変する病態である可能性があり，その問診はきわめて重要である．痛みの発症様式・性状・持続時間・出現頻度・誘因・労作や呼吸や体位による影響などを問診で聴取する．以下の典型的な具体的症状を理解しておくと役に立つ．まずは，痛みが労作で変化するか（労作性か），持続するかを問診し，

1 循環器疾患の診断

表Ⅱ-1-5　胸痛を生じる主な疾患群

心臓	虚血性心疾患，心膜・心筋炎，重症大動脈弁狭窄症，期外収縮など不整脈
体循環	大動脈解離，大動脈瘤（切迫破裂）
肺循環	肺塞栓・肺梗塞，肺高血圧
肺実質・間質	気胸，胸膜炎・肺炎・腫瘍などの胸膜を刺激する疾患
消化管	各種食道・胃疾患（逆流性食道炎，食道痙攣など）
胸壁	肋間神経痛，肋軟骨炎，筋肉痛，帯状疱疹，乳腺疾患，プレコーディアル・キャッチ（precordial catch）症候群ほか
その他	心臓神経症（神経循環無力症），過換気症候群

絞っていく．

1）痛みが労作性である

- **休むと軽快する，圧迫感や締め付け感がある痛み**：労作性に出現し休むと軽快するといった胸痛で，前胸部の全体的な圧迫感や締め付け感の場合，また，左腕や首から顎（時に歯）に波及する場合などは，虚血性心疾患（狭心症）の関連痛を疑う．朝の動き始め時や通勤時など，体の始動時に生じるというのが典型的であり，（虚血で生じる左室拡張不全による）労作性息切れも併発することが多いので合わせて評価する．こういった狭心症状は，重症大動脈弁狭窄症でもみられる．

- **休むと軽快するが深呼吸すると痛い**：あるときからいきなり始まった胸痛で，平地で普通に歩いただけで動くとさらに痛くなり，休むと軽快する．ただし休んでいても深呼吸すると痛くなる場合は，気胸など胸膜刺激性疾患を考える．ある程度大きな気胸の場合，機能していないつぶれた肺にも血液が還流し，酸素化されない血液が肺静脈に混入し，SpO_2 が低下することがある．また，歩行させると痛みは増加し SpO_2 はさらに低下する．

2）痛みが労作性ではない

- **一瞬の痛みがときどき**：労作と関係のない第2～3肋間胸骨左縁あたり，もしくはのどが詰まるような一瞬の痛みがときどき起こるような場合は，期外収縮による胸痛を疑う．症状発現時の脈の乱れを確認することが重要である．

- **数ヵ月に1度の急な刺し込む痛み**：日頃元気な小児（6～12歳くらい）が，1～6ヵ月に1回程度の頻度で，急な刺し込むような痛みで数十秒間痛くて息が吸えないと訴えたときは，**プレコーディアル・**

キャッチ（precordial catch）症候群を示唆する．原因は不明であるが，一過性で日頃元気な場合は，経過観察で十分である．

- **痛みが持続し局所的**：労作で変化しない刺すような痛みが，指で位置を示せるような局所・限局性に生じた場合は神経痛などの胸壁性の痛みを考える．また，表面のピリピリした痛みは帯状疱疹の可能性を示唆する．

- **安静時に痛みが5分間続く**：安静時に生じる前胸部圧迫感で5分程度続く場合は，冠攣縮性狭心症を鑑別に考えるが，確定診断には症状時の心電図変化（ST上昇や低下）を同定せねばならず，なかなか診断にいたらない．労作性の胸痛がなく，頻度が少ない（月1〜2回程度）場合は，おおむねニトログリセリン保持で経過観察する．とくに明け方・冷水・冷風で症状が誘発される場合は，心電図モニタ下に誘発テストなどを行うこともある．

- **痛みが持続する（大きな変化がない）**：あるときから痛みが持続し，軽く動いても大きな変化がなく，痛みが続く場合には，大動脈瘤，肺塞栓・肺梗塞なども鑑別疾患として考える．胸部X線で大動脈瘤はおおむねチェックできる．一方，心電図変化やSpo$_2$低下をきたさない程度の肺塞栓・肺梗塞は最終的に見逃されたまま症状が消失していくこともある．

- **痛みが持続し移動する**：あるときから痛みが始まり，呼吸や歩行程度の労作では痛みの影響は少なく，痛みの場所が移動する（前胸部から背中，背中の上から腰のほうへなど）場合は，大動脈解離に注意する．顔面蒼白や冷や汗が出るような著明な痛みの場合は，緊急性を考慮した処置が必要である．

3) 性状がはっきりしない痛み

- 誘因なく出現したり，持続性に生じたりするが，性状がはっきりしない胸痛で，労作と関係があったりなかったりとさまざまな経過をとる場合は，心臓神経症（神経循環無力症）を疑う．心因性のことが多く，心エコー，トレッドミル，ホルター心電図などでの精査を行い異常がみられないことを説明すると軽快することも多い．

以上の典型的な様式で生じる胸痛については熟知しておく必要がある．胸痛の鑑別ではっきりしない場合は，心エコー，トレッドミル，ホルター心電図や採血（トロポニンT/I［p.202参照］，BNP［p.232参照］を含む）を必要に応じて組み合わせて施行することを躊躇しないことが重要となる．

C 動悸

　動悸では随伴する息切れや胸痛，ふらつきなどがあるかをまず問診する．ある場合は，その症状から鑑別を進めていくほうが無難である．また，就寝時など静かな状況で心臓の鼓動が聞こえるという動悸症状はまず問題とはならない．

　息切れや胸痛がなく動悸のみの訴えの場合に最も多いのが期外収縮による動悸と，動悸がする感じ，すなわち動悸感である．後者は，自律神経失調・不安・ストレスによる心因性のものであり，実際に動悸の原因となる疾患はみられないのが特徴である．

- まず，頻脈を含めて不整脈に伴う動悸かどうかを鑑別することが重要である．
- 診察時に特記すべき所見がない場合は，動悸症状が出現するときの脈拍数とリズムを患者本人に記載させ，できれば血圧もチェックさせる．心臓がどくどく速く打つとはいっても実は筋肉のけいれんだったりするので，必ず脈のとり方を指導して脈拍数とそのリズムのチェックをさせることが有用となる．
- 通常の心血管系の診察による原疾患のチェックは必要である．たとえば，心音での収縮中期クリックが聞かれる僧帽弁逸脱（p.222 参照）などは，それ自体が動悸の原因になるし，心室期外収縮も誘発することがある．高血圧があるだけで動悸感(胸部圧迫感)が出ることもある．
- 不整脈による動悸が疑われた場合，さらに原因を精査していく（p.258 参照）．

D ふらつき・めまい

　循環器内科の受診症状として，ふらつき・めまいに遭遇した場合，循環器内科的には不整脈や心不全による症状を考える必要があるが，心不全は息切れの程度でその存在を評価できる．一般的には，内耳（前庭機能）障害，脳血管系障害，頸椎症関連，立ちくらみなどの迷走神経過緊張などをどう鑑別するかが重要となる．多少複雑であるのは，心臓・循環器系障害(心房細動などによる心内血栓による塞栓，大動脈瘤・解離による頸動脈・椎骨動脈の障害など)から脳血管障害を発症することも考慮せねばならないという点である．

- 具体的な手順としては，回転性めまい（ヴァーティーゴ：vertigo）か，ふらつき（ディジネス：dizziness）かを聴取し，難聴や耳鳴りを

合併する，麻痺や失調を合併するといった場合には，それぞれ内耳障害と脳血管系障害を考える．

- 動悸症状の後にふらつきを生じたり，突然スーッと意識が遠のくような感じ・実際に失神する場合は，心室頻拍などの頻脈性不整脈や，洞不全症候群といった徐脈性不整脈の可能性を考える．

- 急に立ち上がったり，長時間立ちっぱなしであったり，空腹時にアルコールを飲んだ拍子などに意識が一過性に遠のき倒れた場合は，迷走神経過緊張による血圧低下・徐脈の関与を疑う（p.15 参照）．この場合，多くは倒れた直後に交感神経の反射性興奮により，冷や汗を生じ回復する．

- 一般臨床で多くみられるふらつき症状として，異常な他覚所見を伴わない後頭部や項部の締め付けるようなこわばりによりふらつき感がある．この場合，長時間のデスクワークやストレスにより生じる筋緊張性頭痛の可能性を考える．意外と遭遇機会が多く，鑑別としては筋弛緩薬や抗不安薬（安定薬）の投与による治療的な診断✏が有効である．

> **メモ**
> 治療によって効果があったことで，それが原因であると診断する．

E 浮腫（edema：エデーマ）

細胞外液・組織間液が異常に増加して，組織が膨張したように見える状態で，眼瞼浮腫，下腿浮腫がよくみられる浮腫である．重症化して全身性に生じる顕著な浮腫を**全身性浮腫**（**アナザルカ**：anasarca, p.35 も参照）という．浮腫は血管の外に水が出て生じるため，原因は主に静脈内圧の上昇，血管透過性の上昇，血液の浸透圧の低下の３つを考える．

- 実臨床で圧倒的に多い浮腫は，とくに若年から中年女性にみられる特発性浮腫である．夕方足が重くなるとか夕方むくむという症状のみであり，下腿の筋肉不足により血液が押し上げられないためと考えられる．エストロゲン過剰分泌による月経前浮腫とは異なる．

- これ以外の全身性浮腫としては心・腎・肝性の浮腫を考える．息切れを伴わない浮腫は心原性でないことがほとんどであるが，成人先天性心疾患患者（ファロー［Fallot］四徴症修復術後例やエプスタイン［Ebstein］病など，p.308 参照）では三尖弁・肺動脈弁障害によりまず浮腫が症状として生じ，患者の慣れによる生活レベルの抑制から息切れもないことも珍しくない．

- 収縮性心膜炎（まれに外傷性でない心タンポナーデなど）（p.251 参照）は顕著な右心房圧・静脈圧上昇から浮腫を生じるのが初発症状となるが，この際，頸動脈怒張が著明かつ呼吸性変動もないことから，著明

な右心房圧上昇が示唆され疑われる（p.31 参照）．

● 臨床経過や問診から肝・腎機能障害の可能性が伺えることがある．この際には，基本的に血液・尿所見から鑑別を進めていく．

● 指で押して**圧痕が残る浮腫**（**ピッティング エデーマ**：pitting edema）に対し，**圧痕が残らない浮腫**（**ノン・ピッティング エデーマ**：non-pitting edema）を見たときは甲状腺機能低下症の可能性も考える．

● その他，片側性の下腿浮腫を見たときは静脈血栓の存在を考え，下腿静脈瘤（p.289 参照）の有無のチェックを行い，把握痛がある場合は（感染性）静脈炎による可能性も考慮する．この場合は，静脈エコーや造影 CT スキャンで血栓のチェックを行う．

2 循環器疾患の検査

1 胸部 X 線検査

A 概要・目的

　X 線を胸部に照射し，組織の吸収性の違いによって組織形態を評価する検査である．胸部臓器（心臓・肺）・血管などに異常がないかをスクリーニングする目的で使用される．循環器疾患においては心臓や血管の位置やサイズを計測することで心疾患・血管疾患を評価することができる，低侵襲で簡便な検査の 1 つである．定期的な検査施行や治療の前後での撮影によって，疾患・治療の進行具合を経時的に評価することが可能である．

B 方法

　X 線照射装置とフィルムの間に体を置き撮影する．撮影は立位で（背腹）正面像（背部より X 線照射），右→左側面像（右側より X 線照射）が用いられることが一般的である．

> **メモ**
> 立位困難・体動困難な患者の場合などでは，ベッド上で正面からの X 線照射を行うこともある．とくに，ポータブル X 線撮影装置（移動可能な簡易装置）を用いて，救急治療室や入院患者の病室で X 線検査を行う場合は正面からの撮影を行うことが一般的である．この場合 X 線照射は腹部からの腹背正面像となる．

> **もう少しくわしく**
> ### 心臓の評価には背部から X 線照射する
>
> X 線が投影した画像をフィルムに焼きつけて統合する検査のため，フィルムから距離が離れた臓器は実際よりも拡大され大きく写る．そのため胸部の前方に位置する心臓の評価においては，背部からの X 線照射を優先して行う．また左記メモのとおり，やむなく正面からの X 線照射となった場合は，心臓が拡大して投影され，心胸郭比が 10% ほど過大評価となることに注意が必要である．

C 見方・考え方

　循環器疾患においては，心臓および血管陰影のほか，気胸・胸水の有無などもチェックし，異常所見がないか正確に評価する必要がある．図Ⅱ-2-1，図Ⅱ-2-2 に正常画像を，図Ⅱ-2-3 に異常画像を示す．心臓・大血管は**表Ⅱ-**

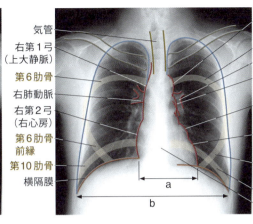

図Ⅱ-2-1 胸部X線画像(正面像)
正面像で横隔膜はおよそ第10肋間後縁に位置し,また第6肋骨前縁先端は横隔膜の位置にくることが一般的である.とくに第4肋骨前縁先端まで横隔膜が認める場合は横隔膜挙上と診断する.
aは心臓の最大横径,bは胸部最大内径であり,心胸郭比(a÷b)×100%で計算される.

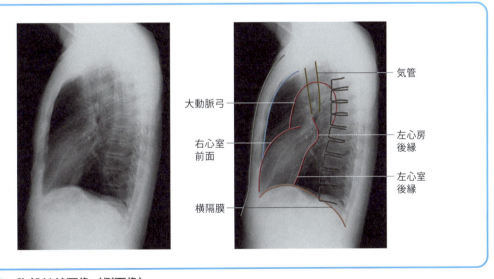

図Ⅱ-2-2 胸部X線画像(側面像)

2-1に示すようにそれぞれ右第1〜2弓,左第1〜4弓の突出の有無や心胸郭比を計算することで評価を行う.

CTR:cardiothoracic ratio

心胸郭比(CTR)

心陰影拡大評価として一般的に用いられるのが心胸郭比である.図Ⅱ-2-1に示すように,心臓の最大横径(a)と胸部最大内径(b)の比「(a÷

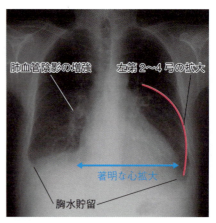

図Ⅱ-2-3　心不全のX線写真の一例

表Ⅱ-2-1　心拡大による心陰影変化

左心室拡大	左第4弓の突出
左心房拡大	左第3弓の突出，著明な場合は右第2弓に double shadow* がみられる
右心室拡大	右第2弓の突出（右心房を右方偏位させる） 左第4弓の（丸みを帯びた）突出
右心房拡大	右第2弓の突出
上大静脈拡大	右第1弓の突出

*double shadow：左心房の拡大により，右第2弓で右心房と重なることで2つの陰影（右心房と左心房）が認められる．

> **メモ**
> 心拡大は，心臓全体の大きさの拡大を表す一方で，心肥大は心臓壁の肥厚のことを意味する．したがって胸部X線では心拡大は評価可能だが，心肥大については評価不能であり，超音波検査など，その他の検査法が必要である．

b）×100%」として計算される．35～50%が正常であり，50%を超える場合は心拡大と診断され，心疾患の精査が必要となる可能性がある．冒頭に述べたとおり，経時的な比較に優れた検査であり，過去に撮影したデータがある際は必ず比較することが重要である．

また，胸部X線において呼気で撮影を行った場合，心陰影の拡大，肺門部陰影の拡大，肺野透過性の低下などがみられるため，可能な限りしっかりした吸気での撮影を行う．

D 侵襲性・副作用・リスク・注意点

X線検査ではしばしば放射線被曝が問題となりうるが，胸部X線撮影は放射線量が0.02～0.1 mSvと非常にわずかであるため，評価が必要な際は問題なく撮影できる．この数字は妊娠時においてもまったく問題ないとされてい

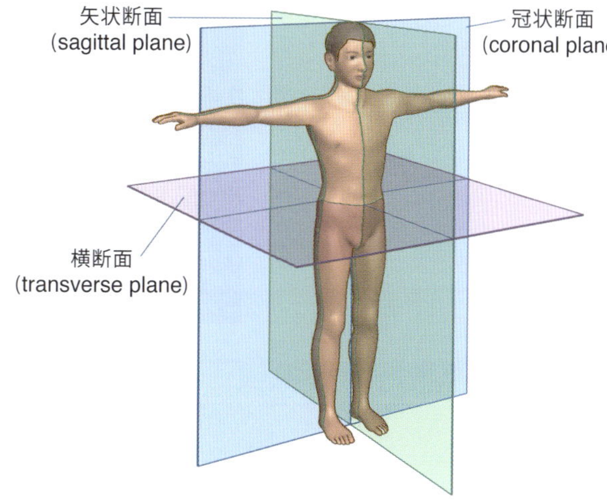
矢状断面
(sagittal plane)
冠状断面
(coronal plane)
横断面
(transverse plane)

図Ⅱ-2-4 断面像

るが，必要性の低い場合には撮影を控えるというのが現状であり，若年女性の場合はとくに妊娠の可能性を事前に聴取することが重要である．

CT：computed tomography

2 胸部 CT・心臓 MRI

CT や MRI ではさまざまな断面で体内臓器や血管を評価することができる．図Ⅱ-2-4 に示すとおり，体に水平な**横断面**(おうだんめん)（水平断面），顔面と垂直な**矢状断面**(しじょうだんめん)，顔面と平行な**冠状断面**(かんじょうだんめん)とよばれている．

メモ

体の周囲を X 線ビームが一周し，1 つの断層面（横断面）を画像化する方法であるため，CT が開発された当初は検出器は 1 列であり，体全体の画像化のためには何度も撮影を繰り返す必要があった．しかしながらヘリカル CT（らせん状に X 線ビームを照射）の登場により，撮影時間の短縮が可能となり，またマルチスライス CT の開発によって検出器の列数が増えることにより，現在では短時間で広範囲かつ，細部にわたる画像データが得られるようになっている．

2-1 胸部 CT（コンピュータ断層撮影）検査

A 概要・目的

体外から X 線照射し，得られたデータをコンピュータ処理することによって身体の内部を画像化する検査である．X 線写真よりも詳細かつ正確で，立体的な評価を行うことができる（図Ⅱ-2-4）．

B 方法

CT 装置の寝台で撮影を行う．ガントリーという大きな円筒状の穴の中に寝台ごと移動させて，必要な部位を撮影する．そのまま撮影を行う**単純 CT**

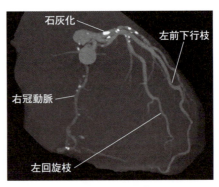

図Ⅱ-2-5 冠動脈CT画像

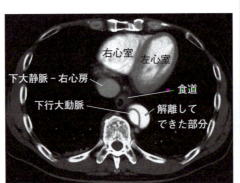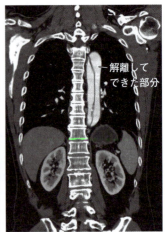

図Ⅱ-2-6 下行大動脈解離の血管造影CT画像
左：横断面，右：冠状断面

検査のほか，造影剤を静脈投与した後に撮影を行う**造影CT検査**も行われる．循環器疾患においては，冠動脈（**図Ⅱ-2-5**）・大動脈（**図Ⅱ-2-6**）評価や心臓形態評価を正確に行う目的で，心電図に同期させて造影CT検査が行われることが多い．

> **冠動脈CT**
> 心電図に同期させて行う造影CT検査を冠動脈CTとよぶ．

C 見方・考え方

単純CT検査において心拡大の有無や胸水貯留の有無を確認することができる．また造影CT検査によって血管の解離（**図Ⅱ-2-6**）や動脈瘤の径の評価のほか，心臓や血管内の異常構造物（腫瘍や血栓など）の検出を行う際などにも用いられる．

D 侵襲性・副作用・リスク・注意点

X線使用における放射線被曝のほか，造影剤の副作用（腎機能障害，アレルギー）に注意が必要である．喘息患者やビグアナイド系糖尿病治療薬を（48時間以内に）服用した患者には造影剤使用は基本的には禁忌である．

MRI：magnetic resonance imaging

2-2 心臓 MRI（核磁気共鳴画像）検査

A 概要・目的

MRI検査は，強力な磁石でできた機械の中に入り，磁気の強弱をうまく利用して各組織の反応の情報を解析することで画像化し，身体の断面や血管を撮影する検査である．造影剤を使用することなく心機能や冠動脈を評価することもできる．冠動脈疾患が疑われる腎機能障害患者などの冠動脈検査目的にもしばしば用いられる．

B 方法

CT検査時よりも長い，体全体が入るような筒の中で撮影を行う．磁気によって撮影するため，あらかじめ金属類を外して撮影を行う．

C 見方・考え方

造影剤を使うことなく，さまざまなスライス面での画像・動画構築・血流量の計測や三次元的解析が可能で，右心室・左心室の駆出率や心内容積，心機能，壁運動異常の有無，短絡血流の有無といった心血管機能の正確かつ詳細な評価が可能である（図Ⅱ-2-7）．またガドリニウム（Gd）造影剤を使用することで遅延造影（LGE）＊を確認することができる（図Ⅱ-2-8）．LGEは心筋梗塞の梗塞部位や心筋症の線維化病変といった異常信号を描出する方法であり，さまざまな疾患の診断，評価に使用されている．

D 侵襲性・副作用・リスク・注意点

体内にペースメーカやボルトといった金属が存在する場合は，金属が装置に吸着され非常に危険なため撮影することができない．また検査時間は30分〜1時間と比較的長い間狭い筒の中でじっとしているため，閉所恐怖症ではないかあらかじめ確認しておく必要がある．

メモ

CTは撮影部位を撮影するために患者に装置にあわせて移動してもらう必要があるが，MRI検査では目的に応じた傾斜磁場を加えることで，横断面だけではなく，矢状断，冠状断，斜めなど，さまざまな角度・スライスで撮影が可能である．傾斜磁場のプロトコールおよびその数により検査時間が長くなる．

＊**遅延造影（late gadolinium enhancement：LGE）**

心筋障害などによって，通常だと造影されない部位に造影剤が流入することで造影効果がみられることを遅延造影という．正常な心筋組織部位が低輝度（黒）に見える一方で，遅延造影は高輝度（白）に造影される．

メモ

近年MRI撮影可能なペースメーカや人工弁が使用されている．MRI撮影対応の人工機器・機種であるか確認することで検査可能なことが多くなった．一方，刺青（いれずみ）やカツラといった一見金属とは無縁なものでも，熱を帯びたり金属粉が使用されていたりと危険なことがある．必ず最新のMRI取り扱い業者のマニュアルを参照することが必要である．

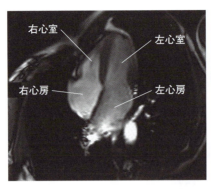
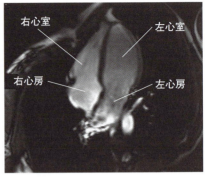

図Ⅱ-2-7 MRIシネ（動画）画像より
左：収縮末期，右：拡張末期

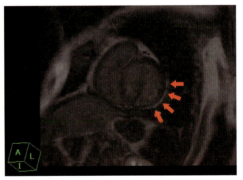

図Ⅱ-2-8 遅延造影（LGE）所見
赤矢印部位に線状の白いLGEを認める．

3 心エコー検査（心臓超音波検査）

A 概要・目的

プローブとよばれる超音波発生装置から発生させた**超音波**を用いて，心臓の構造や機能をリアルタイムに計測・把握できる非侵襲的検査法である．検査の基本体位は左側臥位で行い，検者は被検者の背側に座る姿勢が一般的であるが（図Ⅱ-2-9），正対することもある．描出したい像に合わせてプローブを当てる位置を調整し，必要に応じて体位も変える．

検査の特徴として，心臓の動的・質的な評価を直感的に見るのに長けている一方，被検者の体格や体勢，あるいは検者の技量によって描出が異なるため，数値はあくまで参考程度のものである．

主に**断層法**，**Mモード法**，**ドプラ法**（カラー，パルス，連続波）を得たい情報に合わせて使い分ける．また，胸部からプローブを当てる**経胸壁心エ**

> **メモ**
> エコーは超音波とも書き，エコーと超音波は同義語である．

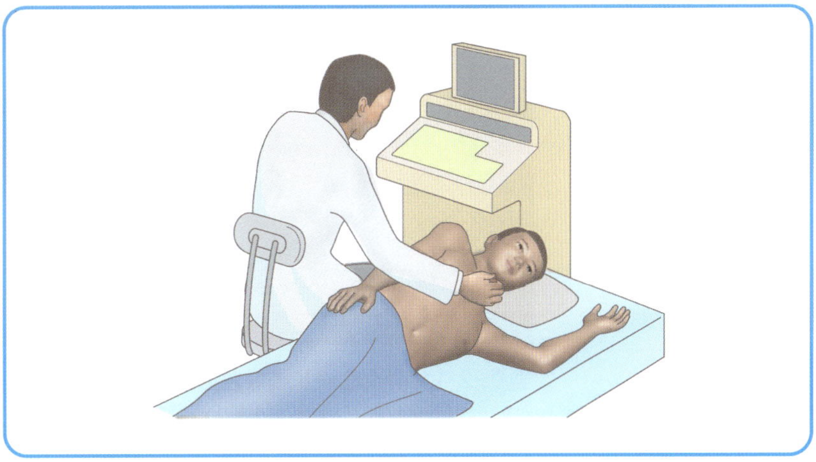

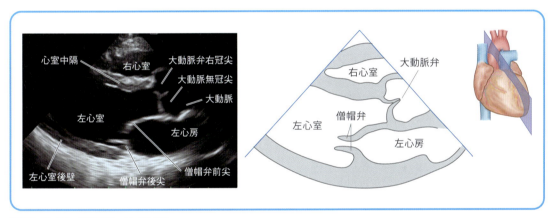

図Ⅱ-2-9 経胸壁心エコー検査の方法

図Ⅱ-2-10 断層法（長軸像）

コーと，内視鏡的に食道からプローブを当てる**経食道心エコー**に分けられる．

断層法（Bモード法）（図Ⅱ-2-10）

断層法は線状の超音波ビームを機械的，電子的にある角度内で走査し，心臓の二次元断層像を撮影する一般的な技法である．これにより心臓や弁の形態や運動を大まかに確認することができる．経胸壁心エコーでは，左心室長軸断面（long axis view），左心室短軸断面（short axis view），心尖部四腔断面（apical four-chamber view）などがある．

Mモード法（図Ⅱ-2-11）

Mモード法は横軸に時間をとり，設定した線上の組織の時間的位置変化・動きを記録する手法である．内径や壁厚の計測や，とくに弁などの詳細な運動評価に優れている．

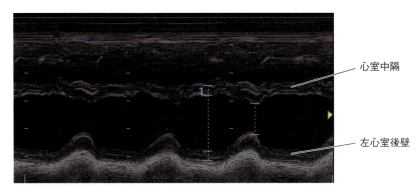

図Ⅱ-2-11 Mモード法（左心室レベル）
図Ⅱ-2-10の左心室レベルでのMモード記録．

カラードプラ法（図Ⅱ-2-12）

断層法において血流の流れに色をつけ，血流の方向や大きさ（量）を見た目で判断する方法で，主に逆流性の弁膜症に有用である．プローブに向かってくる血流が赤色，遠ざかる血流が青色で示される．

パルスドプラ法（p.75参照）

送信・受信を同一の素子で一方向に間欠的に送受信する手法であり，任意の位置（サンプルボリューム）における血流信号をとらえ流速を持続的に計測することができる．パルスドプラでは同一の素子で送受信を行うため，計測可能な血流速度には限界がある．

連続波ドプラ法（図Ⅱ-2-13）

送信専用と受信専用の2つの振動子を用意し，連続的に超音波の送受波を行う方法で，流速による制限を受けずに心臓内の血流速度の測定が可能である．重症の弁狭窄や弁逆流の程度（圧較差）もこの方法で評価することができる（「もう少しくわしく」参照）．たとえば，三尖弁の逆流速度を計測することで，推定右心室収縮期圧（右心房圧＋三尖弁圧較差）を計算し，肺高血圧のスクリーニングに使用したりする（p.282参照）．

> **もう少しくわしく　三尖弁逆流速度から弁前後の圧較差を求める**
>
> 三尖弁狭窄時，弁を通る最大流速もしくは弁の逆流の最大流速を v とすると，ベルヌーイ（Bernoulli）の簡略式から，弁を挟んでの圧較差が最大 $4 \times v^2$ mmHg で求められる（p.214参照）．

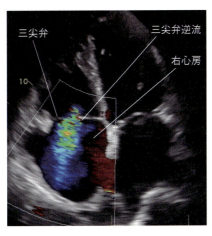

図Ⅱ-2-12 三尖弁閉鎖不全症のカラードプラ法
心尖部四腔像．三尖弁から右心房に向かって，モザイク像（赤や青の混じり合った逆流を示唆する所見）を認める．

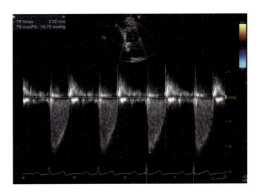

図Ⅱ-2-13 三尖弁閉鎖不全症の連続波ドプラ法
三尖弁を逆流する最大血流速度を測定することで，右心房と右心室の圧較差を計算することができる(p.9参照)．

B 経胸壁心エコー検査

1）断層法で長軸断面像を見る

　プローブを胸骨左縁第3～5肋間に当てることで描出できる．大まかな心機能評価に加え，大動脈弁・僧帽弁の形態評価に優れている代表的な断面像である（**図Ⅱ-2-14**）．この断層面をもとにMモード法によって計測するライン（①～③）を決める．

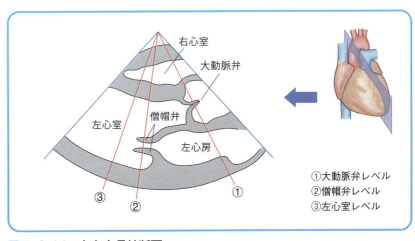

図Ⅱ-2-14 左心室長軸断面

2）Mモード法で各部位の長軸断面像を見る

Mモード用のライン設定を図Ⅱ-2-14①のように合わせてMモードにすると，そのライン上での各構造物の時間的な動きが追え，**右図のように大動脈弁の開閉と左心房の壁の動きが追える**．このMモードで大動脈弁開放直前の大動脈径をAoDとして計測し，閉鎖直後の左心房が最も拡張した部分を左心房径LADとして計測する．

ライン②では，僧帽弁の動きが追える．**右図の前尖の点線部分の傾き**をDDR（僧帽弁拡張期後退速度）とよび，明らかに低下している場合は僧帽弁狭窄を疑い，閉鎖すべき部分がしっかり閉まっていないと逆流を疑う．

ライン③では，左心室の動きと左心室壁厚の計測を行う．左心室が最も拡張した部分で心室中隔壁厚（IVST）と左室後壁厚（PWT）および左室拡張末（終）期径（LVDd，通称Dd）を計測し，最も収縮したところで左室収縮末（終）期径（LVDs，通称Ds）を測る．この計測値から左室内径短縮率（%FS）を算出するとともに，<u>左室駆出率</u>（LVEF）の推定値を出す．

AoD：aortic dimension

LAD：left atrial dimension

DDR：diastolic descent rate

IVST：interventricular septal (wall) thickness
PWT：posterior wall thickness
LVDd：left ventricular end-diastolic diameter (dimension)
LVDs：left ventricular end-systolic diameter (dimension)
%FS：left ventricular fractional shortening
LVEF：left ventricular ejection fraction

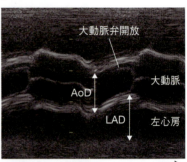
ライン①：大動脈弁レベル　→時間軸

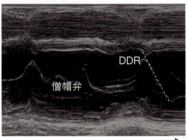
ライン②：僧帽弁レベル　→時間軸

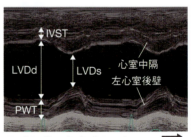
ライン③：左心室レベル　→時間軸

$\%FS = (Dd - Ds)/Dd$
$LVEF = (Dd^3 - Ds^3)/Dd^3 \times 100$

正常値一覧（男性の場合）
AoD：16～28 mm
LAD：24～40 mm
IVST：7～11 mm
PWT：7～11 mm
LVDd：40～56 mm
LVDs：22～38 mm
%FS：≧30%
LVEF：≧50%

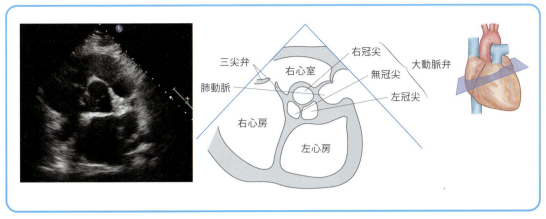

図Ⅱ-2-15　短軸断面像（大動脈弁レベル）

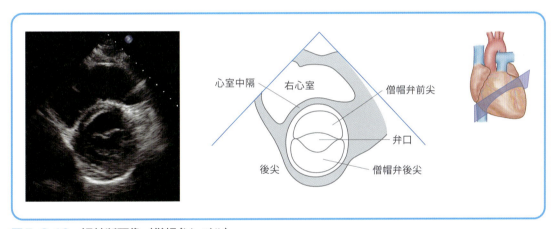

図Ⅱ-2-16　短軸断面像（僧帽弁レベル）

3）断層法で短軸断面像を見る

　長軸断面像よりプローブを約90°時計方向に回転させることで描出する．心臓の輪切りである．プローブを傾けることで大動脈弁レベル（**図Ⅱ-2-15**），僧帽弁レベル（**図Ⅱ-2-16**）および乳頭筋レベル（**図Ⅱ-2-17**）での弁形態・性状と二次元的な動き，そして全体的および局所的な壁運動および心筋内の性状の観察が可能となる．

4）断層法で心尖部四腔断面像を見る

　心尖部にプローブを当てて描出する（**図Ⅱ-2-18**）．2心房・2心室の内腔のバランスや機能を同時に評価可能である．とくに連続波ドプラやカラードプラにより僧帽弁・三尖弁の逆流や狭窄評価もこの像で行うことができる．また収縮期・拡張期の左心室面積を計測することで長軸断面像よりも正確な

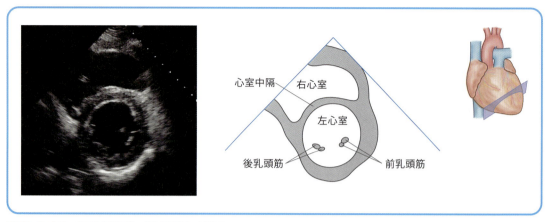

図Ⅱ-2-17　短軸断面像（乳頭筋レベル）

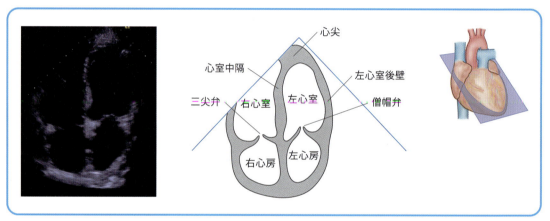

図Ⅱ-2-18　心尖部四腔断面像

左室駆出率（LVEF）の推定値が得られる（シンプソン［Simpson］法，p.75 参照）．

5）カラードプラ法で見る

　血液の流れを二次元画像として，リアルタイムで描写できるのが特徴である．弁の逆流・狭窄や心臓内中隔欠損・短絡などの評価に使用される．現在ではカラードプラにより血流の有無や位置を定性的に確認し，パルスドプラや連続波ドプラのサンプルボリュームを合わせる指標として用いたうえで，定量的な計測を行うことが一般的である．

もう少しくわしく タイクホルツ法とシンプソン法

左室駆出率（LVEF）の計算には大きく分けてタイクホルツ（Teichholz）法，シンプソン（Simpson）法の2種類がある．タイクホルツ法はすでに述べたとおり，長軸断面像において心室内腔（Dd, Ds）を計測することによって概算される簡便な手法である．局所の壁運動異常のない心機能評価の場合はこの手法で大まかな把握は問題ないが，たとえば心室中隔や後壁の運動異常があった場合はLVEFが過小評価となりうる．また長軸断面像では描出されない壁の運動異常がある場合は過大評価となる．この問題点を解決するために使用されるのがシンプソン法であり，四腔像そして二腔像における左室内腔面積を計測することによって，心臓全体の壁運動を考慮した，より正確な駆出率（EF）計測結果が得られる．

もう少しくわしく 拡張能の評価

心機能評価の1つとして駆出率（EF）が計測されるが，これは心筋の収縮能を示したものである．一方，心機能を評価するうえで重要なものとして心筋の拡張能がある．心エコーでは僧帽弁前尖におけるパルスドプラ（任意の位置での血流速度を計測する手法）によってE波とA波（それぞれ早期と心房収縮による左心室流入血流速度波形を示す）の比（E/A）を測定することにより拡張能を評価することができる（図1）．それに加えて組織ドプラ（ドプラ法により心筋運動速度を測定する方法）によってE'波（僧帽弁輪部の拡張早期最大心筋移動速度）を測定し（図2），E/E'を計測することで心室の拡張末期圧（すなわち前負荷＝うっ血）を推測することもできる（E/E'≧15の場合，拡張障害［肺うっ血］を疑う）．

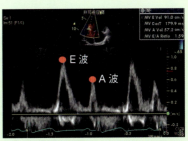

図1　E/Aの測定

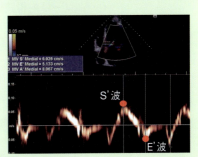

図2　E'の測定

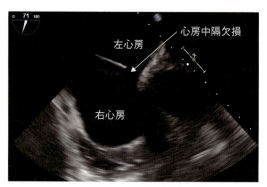

図Ⅱ-2-19 心房中隔欠損症の経食道心エコー
食道から左心房・右心房を観察している.

C 経食道心エコー検査

　食道内に経食道プローブを，内視鏡と同様に挿入して心臓を観察する．僧帽弁や大動脈弁の評価に加え，心房・心室内血栓の検索や感染性心内膜炎における弁に付着した疣贅（ゆうぜい）の検索，また心房中隔欠損（図Ⅱ-2-19）といった先天性心疾患の評価にも有用である．

D 心エコー検査の侵襲性・副作用・リスク・注意点

　経胸壁心エコーは侵襲性のほとんどない検査である一方で，経食道心エコーは内視鏡的技術が必要とされるため，侵襲度の高い検査である．食道静脈瘤が疑われる患者(たとえば肝硬変)には危険であり施行できない．また，誤嚥（ごえん）に注意するため，空腹時に行う．

4　心臓カテーテル検査

4-1　スワンガンツカテーテル検査

A 概要・目的

　右心カテーテル検査ともよばれ，一般的には**スワンガンツ**（Swan-Ganz）**カテーテル**（図Ⅱ-2-20）というカテーテルを用いて**静脈**からアプローチして，右心系（右心房・右心室・肺動脈）の圧と**肺動脈楔入圧**（せつにゅう）および心拍出量，心係数（CI，心拍出量/体表面積）を測定する．

CI：cardiac index

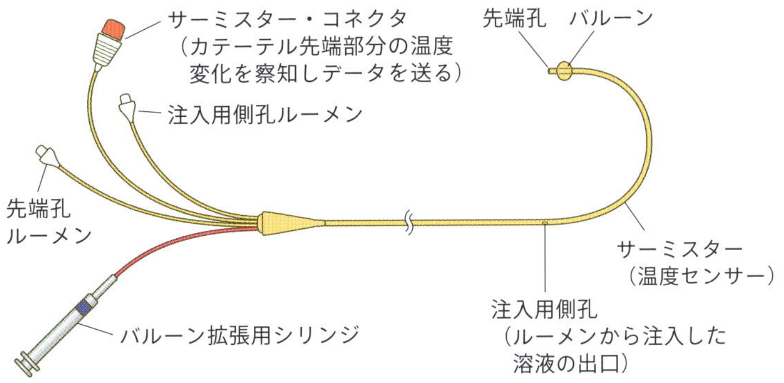

2 循環器疾患の検査 77

図Ⅱ-2-20　スワンガンツカテーテル
先端の孔や側孔のある場所の圧力（心内圧）を先端孔ルーメンとトランスデューサをつなぐことで測定できる．サーミスターは温度を検知するためのもので，熱希釈法（「もう少しくわしく」参照）で心拍出量を測定する．

もう少しくわしく　熱希釈法

スワンガンツカテーテルの注入用ルーメンから 10 mL の冷水を一定の速度で急速注入し心拍出量を測定する方法．右心房に位置する側孔から流出した冷水が血液を冷却するため，サーミスターでカテーテル先端部分の温度変化を検知し，温度変化から心臓を流れる血液の量，つまりは心拍出量を計算するものである．

B 方法

1）アプローチ部位（図Ⅱ-2-21）

　内頸静脈，大腿静脈，上腕静脈，鎖骨下静脈が主なカテーテルのアプローチ部位となる．操作性の点からより心臓に近い右側の血管が選択されがちだが，左側からもアプローチは可能である．鎖骨下静脈アプローチは合併症のリスクが高く，使用頻度は少ない．

2）手順

①アプローチ箇所周辺の皮下に局所麻酔をする．
②アプローチ血管にシース（**図Ⅱ-2-22**）を挿入する．
③シースからカテーテルを血管内に挿入する．
④バルーンを拡張する．
⑤血流に乗せてカテーテルを右心房へと進める．
⑥心内圧（右心房・右心室），肺動脈圧，肺動脈楔入圧を測定する（**図Ⅱ-2-23**）．
⑦心拍出量/心係数を計測する．

肺動脈楔入圧
肺動脈内で拡張したバルーンを肺動脈にしっかりと隙間なく詰まらせ（これをウェッジするという），血流を遮断してカテーテル先端の圧力を測定したもので，バルーンの先の部分の圧力，すなわち肺毛細血管圧を測定することになるが，これは肺静脈圧ひいては左心房圧とほぼ等しい値である．したがって，肺毛細血管圧・肺静脈圧・左心房圧を間接的に知ることができる．肺うっ血の評価に必須のデータである．

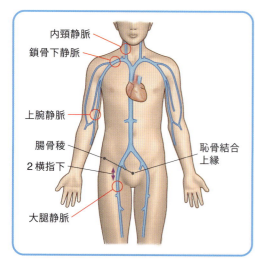

図Ⅱ-2-21　カテーテルのアプローチ部位

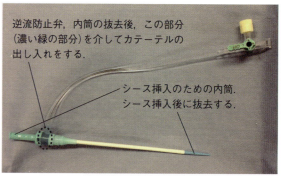

図Ⅱ-2-22　シース
アプローチ血管へのカテーテルの挿入に先立って，シースとよばれる管を挿入する．シースを介してカテーテルをはじめとする検査や治療用の道具の出し入れや薬剤の投与を行う．血管からの血液の逆流防止弁が付いていることで血管が保護され，カテーテルの操作性が向上する．ただし，扱うカテーテルより太いの径のシースを挿入する必要がある．なお，カテーテルの径では，通常 Fr（フレンチ）という単位を用いる．3 Fr＝1 mm.

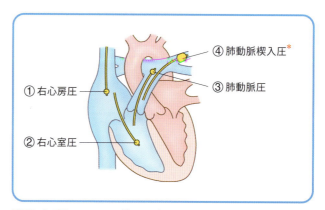

図Ⅱ-2-23　スワンガンツカテーテルによる心内圧測定
＊バルーンの先の圧すなわち肺毛細管圧，肺静脈圧そして左心房圧(p.23, p.33参照)を反映

C　基準値・異常値，異常の原因

　心内圧の基準値を表Ⅱ-2-2に示す．循環血液量の上昇や心臓のポンプ機能の低下，弁膜症，構造的異常，不整脈などで心内圧は変化する．前述のとおり，肺動脈楔入圧は間接的に左心房圧・左室拡張末（終）期圧を表しているので左心不全により上昇する．肺動脈圧は肺静脈楔入圧の上昇に引き続いて上昇する場合（たとえば左心不全）もあれば，肺血管の異常（たとえば肺高血圧症）により単独で上昇することもある．

表Ⅱ-2-2　心内圧の基準値

心内圧	基準値（目安）
①右心房圧（平均）	1～5 mmHg
②右心室圧（収縮期/拡張末期）	15～30 / 1～7 mmHg
③肺動脈圧（収縮期/拡張末期/平均）	15～30 / 4～12 / 9～19 mmHg
④肺動脈楔入圧（平均）	4～12 mmHg

［Zipes DP, Libby P, Bonow RO et al：Braunwald's Heart Disease: A Textbook of Cardiovascular Medicine, 11th ed, p.359, Elsevier, 2018 より引用］

もう少しくわしく　スワンガンツカテーテル検査からわかる病態

①心不全
- 左心室のポンプ機能の低下により肺動脈楔入圧が上昇し（左心不全），引き続いて右心系の圧も上昇する（右心不全）．右心室単独でポンプ機能が一次的に低下し右心不全にいたることもある（たとえば右室梗塞，p.205 参照）が，多くは左心不全に伴う二次的もしくは併発するものが多い．
- 心不全病態の分類にフォレスター（Forrester）分類（p.203 参照）が用いられる．本来は急性心筋梗塞に伴う急性心不全の分類だが，その概念は心不全の急性期全般に応用される．Ⅰ～Ⅳ群に分類され，Ⅳ群が最重症．心不全といってもそれぞれの状況に応じた治療方法が選択される．

②肺高血圧症
- 平均肺動脈圧＞20 mmHg で肺高血圧症と定義される．肺高血圧症の原因は多様であり，肺動脈自体の問題に限らず左心不全，先天性心疾患，肺疾患，その他の全身性疾患によるものなどが原因として考えられるため精査を行う必要がある（p.277 参照）．

メモ

肺高血圧症の定義は，2017 年まで永らく「平均肺動脈圧≧25 mmHg」とされていたが，2018 年のニース会議以降「＞20 mmHg」に変更になった（p.277 参照）．

メモ

圧の測定時には呼吸の影響がないように息止めをしてもらうので，成人の場合，原則覚醒している状況で行う．また緊張も影響するのでなるべくリラックスしてもらうことも大切である．

D　侵襲性・副作用・リスク・注意点

　スワンガンツカテーテル検査は心臓カテーテル検査の中では比較的危険の少ない検査ではあるが，侵襲的な検査であることは忘れてはならない．無理なカテーテル操作をすればもちろん血管損傷する危険がある．また，血管内に人工物を挿入する検査であるため感染のリスクがあり，清潔操作が求められる．その他，穿刺部位からの出血やカテーテルと心臓との接触による不整脈の出現などに注意する．これらはカテーテル手技に共通した注意点である．とくにシース挿入時，内頸静脈や鎖骨下静脈に穿刺する際に同側の肺を傷つけるおそれがあり，気胸や血胸が出現するリスクがある．鎖骨下静脈穿刺ではそのリスクが高い．

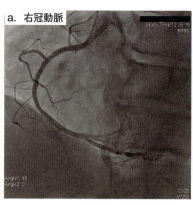
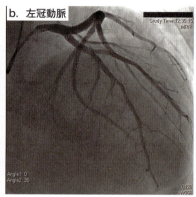

図Ⅱ-2-24　冠動脈造影像（正常の冠動脈）
a：左前斜位像（LAO view），b：頭側像（Cranial view）

LAO：left anterior oblique

CAG：coronary angiography

4-2　冠動脈造影検査（CAG）

A　概要・目的

　心臓を栄養する冠動脈の狭窄病変の有無を確認し，治療方針を決定するのが目的である．X線検査の1つで，造影剤を注入しながら連続的にX線撮影を行う．冠動脈CTや心臓MRIでも冠動脈の性状を評価することはできるが，冠動脈造影は直接冠動脈の流れを観察することができるため，虚血性心疾患の診断・治療のためには最終的に欠かせない検査である．

B　方法

　スワンガンツカテーテル検査と異なり，動脈からアプローチする．橈骨動脈，上腕動脈，大腿動脈のいずれかを穿刺し，シースを挿入してから造影用カテーテルで検査を行う．正常の冠動脈造影所見例を図Ⅱ-2-24に示す．

C　評価

　冠動脈造影を評価するには，①一般的な冠動脈の走行，②狭窄度の評価，③重症度について理解する必要がある．

1）冠動脈の走行

RCA：right coronary artery
LCA：left coronary artery
LMT：left main trunk
LAD：left anterior descending artery
LCX：left circumflex artery

　AHA（American Heart Association）分類（図Ⅱ-2-25）がよく使用される．右冠動脈（RCA）は#1〜#4，左冠動脈（LCA）は#5〜#15であり，左冠動脈は左冠動脈主幹部（LMT）：#5を経て，左前下行枝（LAD）：#6〜#10と左回旋枝（LCX）：#11〜#15に分岐する．

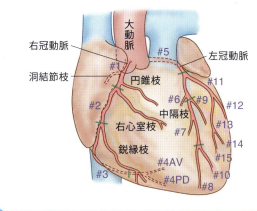

図Ⅱ-2-25　冠動脈の走行（AHA分類）
ただし，冠動脈の走行には個人差があり，必ずしも図と一致しないことも多い．

> **メモ**
> 100%閉塞していても，虚血を補うため自然に発達した側副血行路（collateral flow，通称「コラテ」）によって血流が維持されていることがある．

FFR：fractional flow reserve

iFR：instantaneous wave-free ratio

PCI：percutaneous coronary intervention

2）狭窄度の評価

　狭窄度算出法を**図Ⅱ-2-26a**に示す．狭窄がない場合を0%，25%未満を25%，25〜50%を50%，50〜75%を75%，75〜90%を90%狭窄とする．それ以上の狭窄を99%と表現し，閉塞病変を100%閉塞という．狭窄度は，実際の臨床現場では視覚的に評価されることが多く，血管を撮影した方向や，評価者によって差が生じる．そこで心筋虚血と関連しているかどうかの判断が難しい場合は冠動脈内圧測定として血流予備量比（FFR）や瞬時拡張期冠内圧比（または瞬時血流予備量比，iFR）などの検査（下記「もう少しくわしく」参照）を追加して評価することもある．

3）重症度

　冠動脈の血流は狭窄度に応じて，直線的に減少するのではなく75%狭窄を目安に急激に低下するといわれている（p.24参照）．したがって，75%狭窄以上を有意狭窄とし治療対象とすべき狭窄と判断する．**図Ⅱ-2-26b**の症例は有意狭窄と判断し，PCI（経皮的冠動脈インターベンション）（p.105参照）を行い，血流の改善を得た．

> **メモ**
> 同様の評価法として全周期安静時冠内圧比（RFR：resting full-cycle ratio），拡張期安静時冠内圧比（DFR：diastolic hyperemia-free ratio），拡張期安静時冠内圧比（dPR：diastolic pressure ratio）という方法もある．

もう少しくわしく　血流予備量比（FFR）/瞬時拡張期冠内圧比（または瞬時血流予備量比，iFR）

①**血流予備量比（FFR）**
　冠動脈の狭窄前後での圧力の比．血管の圧力を測定可能な特殊なプレッシャーガイドワイヤーを冠動脈に挿入し，薬剤を用いて最大充血させた状態で測定する．一般的には冠動脈造影だけでは治療方針の判断が難しい場合に，冠動脈造影に続けて行われる．

②**瞬時拡張期冠内圧比（または瞬時血流予備量比，iFR）**
　FFR同様にプレッシャーワイヤーを冠動脈に挿入して心内圧を測定する．薬剤負荷を行わずに血管内圧測定を行う．FFRとほぼ同等の診断能を有すると報告されている．

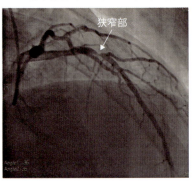

図Ⅱ-2-26 冠動脈狭窄の評価方法と画像所見
b は労作時胸部圧迫感を認めた症例の冠動脈造影所見（右前斜位頭側像：RAO, Cranial view）．左前下行枝中間部（#7）に 90％狭窄を認めた．

> **臨床で役立つ知識**
> **心臓カテーテル検査のポイント**
>
> カテーテル検査は循環器疾患の検査として一般的ではあるが，直接血管や心臓を操作するため，血管損傷や不整脈の誘発など重篤な合併症をきたしうる侵襲的な検査である．熟練した循環器内科医による施行はもちろんであるが，安全に行うために看護師・技師ら医療者同士がチームで協力して，検査中や検査前後の患者の様子や血圧や心電図モニタの変化に気づくことが大切である．

D 侵襲性・副作用・リスク・注意点

　動脈の検査であるがゆえに，**穿刺部位からの出血**にとくに注意する必要がある．穿刺部位やシースの太さにより止血方法は異なるが，基本的にはシース抜去後に止血ロールやバンドで圧迫固定をする．圧迫がずれてしまうと出血することがあるので，検査終了後に穿刺した腕や足を安静にするよう患者に協力を求める必要がある．圧迫が強すぎると末梢の虚血を生じることがあるので，末梢動脈の拍動や皮膚の色には注意する．また造影剤を使用することになるので，アレルギーの出現や検査後の造影剤腎症の出現にも注意する必要がある．

> **メモ**
> 大腿動脈を圧迫止血した際は同側の足背動脈を触知できるか確認することで（p.111 参照），末梢の虚血の有無を確認する．

5 | 心臓核医学検査

A 概要・目的

　身体の中を調べるために，X線やCT検査では放射線を外から照射して調べるのに対して，身体の中から発せられる放射線を外から検知し情報を得るのが核医学検査である.

RI：radioisotope

　ラジオアイソトープ（RI）とよばれる放射性同位元素でマークされた放射性医薬品を注射し，集積した箇所から発せられる放射線を体外に設置された特殊な機械で読み取り画像化するのをシンチグラフィとよぶ. とくにその断層撮影をSPECT（通称「スペクト」）とよぶ.

SPECT：single photon emission computed tomography

　心臓核医学検査としては，虚血性心疾患の診断や評価に用いられる心筋シンチグラフィや心機能評価に用いられる心プールシンチグラフィなどがある. ^{18}FDG-PETも核医学検査の一種であり，虚血性心疾患によって左心室収縮能の低下した症例に対する心筋バイアビリティ（生きている心筋量）の評価やサルコイドーシス，大動脈炎症候群の診断のために行われることがある.

FDG-PET：fluorodeoxy-glucose–positron emission tomography

B 負荷心筋シンチグラフィ（図Ⅱ-2-27，図Ⅱ-2-28）

　心臓に負荷を与えた状態と安静時での心筋へのRIの取り込みを見る画像検査である. 正常の血流が保たれている箇所はRIが集積するが，血流が低下している箇所は集積が低下する. そのため心臓に運動や薬物による負荷を与えると虚血部位における血流低下が顕著になり，虚血性心疾患では集積低下の顕在化や集積の差の明瞭化を認める. RIとしてはタリウムやテクネチウムが用いられるが，被曝線量の観点からテクネチウムが推奨されている.

　前壁，中隔および心尖部は左前下行枝，側壁は左回旋枝，下壁は右冠動脈によって血流支配を受けることが多いため，どの冠動脈の血流に問題があるかを推測することもできる.

> **メモ**
> 負荷の方法には運動負荷と薬物負荷がある. トレッドミルや自転車エルゴメータによる運動負荷が困難または十分にできないときに薬物による負荷が選択される. アデノシンやジピリダモールによる負荷を行うが，薬剤による副作用（喘息発作，高度徐脈）のリスクもあり，適応の見極めも大切である.

C 侵襲性・副作用・リスク・注意点

　核医学検査の種類に応じて，食事や飲水，内服薬の制限があり注意が必要である. 負荷検査の場合，負荷をかけてもよい状態かどうかの判断が重要である. とくに虚血性心疾患の精査を目的に検査を行うときは，負荷心電図検査などの他の負荷検査同様，負荷中に症状や不整脈などが出現し状態が悪化する可能性があるため，不安定狭心症や急性心筋梗塞と考えられる場合は行ってはならない. 負荷の適応を判断するとともに急変時の対応ができるよ

うに準備をしたうえで行うべき検査である．

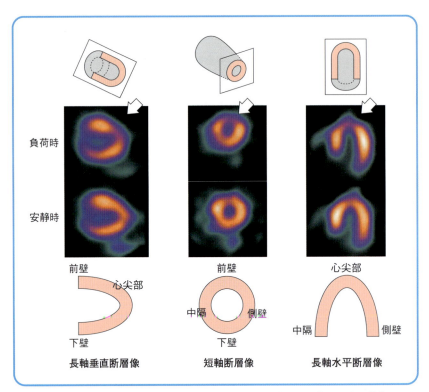

図Ⅱ-2-27　左前下行枝に有意狭窄を認めた狭心症患者（SPECT像）
左心室を，底がU字型に閉じた円筒に見立てて，3方向の断面で評価したもの．撮影は負荷時と，時間をあけて安静時の2回撮影する．負荷時に前壁から心尖部にかけてタリウムの集積低下を認めているが，安静時には集積している．これを再分布とよぶ．再分布は心筋への血流低下（虚血）を表している．再分布を認めないときは，その大部分が梗塞を起こしていることが考えられる．

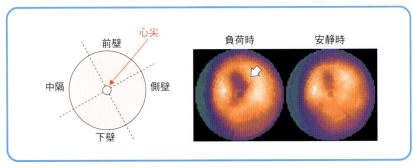

図Ⅱ-2-28　図Ⅱ-2-27と同じ左前下行枝に有意狭窄を認めた狭心症患者（ブルズアイ表示）
左心室を心尖部の頂点から見た平面図．図Ⅱ-2-27と同様に負荷時に心尖部から前壁にかけてタリウムの集積低下を認め，安静時に再分布を認めている．

6 安静時心電図

A 概要

　心臓は電気の刺激により心臓を動かしている．心臓の中で電気は洞結節→房室結節→ヒス（His）束→右脚・左脚→プルキンエ（Purkinje）線維と流れ（図Ⅱ-2-29，および p.27，p.275 参照），心臓を刺激する．心電図は電気の流れを波形として表したものである．虚血性心疾患や不整脈など幅広く診断できるため，循環器疾患が疑われる患者でははじめに行う検査の1つである．図Ⅱ-2-30 のようなマス目に記録され，縦軸が電気の強さ（電位），横軸が時間を表す．縦軸は太い1マスが 0.5 mV を表し，横軸は 0.2 秒を表す．時間に関しては1秒以下を扱うことが多いため，ミリ秒（milliseconds：msec）を使用することが多い（1秒＝1,000 ミリ秒［msec］）．そのため，太い1マスは 200 ミリ秒となる．

　心電図はP波，QRS波，ST部，T波，U波から成り立つ（図Ⅱ-2-30）．P波は心房の興奮，QRS波は心室の興奮，ST部〜T波＋U波は心室の興奮からの回復を表している．U波はT波の後にみられることもあるが，観察できないことも多い．

　心電図は12方向から電気の流れを観察しており，12誘導心電図ともよばれる．12方向からの電気の流れを総合して診断を行う．左右に6方向ずつ記録されており（図Ⅱ-2-31），左を四肢誘導（上下左右の電気の流れを見ている），右を胸部誘導（前後の電気の流れを見ている）という．四肢誘導はⅠ・Ⅱ・Ⅲ・aVR・aVL・aVF から，胸部誘導は $V_1 \sim V_6$ から成り立つ．

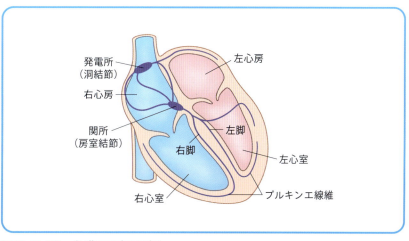

図Ⅱ-2-29　心臓の電気の流れ

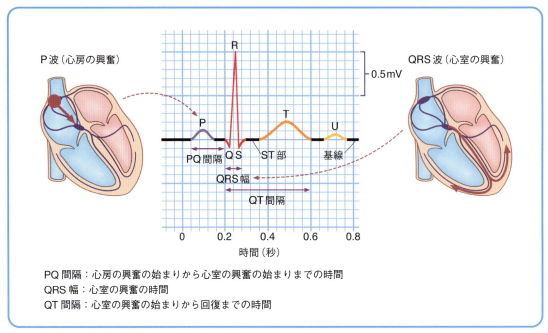

図Ⅱ-2-30 心電図の基本波形

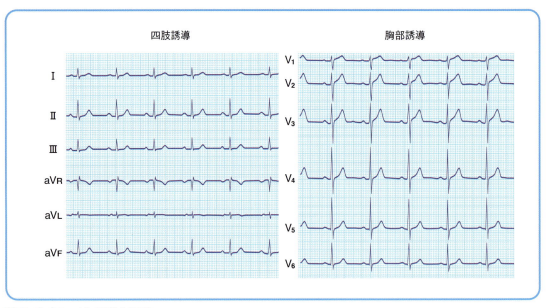

図Ⅱ-2-31 12誘導心電図

B　目的・適応

　心筋梗塞などの虚血性心疾患や，心房細動などの不整脈といった循環器疾患が疑われる場合にはまず記録される．

C　実施方法

　四肢と胸部に**図Ⅱ-2-32**のように計10個の電極を装着する．患者が緊張していると，きれいな心電図がとれないため，力を抜いてもらう．不整脈であれば，心電図だけで診断ができることが多い．虚血性心疾患や心筋症などが疑われる場合，冠動脈CTや心エコーなどの追加検査を引き続き行う．

D　判読の基本手順（図Ⅱ-2-33）

①P波，リズムの確認

　洞結節から刺激が開始するものは洞調律（サイナスリズム：sinus rhythm）となる．P波があるかどうかを観察し，Ⅰ・Ⅱで上向きのP波が観察できれば洞調律と判断する．P波がはっきりとせず，基線が細かく波打ったように揺れておりQRS波が一定に出現していなければ，心房細動（p.262参照）が疑われる．脈拍数の基準値は50〜100回/分である．これより遅ければ徐脈，速ければ頻脈という．脈拍数は，**300÷（R波の間隔の太いマス目の数）**でだいたい計算できる（**図Ⅱ-2-33**）．

②PQ間隔の確認

　PQ間隔は0.2秒（200ミリ秒）以内が正常である．これ以上長ければ，**第1度房室ブロック**といわれ，P波に続く平らな部分が延長することが多く，房室結節での電気の流れが悪い（遅い）と判断される．

③P-QRSの確認

　P波とQRS波が連動しているか確認する．P波の後にQRS波が連動していれば正常である．P波とQRS波がばらばらに出現していれば第2度や第3度房室ブロック（房室結節で電気の流れがとくに悪くなっている状態，p.273参照）が疑われる．

④QRS幅の確認

　QRS幅は0.12秒（120ミリ秒）以内が正常となる．QRS幅が広い場合，脚ブロックや心室内伝導障害（p.274参照）などが考えられる．

⑤ST部の確認

　ST部はQRSが始まる直前に比べて上がっているか下がっているかで判断する．ST部が特徴的に上昇していれば急性心筋梗塞や急性心筋炎などが疑われ，ST部が低下していれば狭心症などの心筋障害が疑われる．

脈拍数の計算法

1回の心拍（R波の間隔）で○マス使ったとすると，太い1マスは0.2秒のため，（0.2×○）秒で1回の心拍となる．この間隔で1分間（60秒間）心拍をしたとすると，その回数は，60÷（0.2×○）=60÷0.2÷○=300÷○（回/分）となる．簡易的には，1マス長くなるごとに，300，150，100，75，60，50回/分と覚えるとよい．

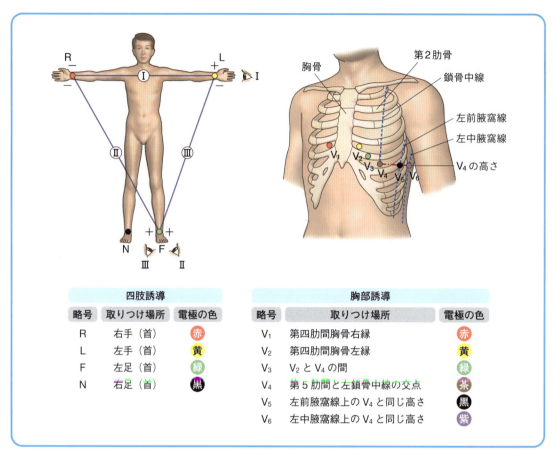

図Ⅱ-2-32　12誘導心電図の電極の取りつけ場所

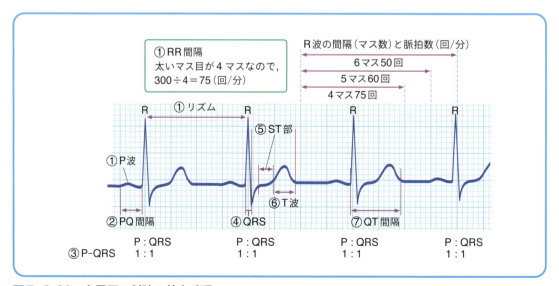

図Ⅱ-2-33　心電図の判読の基本手順

⑥T波の確認

　T波の向きは基本的にQRS波の向きと同方向である．しっかりとした陽性R波の誘導でT波が下向き（陰性化）であれば狭心症・心肥大などの心筋障害が疑われるが，Ⅲ，aV_L，aV_F，V_1などは陰性化していても正常であるため，必ず以前の心電図との比較や，時間を置いての再検査を行うことが大事である．

⑦QT間隔

　QT間隔は長いとQT延長症候群となり，R on T（p.259参照）という心室細動が誘発されやすい状態になる．脈拍数によりQT時間は変化するため，補正QT時間（QTc時間，QT÷$\sqrt{R波の間隔[秒]}$）で表す．基準値は0.36～0.44秒（360～440ミリ秒）である．

E　侵襲性・副作用・リスク・注意点

　安静時心電図は身体に電極を貼るだけなので，侵襲性のない検査である．安静時の数十秒間しか記録できないため，異常をとらえることができず疾患を診断できないこともある．

コラム　J波

J点とはQRS波とST部の接合部のことであり，その部分にみられるノッチやスラー（右図）をJ波とよぶ．最近になりJ波の存在が心室細動による突然死と関連しているとの報告があり，注目されている．若手アスリートなどによくみられる早期再分極で観察される．

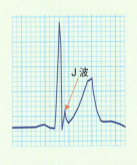

7 24時間心電図（ホルター心電図）

A 概要

24時間心電図（ホルター［Holter］心電図）は小型の装置を装着し（図Ⅱ-2-34），24時間にわたり記録する心電図である．安静時心電図と違い，2誘導のみの記録となる．

B 目的・適応

安静時心電図では安静時の数十秒間しか記録できないという欠点がある．日常生活で動悸やめまい，失神などを経験しているにもかかわらず，安静時心電図では不整脈などが診断できない場合に，24時間心電図は使用される．また，虚血性心疾患の評価で使用される場合もある．

> **イベント心電図**
> 発作性の不整脈の検出に24時間心電図は有用であるが，24時間では不整脈が検出されないことも多い．その際にイベント心電図が適応となる．従来は皮下に植込む心電計が主流であったが，近年はスマートウォッチなどを使用した，非植込み型の心電計の使用も増えてきている．

C 24時間心電図の実際

電極を装着し，24時間心電図の記録を行う．患者には行動記録のカードが渡され，症状の有無などを書いてもらう．記録された心電図の解析を行い，不整脈やST変化がないか調べ，行動記録カードと照らし合わせて評価する．

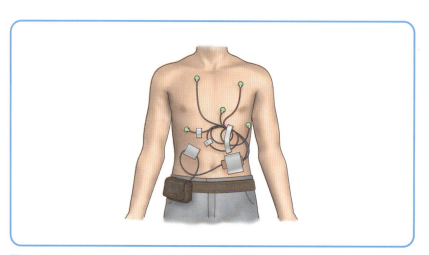

図Ⅱ-2-34 24時間心電図（ホルター心電図）

8 運動負荷試験

A 概要

安静から運動負荷をかけた状態で心電図を記録し，ST 部分の変化による虚血性心疾患の評価のために行うことが多い．また，運動により脈が増加しにくい洞不全症候群や突然死にかかわる不整脈の評価のために行われることもある．

B 目的・適応

虚血性心疾患が疑われる状況でよく使用される．虚血性心疾患があったとしても安静時心電図で変化があるとは限らない．そのため，運動負荷をかけることにより心電図が変化するかどうか評価する．運動負荷の方法として，マスター（Master）二階段試験，トレッドミル法や自転車エルゴメータ法，（図Ⅱ-2-35）などがあるが，運動負荷中の心電図がモニタされていないマスター二階段試験は危険とされ，現在では行わない．また，虚血性心疾患の評価として，心臓CT（冠動脈CT）などの画像検査を使用する頻度が増えており，運動負荷試験が行われる頻度は減ってきている．

> **心肺運動負荷試験**
> 心肺運動負荷試験（cardiopulmonary exercise test：CPX）は，運動負荷試験に加えて呼気ガス分析装置が加わる．呼気ガスを分析することにより，どれだけ運動をできるかという指標となる嫌気性代謝閾値（anaerobic threshold：AT）などを算出する．

C 運動負荷試験の実際

モニタを装着した状態で運動負荷を行う．徐々に運動負荷を大きくしていき，心電図の変化を記録する．心電図変化があり，虚血性心疾患が疑われる場合，心臓カテーテル検査や心臓CT（冠動脈CT）などを引き続き行う．

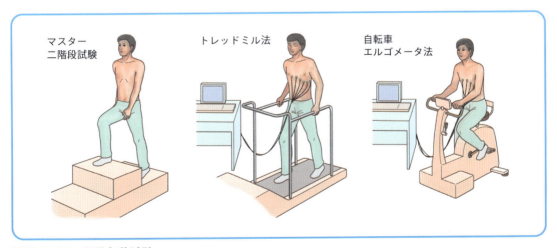

図Ⅱ-2-35　運動負荷試験

D　侵襲性・副作用・リスク・注意点

運動負荷をかけるため，心筋梗塞や不安定狭心症が疑われるときや，致死性不整脈が出やすい状況で行うことは禁忌となる．高齢者では十分な運動負荷がかけられず，正確な評価ができないこともある．また，筋力の落ちた高齢者では転倒の危険性もあるため，注意が必要となる．心臓発作が誘発され，瞬時に心停止することもあるため，十分にトレーニングされた医師・技師のもとで行うべきである．

9　脈波検査

A　概 要

脈波検査は四肢の血圧を測定することにより，血管の狭窄や硬さを評価する検査である．

B　目的・適応

足の血管に狭窄があると，歩行時に疼痛が出る閉塞性動脈硬化症になる（p.191 参照）．閉塞性動脈硬化症が疑われた場合に，脈波検査がよく行われる．

C　脈波検査の実際

ABI：ankle brachial index
PWV：pulse wave velocity
CAVI：cardio-ankle vascular index

両側上腕，足首に血圧計を巻き（**図Ⅱ-2-36a**），四肢の血圧を測定する．足関節/上腕血圧比（ABI）（**図Ⅱ-2-36b**）や脈波伝播速度（PWV）（**図Ⅱ-2-36c**），心臓足首血管指数（CAVI，通称「キャヴィ」）（**図Ⅱ-2-36d**）などが結果として出てくる（**表Ⅱ-2-3**）．

ABI は足と上腕の収縮期血圧の比を測定するが，血管狭窄があると血圧が低下するため，0.9 を下回ると足の血管の狭窄が疑われる．

PWV は血管の硬さの指標である．脈波は心臓から全身に伝わっていくが，動脈が硬いと脈波は速く伝わる．PWV は脈波の速さを測定しており，心臓から足首までと心臓から上腕までの距離の差（**図Ⅱ-2-36c** の La－Lb）を脈波が観測される時間の差（**図Ⅱ-2-36c** の ΔT）で割ると PWV となる．

CAVI も同様に血管の硬さを評価するが，PWV と比べ血圧の影響を受けにくいのが特徴である．CAVI は血圧に依存しない血管固有の硬さを応用して計算している．

a. 検査の様子

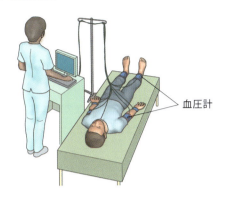

b. 足関節/上腕血圧比（ABI）の計測例

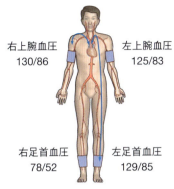

c. 脈波伝播速度（PWV）の計測例

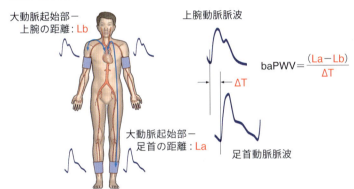

d. 心臓足首血管指数（CAVI）

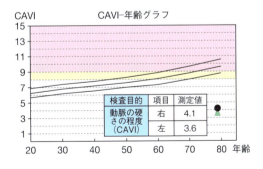

図Ⅱ-2-36　脈波検査

表Ⅱ-2-3 脈波検査の項目

項目	基準値	異常値・異常の原因
足関節/上腕血圧比（ABI）	0.91〜1.40	低値：足の動脈の狭窄疑い 高値：石灰化の疑い
脈波伝播速度（PWV）	14 m/秒以内 （年齢により変動）	血管の硬化
心臓足首血管指数（CAVI）	〜8.9（9.4±0.9）	血管の硬化

10 動脈血液ガス分析

A 概要

動脈血を採取することにより，動脈血中の酸素や二酸化炭素の状況，水素イオン濃度（pH）などを正確に把握することができる．

B 目的・適応

呼吸不全や意識障害などの患者に適応となる．一般的な採血と違い，結果も迅速に出るため，救急外来や集中治療室などでも頻用される．

C 動脈血液ガス分析の実際

動脈血の穿刺部位は主に，橈骨動脈や上腕動脈，大腿動脈から行う．測定される主な項目と値を表Ⅱ-2-4に示す．動脈血液ガス分析からわかることは主に血液中の酸素・二酸化炭素の状況と代謝・酸塩基平衡の状況である．

酸素の状況に関してはSao_2（動脈血酸素飽和度）とPao_2（動脈血酸素分圧）が参考となる（図Ⅱ-2-37）．Sao_2とPao_2がともに低値となっていれば，低酸素状態と考えられる．二酸化炭素の状況は$Paco_2$（動脈血二酸化炭素分圧）で判断する．低値となっていれば過換気（呼吸性アルカローシス）の状態であり，高値であれば低換気（呼吸性アシドーシス）の状態である．$Paco_2$が高い状態はCO_2ナルコーシスという意識障害（p.15参照）を引き起こすことがあるため，注意が必要となる．

代謝・酸塩基平衡に関しては，pH，BE（base excess），HCO_3^-（重炭酸イオン），$Paco_2$が参考となる．まず，pHが低値の場合，アシドーシスとよばれ，酸が過剰な状態と考えられる．$Paco_2$やHCO_3^-の値により，代謝が原

Sao_2とSpo_2

どちらも動脈血酸素飽和度を示しており，動脈血中のヘモグロビンが酸素とどれくらい結合しているかをパーセントで表している．Sao_2は動脈血を使って測定しており，Spo_2は光の透過量を用いて皮膚で測定（主に爪の部分，下図）している．Spo_2のほうが簡便に測定できるため，頻用されているが，マニキュアを塗っていたり光が通りにくい状態の場合は値が低くなるため，注意が必要である．

Spo_2モニタ．①酸素飽和度．②脈拍数．③脈拍に同期して脈拍の強さを示す．BPM：beats per minute.脈拍回数/分のこと．
［写真提供：日本光電株式会社］

表Ⅱ-2-4 動脈血液ガス分析の主な検査項目

	基準値	異常値・異常の原因
動脈血酸素飽和度（SaO_2）	96～100 %	低値：低酸素
動脈血酸素分圧（PaO_2）	80～100 Torr	低値：低酸素
動脈血二酸化炭素分圧（$PaCO_2$）	35～45 Torr	低値：過換気（呼吸性アルカローシス） 高値：低換気（呼吸性アシドーシス）
水素イオン濃度（pH）	7.35～7.45	低値：アシドーシス 高値：アルカローシス
重炭酸イオン（HCO_3^-）	22～26 mmol/L	低値：代謝性アシドーシス 高値：代謝性アルカローシス
BE（base excess）	−2～2 mEq/L	低値：代謝性アシドーシス 高値：代謝性アルカローシス

・Torr（トル）：圧力の単位．水銀柱ミリメートル（mmHg）と同じである．通常の大気圧は760 Torrである．
・mol（モル）：物質の量を表す単位．1 molは原子や分子が $6.02×10^{23}$ 個集まった量であり，原子量12の炭素が12 gとなるように定義されている．1 mmolは1/1,000 molのこと．
・Eq（イクイバレント）：電解質の量を表す単位．電子1 mmolの電荷と等しい電荷量をもつ電解質を1 mEqと表す．1 mEqは1/1,000 Eqのこと．

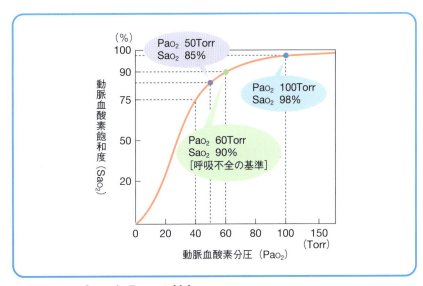

図Ⅱ-2-37 SaO_2とPaO_2の対応

因なのか呼吸が原因なのかを考える（図Ⅱ-2-38）（p.96「もう少しくわしく」参照）．また，pHが高値の場合，アルカローシスとよばれ，塩基が過剰な状態となる．この場合も$PaCO_2$やHCO_3^-の値により，代謝が原因なのか呼吸が原因なのかを考える．BEは塩基がどれくらい過剰となっているかを測る指標である．BEが低値の場合は塩基が不足しており，代謝性アシドーシスが考えられる．BEが高値の場合は塩基が過剰にあり，代謝性アルカローシス

が考えられる．

D 侵襲性・副作用・リスク・注意点

細い針を使用するが，動脈穿刺を行うため，出血や血腫，神経損傷などのリスクがある

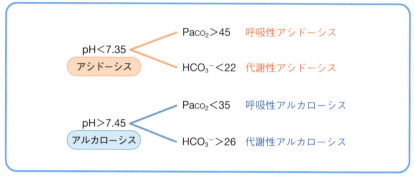

図Ⅱ-2-38　アシドーシスとアルカローシス

> **もう少しくわしく**
>
> ### アシドーシスとアルカローシス
>
> - 人間の体はpHが7.4±0.05になるように調整されている．体に異常をきたしたとき，pHが異常値となることがある．pHが7.35以下となった場合をアシドーシス（酸性に傾いているい状態），7.45以上となった場合をアルカローシス（アルカリ性に傾いている状態）とよぶ．
> - アシドーシス，アルカローシスになる原因として代謝性と呼吸性がある．身体の中では常に代謝が行われており，さまざまな物質が作られている．心肺停止や敗血症の際には乳酸が上昇したり，糖尿病の状態が悪化した際にケトン体が上昇したりする．これらの物質は酸性であるため，代謝性アシドーシスを引き起こす（動脈血液ガス分析ではHCO_3^-の低下で判断する）．嘔吐など身体から酸が出ていく場合はアルカリ性に傾くため，代謝性アルカローシスとなる（HCO_3^-が上昇）．
> - 呼吸性に関しては，二酸化炭素（CO_2）が重要な役割を果たす．呼吸によってCO_2を吐き出すが，肺気腫や睡眠時無呼吸などにより低換気となった場合，CO_2が体内に溜まることになる．CO_2は酸性の物質なので，呼吸性アシドーシスを起こすこととなる（$Paco_2$が上昇）．また逆に，過換気の状態になれば呼吸性アルカローシスの状態となる（$Paco_2$が低下）．代謝性と呼吸性はお互いに補う関係にあり，代謝性アシドーシスとなった場合，呼吸性に代償しようとするので，$Paco_2$は低下しているはずである．

3 循環器疾患の治療

1 処置・治療法

循環器疾患に関連する，外来処置室・救急処置室・一般入院病棟・血管撮影室・集中治療室・手術室などで行われる処置や治療について，目的・手順・禁忌・注意点・合併症等について述べる．それぞれの項目には，主に行われる場所も示した．

1-1 観血的動脈圧測定

行われる場所
救急処置室，集中治療室，血管撮影室，手術室，（一般病棟）．

目的・手順
通常の血圧測定では，上腕カフを用いた非観血的血圧測定を行うが，血圧の厳密な監視が必要な場合は，動脈圧ラインを挿入して，観血的動脈圧を持続でモニタリングする（図Ⅱ-3-1）．エコーガイドで行うこともある．

圧ラインは，頻回の動脈血液ガス採血にも用いることができる．

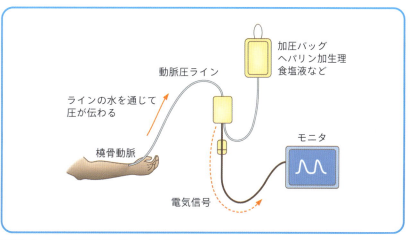

図Ⅱ-3-1 動脈圧ラインの模式図

禁忌

とくにない．大動脈解離や動脈閉塞（狭窄）性病変の下流は正確な血圧を示さないことがあるので測定を避けるが，この点は非観血的血圧と同じである．血液透析の内シャント側の上肢も避ける．

穿刺部位

橈骨動脈，上腕動脈，足背動脈，大腿動脈（後脛骨動脈，腋窩動脈，浅側頭動脈）．一般的には橈骨動脈を第一選択とする．橈骨動脈が閉塞しても尺骨動脈が手の先端へ血流を供給するためである．上腕動脈と大腿動脈は閉塞すると遠位部がすべて虚血になるため注意が必要である．

合併症

出血，感染，（小規模な）動脈解離，動静脈瘻（聴診での連続性雑音で気づく）．

1-2 中心静脈穿刺・中心静脈カテーテル挿入

行われる場所

救急処置室，一般病棟，集中治療室，血管撮影室，手術室．

目的・手順

循環動態を詳しくモニタリングするために中心静脈圧を測定したいとき，カテコラミンなどの循環作動薬や高濃度の薬物を投与するとき，完全静脈栄養を行うときは，中心静脈路へのアクセスが必要となるため，中心静脈カテーテルを上・下大静脈レベルまで挿入する（図Ⅱ-3-2）．原則，エコーガイドで行い，固定後はX線写真で位置を確認する．

禁忌

とくにないが，感染している部分からの穿刺は行わない．また，気胸の反対側の内頸静脈・鎖骨下静脈への穿刺は両側気胸のおそれがあるため避ける．

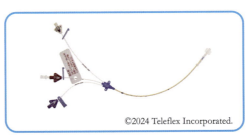

図Ⅱ-3-2 中心静脈カテーテル（トリプルルーメン）の一例
3種類の点滴ルート・圧測定ラインが確保できる．
（画像提供：テレフレックスメディカルジャパン株式会社）

穿刺部位

内頸静脈，鎖骨下静脈，大腿静脈．

合併症

出血，感染（穿刺部およびカテーテル関連血流感染症），動脈穿刺，気胸（内頸静脈・鎖骨下静脈穿刺の場合）．

1-3 胸腔穿刺・胸腔ドレナージ

行われる場所

外来処置室，救急処置室，一般病棟，集中治療室．

目的・手順

心不全などで中等量以上の胸水が貯留している際は，排液して呼吸状態を改善するために，胸腔を単回で穿刺するか，カテーテルやドレーンを挿入して持続ドレナージを行う．胸水の原因検索のために採取した胸水を検査に提出する．

禁忌

とくにないが，感染している部分からの穿刺は行わない．

穿刺部位・体位

胸水に対しては第5〜6肋間の中腋窩線で，気胸に対しては第2〜3肋間の鎖骨中線または中腋窩線で穿刺を行う．患者は，半坐位または坐位（**図Ⅱ-3-3**）とすることが多い．

合併症

気胸，血胸，穿刺部出血，再膨張性肺水腫．

1-4 心嚢穿刺・心嚢ドレナージ

行われる場所

救急処置室，集中治療室，血管撮影室．

目的・手順

心嚢液（心膜液などともよばれる）が貯留して心タンポナーデ（p.254参照）をきたしている際は，緊急に心嚢液を排出する必要があり，心窩部（剣状突起下）もしくは心尖部からエコーガイド下で穿刺し（**図Ⅱ-3-4**），心嚢穿刺・心嚢ドレナージを行う．この手技は緊急に行われることが多い．採取した心嚢液を検査に提出することもある．

禁忌

とくにないが，出血傾向が強い場合は相対的に禁忌．

合併症

心臓の損傷，冠動脈の損傷，重篤な不整脈，気胸，肝損傷，腸管損傷．

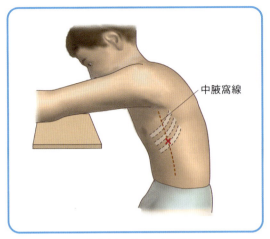

図Ⅱ-3-3 胸腔穿刺の体位（坐位）
中腋窩線の肋骨上縁を穿刺する．このほかにも半坐位をとることもある．

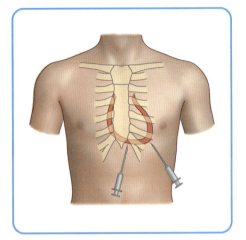

図Ⅱ-3-4 心嚢穿刺の部位
心嚢液（赤色）を心窩部から穿刺する．

1-5 電気的除細動・電気的カルディオバージョン・直流通電

行われる場所
救急処置室，一般病棟，集中治療室，血管撮影室・手術室．

目的・手順
不整脈を洞調律に復帰させるために直流通電する方法として，電気的除細動と電気的カルディオバージョンがある（図Ⅱ-3-5）．有症状の頻脈性不整脈（心房粗動・心房細動・心室頻拍・発作性上室頻拍など）に対しては，症状と血行動態の改善のために電気的カルディオバージョンを行うことがある．通電は鎮静下もしくは意識がないことを確認して行う（図Ⅱ-3-6）．心室細動・無脈性心室頻拍の場合はACLS（二次救命処置）に則り電気的除細動を行い，その際は意識消失しているので無鎮静で行う．

禁忌
通電部位には，ニトログリセリンなどの貼付剤がないようにする．また，ペースメーカ・ICD・CRT（p.116参照）の直上付近からは通電しない．

注意点
電気的カルディオバージョンは通常，心電図同期下で行う．同期モード*にしないと，R on T（p.259参照）から心室頻拍・心室細動に移行する可能性があり危険であるため，介助者も同期スイッチがONになっていることを確認する．偶発的に心室細動や心静止に移行して，心肺蘇生が必要になることがある．

合併症
新しい心室頻拍と心室細動，心静止，表皮熱傷．

メモ
致死性不整脈（心室細動，無脈性心室頻拍など）に対して行う方法を電気的除細動といい，頻脈性不整脈（心房粗動，心房細動など）に対して行う方法を電気的カルディオバージョンという．

ACLS：advanced cardiac life support

*同期モード
心電図QRSでタイミングをとる通電．

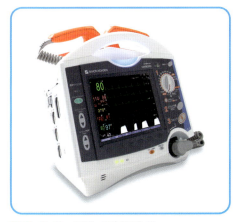

図Ⅱ-3-5　手動式除細動器
（画像提供：日本光電工業株式会社）

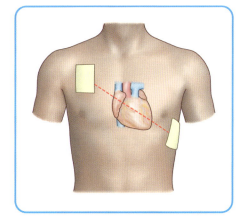

図Ⅱ-3-6　電気的カルディオバージョン・電気的除細動・直流通電のパドル位置
図に示す部位にパドルを押しつけるか，パッドを貼る．心臓を挟むような位置関係になっている．

AED：automated external defibrillator

> **コラム　AEDについて**
>
> 自動体外式除細動器（AED）とは，自動で心電図を解析して，心室細動と心室頻拍を検出した場合は電気的除細動を行う装置である．電源をONにすると，機械が心電図を解析し，除細動を行うべき波形なら，通電ボタンを押すように音声がガイドする．病院だけでなく，公共の施設，空港などに設置されている．各種のBLS（一次救命処置）講習会では，AEDを用いた心肺蘇生を学習できる．

BLS：basic life support

PEA：pulseless electrical activity

> **もう少しくわしく　「心停止」と「心静止」の違い**
>
> 「心停止」（cardiac arrest）とは，心臓が血液を有効に拍出できていない状態であり，次の4つの状態のいずれかである．
> - 心室細動：心室が不規則に収縮してポンプとして機能しない状態
> - 無脈性心室頻拍：心室頻拍のうち，十分なポンプ機能が得られない状態
> - 無脈性電気活動（PEA）：心電図の波形はあるが，心拍出がない状態
> - 心静止（asystole）：心臓に電気活動がなく，心電図がフラットラインの状態
>
> これらは電気的除細動の可否で2つに分かれる．心室細動と無脈性心室頻拍には電気的除細動が有効なことがあるが，PEAと心静止に対して電気的除細動は無効であり行わない．

1-6 大動脈内バルーンパンピング（IABP）

行われる場所
救急処置室，集中治療室，血管撮影室・手術室．

目的・手順
心原性ショックまたは重症の冠動脈虚血の患者には大動脈内バルーンパンピング（IABP）を行うことがある．細長いバルーンを大腿動脈から入れて下行大動脈に留置し，心電図に同期させて，心収縮時にバルーンを縮めて心臓からより多くの血液を吸い出し（**収縮期後負荷軽減**：systolic unloading），心拡張時にヘリウムガスでバルーンを膨らませて冠血流を増やす（**拡張期冠血流増加**：diastolic augmentation）（図Ⅱ-3-7）．

IABP：intra-aortic balloon pumping

禁忌
重症の大動脈弁閉鎖不全（弁逆流が増えるため），大動脈解離（解離を増悪させるため），胸部・腹部大動脈瘤（大動脈瘤破裂など合併症の危険を高めるため），両下肢の強い閉塞性動脈硬化症，大動脈〜腸骨動脈の強い石灰化（カテーテル通過で血管損傷のおそれがあるため）．

管理
必要に応じて適切な抗凝固療法を行うため，活性化凝固時間（ACT）などをベッドサイドで経時的に測定することが多い．下肢虚血の有無を確認するために，とくに挿入側下肢の**足背動脈**の**脈拍触知**またはドプラ聴診器での確認を定期的に行う．装置がアラーム鳴動などで異常を示していないかも常に注意する．穿刺部からの出血や周囲血腫の有無を定期的に観察する．安静

> **メモ**
> 抗凝固療法にはヘパリンを使用することが多い．

ACT：activated coagulation time

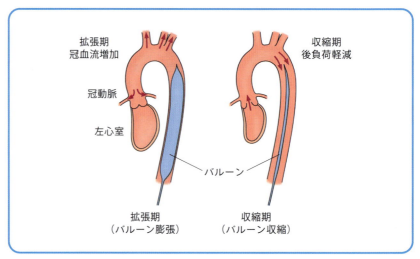

図Ⅱ-3-7　大動脈内バルーンパンピング（IABP）の模式図
拡張期と収縮期のバルーンの状態を示す．

を保てない場合は鎮静を行う必要があり，その場合は鎮静度などの観察項目が増える．

注意点

機械的な心肺補助は効果が大きい反面，合併症も重篤であるため，下記の合併症が出現していないかに常に注意する必要がある．

合併症

下肢虚血，血栓塞栓，動脈損傷，出血，感染，ヘリウムガス塞栓（バルーン破裂の場合）．

1-7 経皮的心肺補助装置（PCPS）

行われる場所

救急処置室，集中治療室，血管撮影室．

目 的

最重症の心原性ショックには，全身の血液循環と酸素化を保つために，経皮的心肺補助装置（PCPS）を導入する．PCPSは，大腿静脈から右心房に脱血カニューレを，大腿動脈から下行大動脈に送血カニューレを留置する．脱血カニューレから静脈血を脱血し，遠心ポンプ・人工肺を介して酸素化した血液を，送血カニューレから大動脈に送る（**図Ⅱ-3-8**）．

> **メモ**
>
> PCPS：percutaneous cardiopulmonary support.（海外ではV-A ECMO [veno-arterial extra-corporeal membrane oxygenation]と表記される場合が多い）.

禁 忌

基本的に前項のIABPと同じ病態が禁忌である．これらに加えて，コントロールのつかない出血も禁忌である．

管 理

基本的に抗凝固療法が必要で，ACTなどをベッドサイドで経時的に測定する．下肢の虚血の有無を確認するために，とくに挿入側の足背動脈の脈拍触知またはドプラ聴診器での確認を定期的に行う．装置がアラーム鳴動などで異常を示していないかも常に注意する．穿刺部からの出血や周囲血腫の有無を定期的に観察する．鎮静を行う必要が多く，その場合は鎮静度などの観察項目が増える．送血管挿入側の下肢虚血になった場合は，挿入側の大腿動脈に，足先に向けて動脈シースを挿入し，そこからも送血する場合がある（下肢バイパス）．

> **メモ**
>
> 抗凝固療法にはヘパリンを使用することが多い．

注意点

機械的な心肺補助は効果が大きい反面，合併症も重篤であるため，下記の合併症が出現していないかに常に注意する必要がある．

合併症

下肢虚血，血栓塞栓，動脈損傷，大血管損傷，出血，感染．

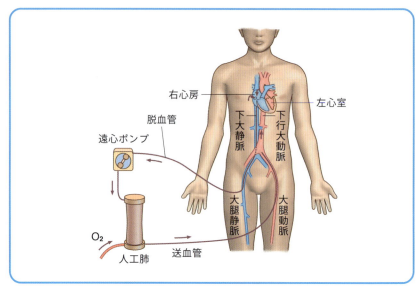

図Ⅱ-3-8　経皮的心肺補助装置（PCPS）の模式図

pVAD：percutaneous ventricular assist device

CHIP：complex and high-risk intervention in indicated patients

> **もう少しくわしく**
>
> ### 経皮的左室補助装置（pVAD）
>
> 近年，心原性ショックや，病変の複雑性・合併心疾患・併存症にて治療上ハイリスクな患者に対する心臓カテーテルインターベンション（CHIP とよばれる）の際に，「経皮的左室補助装置（pVAD）」が用いられるケースが増えている．挿入は救急処置室・血管撮影室・手術室などで行われる．日本で現在使用可能な pVAD は Impella（インペラ，日本アビオメッド社）のみであり，その循環を補助する力は IABP と PCPS の中間程度である．Impella は主に大腿動脈または鎖骨下動脈から挿入し，大動脈を逆行し，大動脈弁を越えて左心室に先端を入れることで，軸流ポンプ*が左心室から大動脈に血液を送り出し，大動脈の流量を補助する．使用には抗凝固療法が必要である．PCPS に準じた合併症に加えて，先端の位置異常に注意が必要である．

＊軸流ポンプ
左室補助装置のポンプには連続流型と拍動流型があり，連続流型には軸流ポンプと遠心ポンプがある．軸流ポンプは，羽根車が回り，その軸の向きに血液を押し出す形式であり，小さな径と，高い回転数が特徴である．

メモ
インターベンション（intervention）は，間に入ること，介入などの意味で，薬物による内科的治療と，手術による外科的治療の間に位置する治療法であることから，この用語を使うようになった．

2　心臓カテーテルインターベンション

心臓カテーテルインターベンションとは

心臓カテーテルインターベンションとは，カテーテルとよばれる細い管状の治療器具（直径約 2 mm）を，皮膚に小さな穴をあけて血管へ通し，血管の中から心臓を治療する総称である．胸部を切り開く大きな手術の必要がないことから，患者にとって侵襲の低い（負担が少ない）治療法として注目されている．

心臓カテーテルインターベンションは，冠動脈の動脈硬化に対する PCI

（後述）を中心に技術も器具も発展してきた．PCIで培われた技術や器具を応用し，その他の疾患（不整脈，心臓弁膜症，心房中隔欠損症など）に対してもカテーテル治療によるデバイス（device）治療が行われるようになってきた．これらのデバイス治療でも，PCI同様，動脈や静脈などの血管の中からアプローチして治療を行う．それぞれの病態に応じて多様な器具デバイスが開発されている．治療には専門的な知識と技術が必要な場合が多いため，施設や術者認定制度があり，限られた施設のみで治療が行われる手技も多い．

外科手術とカテーテル治療の選択

　カテーテル治療は長期予後が不明な治療も多いため，外科手術かカテーテル治療かは，症例の年齢や病態に応じて，外科医ともよく相談してベストな治療法を選択する．

侵襲性・副作用・リスク・注意点

　それぞれの治療は外科手術に比べると侵襲性はきわめて低い．ただ，カテーテル治療では血管内から治療をするためそれぞれの治療法や治療部位に応じた特有な合併症が起こる可能性がある．具体的には，血管の損傷や穿孔，穿刺部の出血性合併症，心筋の損傷による心タンポナーデ，空気塞栓，使用デバイスの脱落などである．いずれもまれな合併症ではあるが，外科的な介入が必要な場合は，外科医との協力が必要になることもある．循環器内科医だけではなく，心臓外科医，小児心臓外科医，小児循環器医，麻酔科医，カテ室・手術室看護師などと治療方針を共有しておくことも重要である．

2-1　PCI

A　PCIとは

　PCIとは，**経皮的冠動脈形成術**（percutaneous coronary intervention，通称「ピーシーアイ」）の略であり，冠動脈（心臓を栄養している血管）を血管の中から治療することをさす．従来はバルーンのみで治療を行う**経皮的古典的バルーン血管形成術**（**POBA**，通称「ポバ」）しかなかったが，今はステントを用いた治療が一般的である．狭心症の治療には，内科治療である薬物療法とPCI，外科手術である**冠動脈バイパス術**（**CABG**）（p.135参照）がある．PCIは局所麻酔で行い患者負担も少ない．PCIで治療可能な虚血性心疾患では，PCIを行うことが多い．

POBA：percutaneous old balloon angioplasty

B　目的・適応

　PCIは冠動脈の**動脈硬化**（p.167参照）が高度なとき，その狭窄を解除して血流の流れを改善させるために行う．動脈硬化によって狭窄が進むと**狭心症**

第Ⅱ章　循環器疾患の診断・治療

となり，突然に完全閉塞すると心筋梗塞となる．動脈硬化が起きていてもすべての症例が治療の対象となるわけではなく，心臓カテーテル検査（p.80 参照）で，冠動脈の狭窄が 75%以上あるときに PCI の適応となる．冠動脈の狭窄は 0%，25%，50%，75%，90%，99%，100%など目視で判断するため（p.81 参照），PCI の必要がない 50%の狭窄か，PCI の必要がある 75%以上の狭窄かの判定に迷う場合がある．その場合には血流予備量比（FFR や iFR，p.81 参照）やまれに血管内超音波（IVUS）を使用するほか，カテーテル診断に加えて心筋シンチグラフィ検査（p.83 参照）や負荷心エコー検査*などにより，負荷時の心筋血流を判定して PCI の適応を決定する．心筋梗塞を起こすと心筋の壊死が起こり後遺症が残るため，PCI 適応を判断して早期に治療することが重要である．

IVUS：intravascular ultrasound

＊負荷心エコー検査
運動負荷と薬剤負荷（ドブタミン）の 2 種類がある．いずれも心臓に負荷をかけ，安静時にははっきりしない壁運動異常を心エコーで同定する．

C　PCI の実際

1）PCI の大まかな流れ

①心臓カテーテル室に入室後，穿刺部位（**図Ⅱ-3-9a**）を消毒し，清潔な覆布をかける．

②皮下に局所麻酔を行い，動脈血管内に一般の静脈留置針（**図Ⅱ-3-9b**）を挿入する．

③静脈留置針の外筒を通じて動脈から拍動性の逆血がみられたら，内針のみを抜き，残した外筒を通じて血管内へとガイドワイヤー（**図Ⅱ-3-9c**）を挿入する．

④X 線で血管の中にガイドワイヤーが走行していることを確認し，外筒を抜きワイヤーに沿ってシース（**図Ⅱ-3-9d**）を血管内に挿入する．その後，内筒ごとガイドワイヤーを抜く．

⑤次にシースを介してカテーテル用のガイドワイヤーを大動脈まで挿入し（**図Ⅱ-3-9e**），ガイドワイヤーを介して大動脈側から冠動脈内にカテーテルを挿入する．

⑥次はカテーテル内からさらに細いガイドワイヤーを冠動脈の末梢まで挿入し，そのワイヤーを介して冠動脈内にバルーンカテーテル（先端に風船のついた管）を挿入し，バルーンを膨らませて病変部を拡張する．

⑦その後，拡張部にステントを留置して，狭窄している冠動脈の血流を回復させることで PCI は終了となる．

CTO：chronic total occlusion

　PCI 自体は一般的に 1〜2 時間で終了するが，CTO とよばれる慢性完全閉塞は 3 ヵ月以上（慢性）にわたり冠動脈が閉塞している病変であり，病変が硬く PCI の中でも最も難易度の高い治療となる．CTO 治療は 5〜6 時間に及ぶこともある．造影剤使用量や，放射線被曝，患者の負担などから，CTO における PCI は中止せざるを得ないことがあるが，通常の PCI ではそ

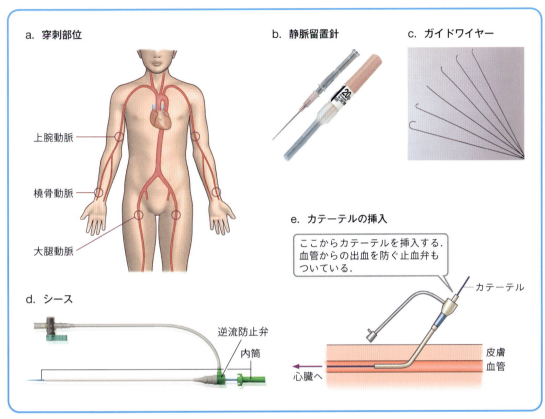

図Ⅱ-3-9　PCI時のシース，カテーテルの挿入
a：穿刺部位．
b：静脈留置針．外筒と内筒で構成され，外筒は軟らかい素材で作られており静脈内に長期間の留置ができる（感染予防のため，72〜96時間ごとの交換が一般的）．内筒である針は穿刺のために使用される．
c：ガイドワイヤー．心臓カテーテルの器具を目的とする血管へ導くため，カテーテルの中に挿入して用いる細い鋼線のこと．先端がJ型，ストレート型などさまざまな形状と太さの種類がある．
d：シース．アプローチ部位に刺し，各種カテーテルを血管内に挿入させるための管．
e：カテーテルの挿入．
（写真提供：テルモ株式会社）

こまで長時間に及ぶことはまれである．

2）主なPCIの手技

動脈硬化は病変の硬さ，長さ，分枝血管，屈曲など，さまざまなケースに対応する．そのため，PCIでは下記のようにさまざまな治療用器具が開発されており，病変に応じてベストな治療法を選択している．主なPCIの手技を以下に示す．

①経皮的古典的バルーン血管形成術（POBA）（図Ⅱ-3-10a）

PCI治療で最も基本的な手法である．造影剤で満たしたバルーン内に圧をかけて病変で膨らませて血管を拡張する．血管への軽い損傷を伴うため，ステントが使用できるようになってからはこの手技単独で終了する場合はほとんどない．

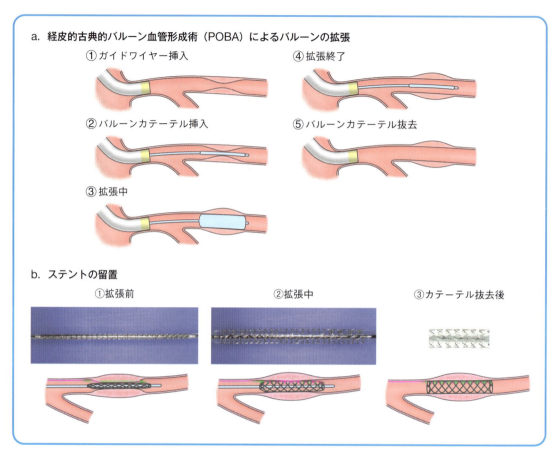

図Ⅱ-3-10 PCIにおけるバルーンの拡張，ステントの留置
（写真提供：テルモ株式会社）

②ステント留置（図Ⅱ-3-10b）

ステントは冠動脈内で拡張可能な網目状の金属製の筒である．ステンレススチールやコバルト合金などの金属でできている．病変に応じてさまざまな長さや径がある．初期に開発されたステントはベアメタルステント（BMS）とよぶ．BMSで多かったステント内再狭窄を防ぐため，ステント表面に免疫抑制薬などの薬剤を塗布した薬剤溶出性ステント（DES，通称「デス」）が後に開発された．ステントは冠動脈内に挿入されたまま残るが，時間を経て吸収される生体吸収性ステントなども開発されている．

BMS：bare metal stent

DES：drug eluting stent

③ロータブレーター（rotablator）

ロータブレーターは先端にダイヤモンドが散りばめられた回転ドリルのことである．動脈硬化が高度となり石灰化が強く，バルーンのみでは十分な拡張が得られないときに使用する．冠動脈内で高速回転させることで動脈硬化病変を赤血球よりも小さい破片に破砕し，硬い病変を削ることで病変を拡張させる．高い技術を必要とするので限られた施設のみで使用可能である．

> メモ
> 硬い動脈硬化病変を削ることをアテレクトミー（atherectomy）とよぶ．

④レーザー（エキシマレーザー）

カテーテルの先端からレーザーを照射することで、病変部に付着した動脈硬化病変を蒸散させる手技．ロータブレーターでは治療が困難な、急性心筋梗塞などの血栓性病変やステント再閉塞といった病変にも有効であり開発された．

⑤血栓吸引療法

急性冠症候群などで動脈硬化病変が軟らかい場合、血栓を吸引カテーテルで吸いとることで、血行を改善させる手技．

3）PCI 実施前後の流れ

看護師による PCI 前のオリエンテーションが重要である．患者は治療に対する不安があるため、事前に治療の流れや情報を共有し不安の緩和を図る必要がある．

PCI の穿刺部位は、橈骨動脈、上腕動脈、大腿動脈のいずれかである（図Ⅱ-3-9a）．橈骨動脈が一般的だが、動脈が細いときや、血管攣縮が起きやすい場合、動脈触知が不良のときは、その他の部位から行う．上腕動脈は治療後の患者負担は少ないが、神経損傷や動静脈瘻*が起きやすい．大腿動脈は治療後の安静時間が長く患者負担が大きく、出血リスクなどがある．それぞれ一長一短であり、術者が総合的に判断して穿刺部位を決定する．

以下に、治療前日からの必要な準備の流れを示す．

＜治療前日＞

穿刺予定部位である動脈の触知を行い、動脈拍動の有無を確認する．穿刺部位より末梢の両足背動脈の触知や、触れない場合は後脛骨動脈、膝窩動脈などの触知できる動脈も探しておく．血栓塞栓や血流途絶時の早期発見につながる．

大腿動脈穿刺の場合は、感染予防のため事前に除毛用バリカンで除毛をする．大腿動脈穿刺では、術後6時間近くの床上安静が必要となる．尿道カテーテル留置で排尿できることを事前に確認しておく．場合によっては床上排泄の練習が必要となる．

午前中の検査時は朝食が禁食となり、少量の水分摂取のみ可能である．午後からの検査では朝食は可能だが昼食は禁食となる．治療時に使用する造影剤の副作用による胃内容物の嘔吐を防止するためである．

＜治療日＞

検査開始直前には、食事・飲水・内服は前日のオリエンテーションを説明しながら対応する．必要があれば尿道カテーテルの留置を行う．PCI 時に造影剤の使用量が多いと腎機能悪化につながる（造影剤腎症）ため、術中も輸液を行うので、事前に輸液ラインの確保を行う．腎機能が悪い患者には検査前日から輸液が必要となる．また、前投薬（鎮静薬や抗不安薬など）や検査室出棟時に投与する薬剤などは、事前に指示を確認しておき、確実に投与

---

*動静脈瘻
動脈と静脈が穿刺によってできた瘻口を介して交通してしまうこと．

📝 **メモ**
造影剤アレルギーがある場合はメチレイドなど、抗菌薬を出棟時に使用する場合もある．

しておく必要がある.

心臓カテーテル検査室に移動後は,検査室の看護師に引き継ぐことになるので,前投薬の確認,感染症の有無,腎機能や抗凝固薬の投与有無などの引き継ぎを行い,患者の名前やIDを再度確認して患者取り違えがないように何重にもチェックする.

PCIの詳細は上述のとおりである.PCI後はシースを抜去して圧迫止血する.大腿動脈穿刺後の圧迫固定は,圧迫ロール(通称「コロ」)と粘着力の強いテープで止血部位がずれないように頑丈に固定する.術者によりアンジオシール™という止血時間が短い道具を使用する場合がある.

> **メモ**
> 施設によっては病棟に戻ってシースを抜去する場合もある.

＜治療後＞

心臓カテーテル検査室から病棟への引き継ぎでは,PCI治療の結果,患者状態,造影剤の使用量,穿刺部位などの申し送りを受ける.病棟への移動後,心電図,バイタルサイン,穿刺部位や出血の有無の確認,自覚症状などをチェックする.

治療後は止血目的による安静が必要になる.患者には動いてもよい範囲を厳守してもらい,苦痛の緩和を図る.大腿動脈からの穿刺の場合,約6時間以降に圧迫除去し,トイレ移動が可能となる.橈骨動脈穿刺の場合でTRバンド®という空気圧で圧迫止血している場合は,専用のシリンジを用いて術者の指示どおりに空気圧を抜き(たとえば2時間後に2mLなど)少しずつ圧迫圧を軽減させる.治療後の穿刺部出血などの合併症の早期発見に努める必要がある.

動脈の最終止血解除は再出血時に圧迫が必要となるため通常は医師が行う.活動の自由度は,合併症の出現などに注意しながら,医師の指示の下に拡大させていく.圧迫不良や体動,抗凝固薬使用時などによる再出血にはとくに注意が必要である.

術後は穿刺部位の圧痛や,床上安静が長いことによる腰背部痛など疼痛の訴えも多い.鎮痛薬の使用で疼痛の緩和を図ることも可能なので,医師に相談する.

D 侵襲性・副作用・リスク・注意点

PCIは外科手術である冠動脈バイパス術(CABG)(p.135参照)よりは負担が少ないため,侵襲性は低いといえる.問題なく治療が終わればPCIでは2泊3日程度で退院することができ,仕事にも復帰できる.ただ,PCIは直径が1〜4mm程度の細い冠動脈内にワイヤーを挿入してステント留置を行う相応の侵襲性を伴う手技でもある.

PCIに伴う合併症発生率は高いものではないが,以下のようなものは知っておく必要がある.

3 循環器疾患の治療

- **急性冠動脈閉塞**：ステントが開発されてからはきわめてまれだが，PCI後6時間以内に発症することが多い．治療部位の再狭窄や，治療部近位の冠動脈の閉塞などが原因である．
- **ステント血栓症**：留置したステントに血栓が付着してしまうこと．胸部症状や心電図で発見する．PCI直後から術後30日以内に発症することが多い．
- **不整脈**：モニタ心電図などで術後の頻脈性不整脈，期外収縮，房室ブロック，徐脈などに注意する．PCI直後から数日以内に発症することが多い．
- **冠動脈穿孔**：術中に，ガイドワイヤーやロータブレーター，ステント植込みに伴い冠動脈の穿孔（穴があくこと）が起きることがある．動脈血が急速に心嚢内へ漏れ出し，徐脈と血圧低下が起こる．処置が遅れると心タンポナーデ（p.254参照）に陥る．場合によっては外科的な介入が必要となる．
- **血圧低下**：極度の緊張や穿刺部の疼痛に伴う迷走神経反射などで起こる．穿刺部位の圧迫時や帰室直後に発症することが多い．比較的発症頻度が高く，アトロピンを静注することもある．術前の絶食などによる脱水が原因のときは補液が必要である．
- **脳梗塞，その他の塞栓症**：術中に，カテーテルやガイドワイヤーの操作で大動脈壁に付着している粥腫（プラーク）（p.201参照）が剥離し，塞栓症が起こる．動脈内への気泡の混入などで空気塞栓が起こる場合もある．
- **造影剤による腎機能障害**：造影剤使用後の3日以内に発症することが多い．とくに高齢者に多い．造影剤使用が多量になると起きやすい．十分な補液が必要である．
- **穿刺部出血**：大腿動脈穿刺では，**腹腔内出血**✎が起こると，発見が遅れ輸血が必要となるほどの重大な合併症につながることがある．圧迫不良時には穿刺部位が**仮性動脈瘤***となり瘤化することがある．また，穿刺時に動脈と静脈が交通する**動静脈瘻**✎となる場合があり，再圧迫が必要になる（p.82参照）．
- **圧迫止血による虚血**：圧迫止血時には，周囲の血管も同時に圧迫するため，圧が強すぎる場合は，末梢部に虚血が起きることがあることにも注意が必要である．深刻なケースでは壊死などの合併症にもつながる．圧迫部位の末梢がチアノーゼ（皮膚や粘膜が青紫色）を呈している場合や，患者からの痛み・しびれ・感覚異常の訴えがある場合には，医師に相談する．再出血しない範囲内で圧迫の圧を下げてみることが重要な場合も多い．

✎ メモ

鼠径部よりも頭側で穿刺すると，大腿部ではなく腹腔内に出血し，後腹膜血腫を生じることがある．

---

*仮性動脈瘤 (p.180 参照)

動脈の壁は内側から内膜，中膜，外膜の三層構造となっている．動脈の壁が三層構造のまま瘤状（こぶ状）に膨らんだ状態を真性動脈瘤とよぶのに対して，三層構造が裂け，漏れた血液が周囲の組織に包まれた状態を仮性動脈瘤とよぶ．仮性動脈瘤はすでに破れた状態であるため，早急な処置を必要とする．

✎ メモ

聴診によるシャント音・雑音で診断される．

112　第Ⅱ章　循環器疾患の診断・治療

2-2 | カテーテルアブレーション

A　カテーテルアブレーション（catheter ablation）とは

　非開胸下にて経皮的に（通常，経血管的に）アブレーションカテーテルの先端電極を心臓内の不整脈の発生部位に到達させ，カテーテルを通じて体外から高周波エネルギー，冷凍凝固，レーザーなどによる心筋焼灼を行うことにより，不整脈回路の遮断や不整脈起源を消去することで治療する．

AVRT：atrioventricular reciprocating tachycardia
AVNRT：atrioventricular nodal reentrant tachycardia

B　目的・適応と治療標的

　頻脈性不整脈の原因となっている心筋組織を焼灼することで不活性化させて頻拍を治療することが目的である．以下に適応疾患と治療標的を示す．

▌上室不整脈

1）WPW 症候群・房室回帰性頻拍（AVRT）（p.xii，267 参照）

　失神などの症状や QOL 低下を伴う頻拍発作がある場合や心房細動による頻拍を伴う場合，職業的な理由がある場合 も適応になりうる．病態の本質は心房-心室間の副伝導路の存在である．心臓電気生理検査により副伝導路の部位を特定し，通電を行う．

> **メモ**
> たとえばタクシードライバーなど，第二種運転免許（乗客を乗せて運転する）が必要な職業．

2）房室結節リエントリー性頻拍（AVNRT）（p.266 参照）

　失神などの重篤な症状や QOL の低下を伴う頻拍発作がある場合や，頻拍発作があり患者がカテーテルアブレーションを希望する場合に適応となる．AVNRT は房室結節に伝導速度の異なる 2 本（以上）の伝導路（房室結節二重伝導路）が存在し，その伝導路間でリエントリー回路（p.266 参照）を形成することで頻拍を生じる．通常はそのうち遅伝導路に対する通電を行う．

3）心房細動（AF）（p.262 参照）

　高度の左心房拡大や左心室機能低下を認めず，薬物治療抵抗性の有症候性発作性心房細動について第一に適応となる．多くの心房細動は肺静脈を起源とする異所性興奮をトリガーとするため，肺静脈の電気的隔離（PVI，通称「ピーブイアイ」「ピーブイアイソレーション」）により抑制できることが多い．高周波通電により左上下肺静脈および右上下肺静脈をそれぞれ一塊に囲むように焼灼を行うことで左心房との電気的連結を遮断する（図Ⅱ-3-11）ほか，近年では発作性心房細動に対してバルーンを用いた冷凍凝固（クライオバルーンアブレーション），バルーンを用いた熱凝固（ホットバルーンアブレーション，内視鏡レーザーアブレーション）も普及している（図Ⅱ-3-12）．

PVI：pulmonary vein isolation

4）心房粗動（AFL）・心房頻拍（AT）（p.265，266 参照）

　頻拍や失神，心不全などの症状，QOL 低下を伴う場合，心房細動治療中に出現した通常型心房粗動について適応となる．とくに（最もよくみられる）

3 循環器疾患の治療　113

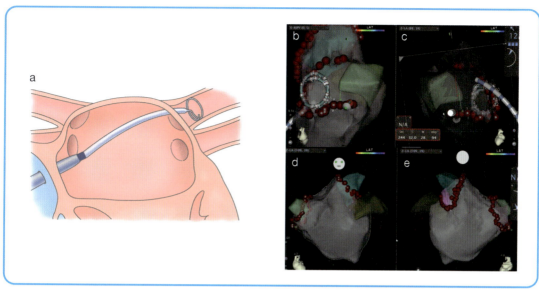

図Ⅱ-3-11　心房細動に対するカテーテルアブレーション
肺静脈にリング状カテーテルを挿入し，肺静脈電位を確認しつつ，高周波通電を行うことで，肺静脈と左心房の電気的隔離を行う．
a：心房中隔穿刺を経て，リング状カテーテルを肺静脈に挿入する．
b・c：各肺静脈を個別に隔離するのではなく，右上下肺静脈をまとめて隔離している．赤点が通電部位．
d・e：左右上下肺静脈の隔離完成後．赤点で示された通電部位が肺静脈を全周性に囲っている．

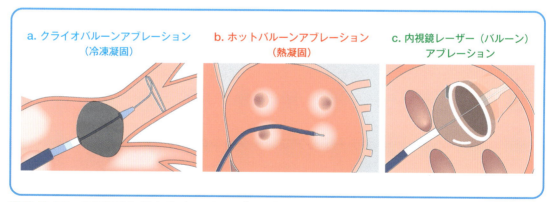

図Ⅱ-3-12　心房細動に対するバルーンアブレーション
a：亜酸化窒素ガスで拡張したバルーンを肺静脈に圧着させ，気化したガスにより冷却することで圧着部位の冷凍凝固を行い，一括で隔離を図る．
b：希釈造影剤で拡張したバルーンを肺静脈に圧着させ，高周波でバルーンを温めることで圧着部位の熱凝固を行い，一括で隔離を図る．
c：内視鏡を使い直視下でバルーンカテーテルを肺静脈に密着させ，心筋組織にレーザーを照射し，隔離を図る．

CTI：cavotricuspid
isthmus

通常型心房粗動では，三尖弁周囲を頻拍回路とするリエントリー性頻拍であり，三尖弁下大静脈間峡部（CTI，通称「イスムス」）において線状に焼灼することで回路を電気的に離断し治療する．

心室不整脈

1）心室期外収縮（PVC）（p.259 参照）

多形性心室頻拍あるいは心室細動の契機になり，QOL 低下または心不全を有する頻発性心室期外収縮で薬物療法が無効または使用不能の場合に適応となる．心室期外収縮の発生部位を特定し，同部位において通電を行う．

2）心室頻拍（VT）（p.267 参照）

①心機能低下または心不全に伴う単形性心室頻拍で，薬物療法が無効または使用不能の場合，②植込み型除細動器（ICD）（後述）が頻回に作動し，薬物療法が無効または使用不能の場合，③有症候性で QOL 低下を伴うが，基礎心疾患を有さない特発性心室頻拍で，患者が希望する場合に適応となる．器質的心疾患に伴う心室頻拍は血行動態的に不安定なことが多く，頻拍中に回路の同定を行うことがしばしば困難なことがある．その場合，心筋障害の部位を同定することでリエントリーの発生に不可欠な緩徐伝導部位を推定し，アブレーションすることで治療しうる．心内膜側（心内腔側）からのアブレーションで治療できることも多いが，頻拍起源が心外膜側に存在することもあり，心外膜側からのアプローチが必要なことがある．

いずれの不整脈においても，適応の判断で重要なことは，自覚症状の有無，血行動態の破綻など心不全への寄与である．現在では技術の発達により，ほとんどの上室不整脈がカテーテルアブレーションの適応となりうる．とくに WPW 症候群，房室結節リエントリー性頻拍，三尖弁周囲を頻拍回路とする通常型心房粗動では，成功率，非再発率も高い．しかし，心房細動や器質的心疾患に合併した心室頻拍についてはさらに治療成績の向上が必要である．

C　カテーテルアブレーションの実際

検査・治療は 2 時間以上にわたることが多く，適宜局所麻酔のみならず点滴などによる鎮静を行う．膀胱留置カテーテルを挿入することが多い．大腿動静脈，内頸静脈，鎖骨下静脈などから電極カテーテル，アブレーションカテーテルを挿入し，疾患により洞結節付近，房室結節付近，右心室，冠静脈洞，肺静脈に進める．これらのカテーテルを利用して心臓内部の電気信号を記録しながら，不整脈の誘発，診断，加療を行う．とくに心房細動を中心とする左心系（左心房）へのアプローチの際には，心房中隔穿刺（ブロッケンブロー法）を行い，右心房から卵円窩を通じて左心房に到達する．加療後，不整脈が誘発されないことを確認し，手技を終了することが多い．

> **メモ**
> 心房中隔穿刺部は自然閉鎖すると考えられているが，閉じないこともあるので注意が必要である．

大腿動静脈からのアプローチが多いため，術後は患部を圧迫止血し，安静が必要となる．安静解除後の歩行の際には出血の有無に注意する．

D 侵襲性・副作用・リスク

心臓穿孔，それにより心臓周囲に血液が貯留し，血圧が低下してしまう心タンポナーデ（p.254参照）をきたすことがある．その場合，速やかな心嚢穿刺（p.99参照）が必要となる．その他，肺・脳などの塞栓症，出血・血腫があげられる．

刺激伝導系の損傷をきたした場合，治療中または治療後，房室ブロックや洞不全を生じる場合があるので，モニタ心電図および定期的なバイタルの確認が必須である．

2-3 ペースメーカ植込み術

A ペースメーカとは

自覚症状，血行動態に影響しうる徐脈性不整脈に対して，心筋に電気刺激を送り，心筋収縮をもたらすデバイスである．血行動態に関与する一時的な徐脈性不整脈に対しては，緊急避難的に一時的ペースメーカを用いる．長期的に必要な場合には恒久的ペースメーカ植込みを行う（図Ⅱ-3-13）．

B 目的・適応

電気信号の解析，刺激を発生するジェネレータ（電池かつ刺激発生装置；

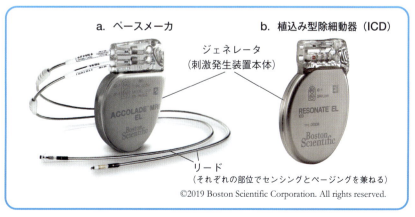

図Ⅱ-3-13　不整脈治療に用いるデバイス
（写真提供：ボストン・サイエンティフィックジャパン株式会社）

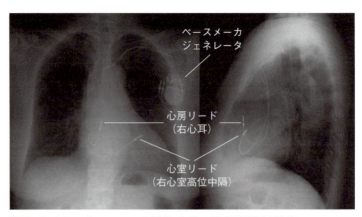

図Ⅱ-3-14　ペースメーカ植込み後の胸部単純X線像
本症例ではジェネレータを左前胸部，心房リードを右心耳，心室リードを右心室高位中隔に留置している．

本体）と，電気信号を感知（センシング：sensing）もしくは電気信号を伝える（ペーシング：pacing）リードで構成される．自己伝導の有無に応じてペーシングを行い，徐脈性不整脈に対して電気刺激を与えることで心拍数を保つことを目的とする．

適応には，主に2種類の徐脈性不整脈があげられる．

①洞不全症候群（p.271参照）
- 失神，めまい，ふらつきなど洞停止に伴う症状を有する場合．
- 心拍数の減少により息切れなどの心不全徴候を伴う場合．
- 原因不明の失神があり，心臓電気生理検査で洞機能低下が証明された場合．

②房室ブロック（p.272参照）
- 失神，めまい，ふらつき，心不全など有症候性の第2度房室ブロック．
- 無症候性の第2度房室ブロックであっても，モービッツ（Mobitz）Ⅱ型，あるいは心臓電気生理検査にてヒス（His）束内またはヒス束下ブロックが示された場合．
- 有症候性・無症候性を問わず，第3度房室ブロック（完全房室ブロック）．

C　ペースメーカ植込み術の実際

前胸部に植込むことが多い．鎖骨下静脈または腋窩静脈に穿刺を行い，ガイドワイヤーを挿入後，シースを介してリードを挿入する．心房リードは右心耳または心房中隔，心室リードは右心室中隔または右心室心尖部に留置することが多い（図Ⅱ-3-14）．波高*，刺激閾値*，リードインピーダンス*に問題なければ固定を行う．ジェネレータ（本体）に接続し，一般的には大胸

---

*波高
心房におけるP波，心室におけるQRS波の高さ（mV）．センシングに重要．

*刺激閾値
心筋を補足できる最小の出力（V/ms）．ペーシングに重要．

*リードインピーダンス
リードの抵抗値．センシング，ペーシングに加え，電気消耗にも重要．

表Ⅱ-3-1　ペースメーカ設定（ICHD コード）

1文字目	刺激部位（ペーシング部位）	A：心房，V：心室　D：心房・心室
2文字目	感知部位（センシング部位）	A：心房，V：心室　D：心房・心室
3文字目	応答形式	I：抑制，T：同期，D：心房同調心室ペーシングまたは抑制
4文字目	心拍応答機能	R：心拍応答機能あり

モード設定例：DDD，DDI，DDDR，AAI，AAIR，VVI，VVIR など
代表的なモードの説明：
- AAI：洞不全のみの場合には心房においてペーシング/センシングを行う．房室伝導が保たれていれば，心室については心房の興奮に引き続き自己 QRS 波がみられるため，心室におけるペーシング/センシングが不要となることが多い．
- DDD：房室ブロックの際には心房をセンシング/ペーシングし，それに引き続いて心室をペーシング/センシングする．
- VVI：主に心房細動の場合，心房のペーシングは不可となる．心室においてペーシング/センシングを行う．自己 QRS 波がある場合にはペーシングを抑制する．

筋膜上に作製したポケットに挿入する．創部を縫合し，終了となる．

　術後は創部の血腫・離開がないこと，胸部 X 線でリードの脱落がないこと，モニタ心電図でペーシング不全，センシング不全がないことを観察する．

D　ペースメーカ設定

　ペースメーカの設定には ICHD コードが用いられる（**表Ⅱ-3-1**）．1 文字目を刺激（ペーシング）部位，2 文字目を感知（センシング）部位，3 文字目を応答形式，4 文字目を心拍応答機能*とする．

*心拍応答機能
加速度センサや胸郭インピーダンスを用いた呼吸モニタにより身体の活動を推測し，それに応じて心拍数を自動で調整する．

E　侵襲性・副作用・リスク

　リード穿刺による気胸，細菌感染，出血・血腫，心臓穿孔，リード移動・脱落などがあげられる．術後，創部の観察が必要である．一般的に植込みから 1 週間程度は植込みを施行した側の上肢は肩よりも上にあげないように指導することが多い．

CRT：cardiac resynchro-
nization therapy

> **もう少しくわしく　心臓再同期療法（CRT）**
>
> 心不全においては心室内伝導障害，心房心室間同期不全，心室内同期不全，心室間同期不全が生じやすい．冠静脈洞からペーシングリードを冠静脈内へ挿入し，右心室とともに左心室をペーシングすること（両心室ペーシング）でこれらを改善することによる心不全治療を心臓再同期療法（CRT）という．CRT有効性の予測指標として左室駆出率の低下と心電図上の幅広いQRS波が重要である．ガイドラインでは幅広いQRS波の基準として120 msec以上とされている．

2-4 植込み型除細動器

ICD：implantable
cardioverter defibrillator

A 植込み型除細動器（ICD）とは

心室細動（VF）（p.270参照）や血行動態の破綻する心室頻拍（VT）（p.267参照）に対して自動的に電気的除細動を施行し，救命を行う植込みデバイスである．経静脈ICDではペースメーカ機能も併せもっており，ペースメーカに電気的除細動の機能が付加されたものと解釈できる．

B 適応

第一に心室細動/心室頻拍の既往を有する症例である（二次予防）．心駆出率35％以下・器質的心疾患を有し，致死的不整脈のリスクが高い症例についても適応とされる（一次予防）．ブルガダ（Brugada）症候群（p.276参照），QT延長症候群（p.270参照）のような遺伝性不整脈についても適応が検討される．

C ICD植込み術の実際

植込み手技はペースメーカと同様である．しかし，デバイスの大きさが異なり（ICDのほうが大きい），ICDには右心室に留置するリードには除細動のためのコイルが付いている．ペースメーカについては心室リードを右心室中隔に挿入することも多いが，ICDでは除細動効率を考慮し，右心室心尖部に挿入するのが一般的である．

D ICD設定

前述のとおりICDはペースメーカ機能を有しており，その設定はペース

ATP：antitachycardia pacing

メーカと同様である．さらにICDには次のような治療のプログラミングを行う．心室細動については電気的除細動が主であるが，心室頻拍についてはまず抗頻拍ペーシング（ATP）を行い，頻拍の停止を試み，無効の場合に電気的除細動（p.100 参照）を行う．

E 侵襲性・副作用・リスク・術後の注意点

ペースメーカ植込み術と同様である．術後の注意点として，上室不整脈やT波のオーバーセンシング*により不適切作動をきたす可能性がある．

*オーバーセンシング
T波をQRS波と間違って数えてしまうこと．

もう少しくわしく　リードレスペースメーカ

リードが付属しておらず，本体のみからなるペースメーカをリードレスペースメーカという．大腿静脈からシースを挿入して心臓近くまで到達させ，リードレスペースメーカが装着されたデリバリーカテーテルを右心室に挿入し，留置する．静脈アクセスに問題がある場合，デバイス感染の既往などが選択理由となる．適応は通常のペースメーカと同様であるが，現時点では VVI 型，VDD 型のみであり，適応について施設でよく検討する必要がある．

臨床で役立つ知識　ペースメーカ等の植込み術後は電磁干渉に注意

電磁干渉についても注意を要する．各種溶接機，溶鉱炉，発電・変電施設，レーダ，電気風呂および身体に通電する機器，全自動麻雀卓，無線機，大型モータについては原則禁忌となる．注意を要するものとして，電動工具（のこぎり，ドリルなど），自動車などのエンジン，金属探知機（空港など），盗難防止装置，携帯電話，漏電している電気機器，電源を入れた状態での機器修理，電磁調理器・IH 炊飯器などがあげられる．例えば携帯電話・スマートフォンでは本体と 15cm，IH 機器では 50cm 以上離れることが推奨されている．

コラム　植込みデバイスの遠隔監視

植込みデバイスの管理について，これまでは外来での対面診療のみであったが，最近では通信技術の進歩により自宅での遠隔監視も可能となっている．導入する場合，退院前には遠隔監視器具の説明・同意が必要となる．

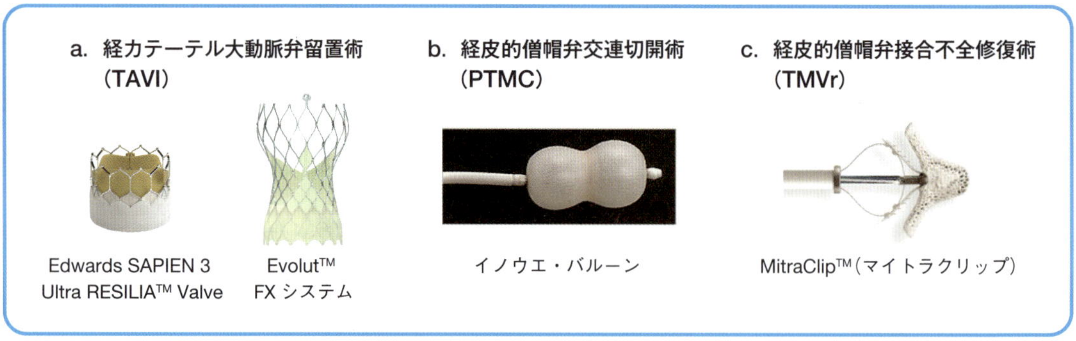

a. 経カテーテル大動脈弁留置術（TAVI）

Edwards SAPIEN 3 Ultra RESILIA™ Valve
Evolut™ FX システム

b. 経皮的僧帽弁交連切開術（PTMC）
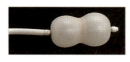
イノウエ・バルーン

c. 経皮的僧帽弁接合不全修復術（TMVr）
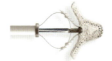
MitraClip™（マイトラクリップ）

図Ⅱ-3-15　カテーテルによる弁膜症治療
［写真提供：エドワーズライフサイエンス合同会社（Edwards SAPIEN 3 Ultra RESILIA™ Valve），日本メドトロニック株式会社（Evolut™ FX システム），東レ・メディカル株式会社（イノウエ・バルーン），アボットメディカルジャパン合同会社（MitraClip™）］

臨床で役立つ知識　ICDを植込んだ患者の自動車運転

ICDを植込むということは，心室細動/心室頻拍のリスクが高いということであり，作動時には失神を生じる危険性が高い．したがって自動車の運転は原則禁止である．現行の規則では，術後，一次予防では7日間，二次予防では6ヵ月間自動車の運転が不可となる（ただし，第一種運転免許のみ．第二種運転免許は恒久的に不可）．その期間に失神・除細動器作動がなければ，「運転が不可とはいえない」旨の診断書を作成し，運転が許容される．

2-5　弁膜症治療

A　目的・適応

心臓弁膜症（大動脈弁，僧帽弁疾患など）は，自然治癒することはないため，患者の状態によって，内科的治療か外科的治療を選択する．進行した弁膜症でうっ血性心不全の悪化を認めている場合，根治的な治療として従来は外科治療しか選択肢がなかったが，血管内からのカテーテル治療による心臓弁膜症の治療手技が開発された．

B　治療の実際（図Ⅱ-3-15）

1）大動脈弁バルーン形成術（BAV），経カテーテル大動脈弁留置術（TAVI）

大動脈弁狭窄症（AS）（p.212参照）に対するカテーテル治療としては，従来から大動脈弁バルーン形成術（BAV）が行われていたが，再狭窄が比較的早期に起き，大動脈弁狭窄症の修復術とはいいがたかった．

2013年から保険適用となった**経カテーテル大動脈弁留置術（TAVI**，通称

BAV：balloon aortic valvuloplasty
TAVI：transcatheter aortic valve implantation

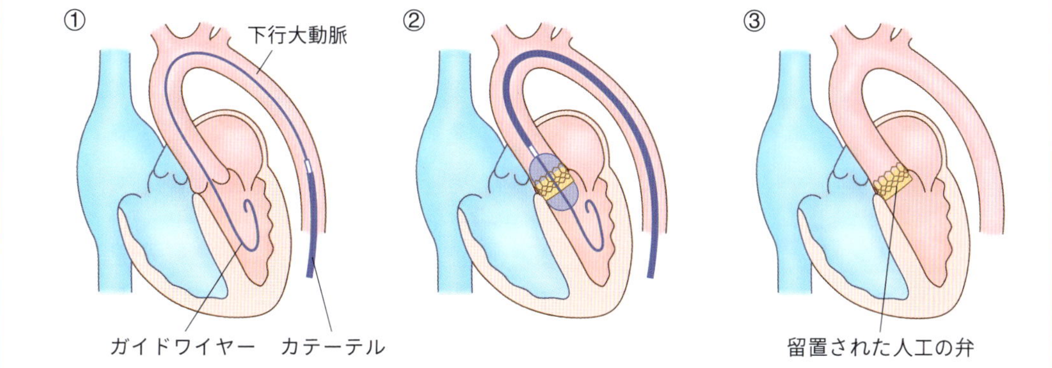

図Ⅱ-3-16　経カテーテル大動脈弁置換術（TAVI）の手順（経大腿動脈アプローチ，バルーン拡張型人工弁の場合）
①大腿動脈から生体弁を装着したカテーテルを挿入し，心臓まで運ぶ．
②大動脈弁の位置でバルーンを膨らませて生体弁を広げ，留置する．
③生体弁留置後，カテーテルを抜去する．

表Ⅱ-3-2　外科的大動脈弁置換術と経カテーテル大動脈弁留置術（TAVI）の比較

	外科的大動脈置換術	TAVI（経大腿アプローチ）
人工心肺	要	不要
アプローチ経路	開胸	大腿動脈
侵襲度	高	低
平均治療時間	5〜6時間	2〜3時間
平均入院期間	2週間程度	1週間程度
ハイリスク者（高齢者など）への適応	不向き	向いている

「タビ」）は，大動脈弁狭窄症への低侵襲なカテーテル治療として広まっている（**図Ⅱ-3-15a**，**図Ⅱ-3-16**，**表Ⅱ-3-2**）．TAVIは機能が低下している大動脈弁をカテーテルを用いて人工の生体弁と置き換える治療法である．外科手術に耐えられないと判断された高齢者にも適応可能な大動脈弁狭窄症の新しい治療方法となる．症例に応じて，大腿動脈からアプローチする経大腿アプローチが第一選択であるが，このアプローチが解剖学的に難しい場合は，鎖骨下動脈，上行大動脈や，肋骨の間を切除し心臓の下端（心尖部）からカテーテルを通す経心尖アプローチなどを個々の患者に応じて選択する．

2）経皮的僧帽弁交連切開術（PTMC）

僧帽弁狭窄症（MS）（p.219参照）に対しては**経皮的僧帽弁交連切開術**

PTMC：percutaneous transvenous mitral commissurotomy

（PTMC）がある．心臓内に血栓がなく，僧帽弁逆流症が重度でないことが前提で，弁の硬さなどを総合的に判断して適応を選択する．硬化した僧帽弁に対し，イノウエ・バルーンという風船（ダブルバルーン）（**図Ⅱ-3-15b**）のくびれの部分を僧帽弁口にセットして僧帽弁を拡張する治療である．僧帽弁狭窄症の重症例では再発が多いため，適応を慎重に考慮する．

3）経皮的僧帽弁接合不全修復術（TMVr）

TMVr：transcatheter mitral valve repair

僧帽弁逆流症（MR）（p.222 参照）に対して MitraClip^{TM}（マイトラクリップ）（**図Ⅱ-3-15c**）というカテーテルを使う**経皮的僧帽弁接合不全修復術（TMVr）**が海外では行われ，日本でも 2018 年より保険適用となった．大腿静脈から右心房に到達し，心房中隔に小さい穴をあけて左心房を介して僧帽弁に到達する．逆流を伴う僧帽弁の前尖と後尖をクリップでつかみ，固定したのちクリップを留置することで僧帽弁逆流を軽減する．

C 注意点

TAVI や TMVr では合併症に対する緊急の手術を行う可能性もあることから，血管撮影装置を備えた手術室である**ハイブリッド手術室***で行われることが多い．

> ***ハイブリッド手術室**
> 手術台と血管撮影装置を組み合わせた手術室のこと．基本は手術室のため，外科手術をその場で行うことも可能であり，カテーテルを用いる内科的治療と外科手術による治療を移動せず 1 つの部屋で行うことができる．

2-6 シャント閉鎖術

A 目的・適応

> ***シャント疾患**
> 動脈と静脈が交通している病態．

先天的なシャント疾患*（p.308, **表Ⅲ-11-1** 参照）では，従来は外科手術による閉鎖術しか治療手段がなかった．左右シャント量が多くなり心負荷をきたしている場合や，肺血流量（Qp）/体血流量（Qs）が 1.5 以上になるほどシャント血流が存在すると閉鎖術の適応となる．血管内からのカテーテル治療でのシャント閉鎖が可能なデバイスが多数開発されている．

B 治療の実際（図Ⅱ-3-17）

1）経皮的心房中隔欠損閉鎖術

ASD：atrial septal defect

左心房と右心房の間の壁に穴があいている先天的な疾患である心房中隔欠損症（ASD）（p.310 参照）に対して閉鎖栓とよばれるデバイスを用いた**経皮的心房中隔欠損閉鎖術**が行われている．大腿静脈からカテーテルを挿入し，右心房から心房中隔を介して左心房までデバイスを挿入する．その後，左心房と右心房それぞれでデバイスを傘のように開くことで，心房中隔を挟み込むようにして欠損孔を閉鎖する手技である（**図Ⅱ-3-17a**）．

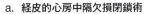

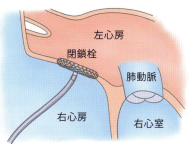
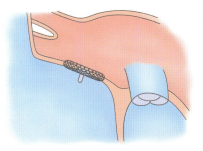

図Ⅱ-3-17　カテーテルによるシャント閉鎖術
(写真提供：アボットメディカルジャパン合同会社)

2) 経皮的卵円孔開存閉鎖術

原因がはっきりしない脳梗塞（潜因性脳梗塞）の既往があり，卵円孔開存（PFO）の脳梗塞への関与が疑われる患者に対する脳梗塞予防の治療として，ASDのカテーテル治療と同様に，専用の閉鎖栓を用いたカテーテル治療が行われている．日本では2019年より保険適用となり実施されている（図Ⅱ-3-17b）．

3) コイル塞栓術（コイルを用いたカテーテル治療）

体肺側副血行路，動静脈瘻，不必要な短絡（シャント）血管に対して，血管内からコイルを留置することで，シャント血流を閉鎖する手技である．

3　薬物療法

各種病態によってそれぞれ適切な薬物療法があるが，それぞれの薬剤についてのまとまった把握も重要であり，本項では循環器疾患の治療の際によく使用される薬剤について概説する．

A 輸液

循環器疾患は体液量の状態によって大きく左右されるため，病態によって適切な水分量および電解質の調整が求められる．うっ血性心不全では体液量が過剰（うっ血）になっており，その過剰に貯留した体液を体から取り除く必要がある．そのため，輸液量は過剰にならないように注意する必要がある．なかでもナトリウム（Na）量（塩分量）が最も重要であり，食事などの経口で摂取される Na 量に合わせて，輸液によって Na がどれほど投与されるか調整する必要がある．また利尿薬の使用によって低カリウム（K）血症を合併しやすく，血清 K 値の異常は致死的な不整脈発生のリスクを上げる．Na の調整に合わせて K の調整も忘れてはならない．

逆に虚血性心疾患，脳血管疾患など，器質的な血管内腔の狭窄がある場合には，体液量の不足（脱水状態）は，より血流障害を悪化させる可能性がある．このような場合には血流障害を改善させるべく，十分な輸液を行う必要がある．ただ，このときも過剰な輸液による心不全の増悪に注意し，輸液の前に心機能を確認することが望ましい．

輸液だけでなく，赤血球輸血が循環器疾患治療のうえで大事なケースもある．実際に貧血は虚血性心疾患の症状増悪や，心不全の増悪を引き起こす原因となることがあり，輸血による是正を検討する．

B 利尿薬

心不全の症状は体液過剰に伴う血液うっ滞（胸水，下腿浮腫，肺水腫）によって引き起こされ，過剰な体液貯留を軽減する効果をもつ薬剤使用が治療として有効である．その最も代表的な薬剤が利尿薬である．

利尿薬とは全般的に腎臓に作用し，電解質とともに水分を尿として排泄し，その結果体液を体外に排出させる．大きく分けて従来からのループ利尿薬，サイアザイド系薬，アルドステロン拮抗薬の3種類に加えて，近年バソプレシン拮抗薬も使用されている．

1）ループ利尿薬

ループ利尿薬はヘンレ係蹄上行脚に働き（図Ⅱ-3-18），Na の再吸収を抑えることで結果的に Na の排出を促す．強力な利尿作用と即効性があり，心不全の急性期治療に頻繁に利用される．結果として K の排泄も促すため，低 K 血症に注意が必要である．過剰な利尿の結果，脱水や腎機能障害を招くことがあり，適切な用量調整が必要である．もともと腎機能障害を有する患者では必要量が増加する．また非ステロイド抗炎症薬*の併用によって腎機能の低下を招くことがあり，注意が必要である．最もよく使用されるループ利尿薬がフロセミドであるが，より長時間作用型のアゾセミド，トラセミドが

*非ステロイド抗炎症薬
non-steroidal anti-inflammatory drugs（NSAIDs），通称「エヌセイズ」，いわゆる消炎鎮痛薬，解熱薬といわれる薬剤の多くはエヌセイズである．

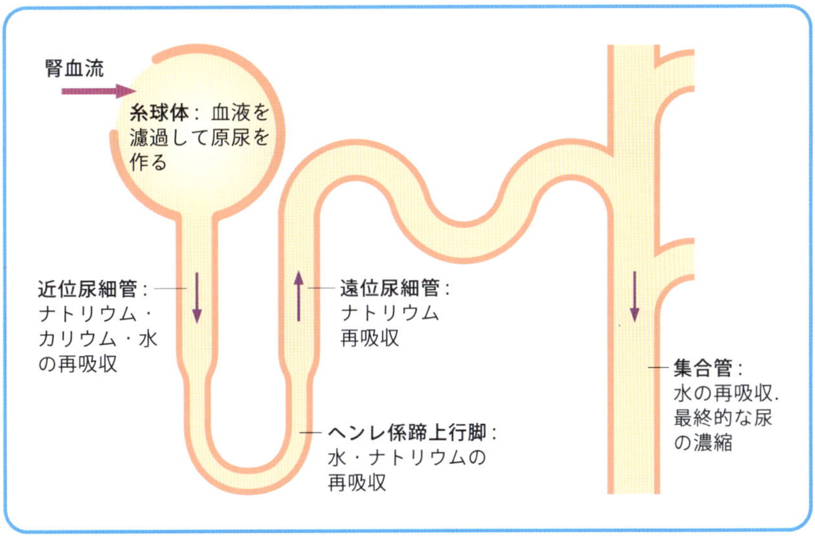

図Ⅱ-3-18　腎臓の組織

出てきており，状況によって使い分ける．

2) サイアザイド系薬

　サイアザイド系薬は遠位尿細管に作用し，Na の再吸収を抑えることで Na の体外への排出を促す．他の利尿薬より血圧を降下させる作用を併せもち，降圧薬としての使用頻度のほうが高い（p.128 参照）．作用部位の違いにより，ループ利尿薬との併用で相乗的な利尿効果を得ることが可能である．ただし腎機能障害がある場合には効果が得られにくいため注意が必要である．

3) アルドステロン受容体拮抗薬

　アルドステロン受容体拮抗薬は別名カリウム(K)保持性利尿薬という呼称もあり，腎臓の遠位尿細管〜集合管にかけて作用し，アルドステロンの作用をブロックする．心不全ではレニン-アンジオテンシン-アルドステロン系（図Ⅱ-3-19）の亢進が病態の1つであるが，アルドステロン受容体拮抗薬によって最後の部分をブロックすることで心不全に対する治療効果も期待できる．

　この種類の利尿薬は利尿を目的として単独に使用されることは少なく，他の利尿薬と併用することで作用を増強させる働きや，低 K 血症を抑える働きを担っている．K 値が上昇しやすいため，高 K 血症に注意する必要があり，とくに腎機能障害の場合の使用は注意が必要である．

4) バソプレシン受容体拮抗薬

　バソプレシンは抗利尿ホルモンともよばれ，腎集合管（図Ⅱ-3-18）にある受容体を介して水の再吸収を促進するホルモンである．この受容体をブロックし，水の腎臓での再吸収を抑制することにより，結果的に水を排泄させて利尿を促す（水利尿効果）のがバソプレシン受容体拮抗薬*である．電

*バソプレシン受容体拮抗薬
経口薬トルバプタンが製品化され使用されている．

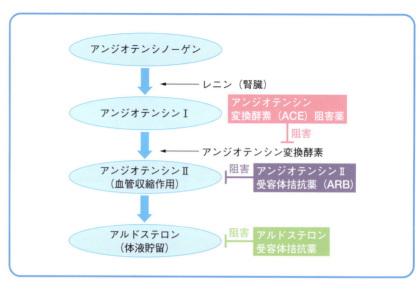

図Ⅱ-3-19　レニン-アンジオテンシン-アルドステロン系
ACE：angiotensin converting enxyme，ARB：angiotensin Ⅱ receptor blocker

解質の喪失を伴わない利尿薬ということで，低Na血症の際にも有効である．一方で多量の水利尿により高Na血症になるおそれがあり，導入は少量から慎重に行う．副作用としては強い口渇の自覚がある．

5）SGLT2阻害薬

SGLTとはナトリウム・ブドウ糖共輸送担体のことを示し，腎臓の尿細管に存在し，ナトリウムやブドウ糖を再吸収する役割をもつ．SGLT2阻害薬はこの輸送担体の働きを抑制するため，結果としてブドウ糖およびナトリウムが尿中に排泄される．糖尿病の治療薬として使用されるが，ナトリウム利尿を促す作用があるため，心不全に対しても用いられる．他に腎保護作用などを併せもつ．

SGLT2：sodium-glucose cotransporter 2

C　降圧薬

降圧薬は作用メカニズムによって何種類かに分類される．高血圧に合併する心不全や腎機能障害，糖尿病など，合併症を含めたそれぞれの症例の状況によって適切な薬剤が選択される（p.175，表Ⅲ-1-5参照）．たとえば，心不全時には心保護作用のあるβ遮断薬やアンジオテンシン変換酵素阻害薬，アンジオテンシンⅡ受容体拮抗薬を用いて最大限の心保護を図ることが重要である（p.20参照）．1剤のみでの降圧で不十分な場合には，複数の薬剤を用いて治療することが多い．

1）カルシウム（Ca）拮抗薬

カルシウム（Ca）拮抗薬は血管平滑筋細胞のCaチャネルに特異的に結合

し，細胞内へのカルシウムイオン（Ca^{2+}）の流入を抑えることで平滑筋の収縮を抑える．この結果，平滑筋が弛緩し，血圧が低下する．日本で最も使用頻度の高い降圧薬の1つである．Ca拮抗薬にはいくつかの種類があり，降圧以外に血管拡張作用，心収縮力の抑制作用を有し，一部のCa拮抗薬には刺激伝導系の抑制作用などを併せもつ．内臓の臓器血流を保持しつつ降圧を図ることができるため，臓器障害合併の場合や高齢者で使用しやすい．前述の作用により，高血圧の治療のほかに狭心症，不整脈の治療の際に用いられる場合もある．高血圧が持続すると左心室の圧負荷から心臓のリモデリング（再構築）が生じ，心筋の肥大や線維化が生じるが，Ca拮抗薬の使用で血圧を下げることで，その進展を抑えることができる．その結果将来的な心不全の発症を予防する．Ca拮抗薬の副作用としてほてり感，歯肉増生，下腿浮腫などがあげられる．グレープフルーツの摂取により薬物濃度が上昇するおそれがあり，食事注意を説明する．

もう少しくわしく　高血圧による臓器障害とは？

高血圧の負荷により障害が起きやすい臓器として，眼底，心臓，腎臓，血管があげられる．なかでも心臓の反応は，高い血圧に見合う圧力を心臓で作り出す結果，心筋は肥大し，心筋の厚みが厚くなる．これをリモデリングとよび，この状態に長期間さらされると心臓の拡張機能あるいは収縮機能が低下してくる．また血管については圧負荷に常にさらされることで，傷がついたり炎症が惹起されたりする結果，動脈硬化性の変化が促され，その結果として脳梗塞や心筋梗塞を引き起こす原因となる．

2）アンジオテンシン変換酵素（ACE）阻害薬，アンジオテンシンⅡ受容体拮抗薬（ARB），サクビトリルバルサルタン（ARNI）

レニン−アンジオテンシン−アルドステロン系（**図Ⅱ-3-19**）は体内の水分量を維持するための重要なホルモンネットワークであるが，このなかでもアンジオテンシンⅡは血管収縮の強力な因子である．アンジオテンシン変換酵素（ACE）阻害薬はアンジオテンシンⅡそのものの産生を抑え，またアンジオテンシンⅡ受容体拮抗薬（ARB）はアンジオテンシンⅡの作用するところを阻害することにより，血管を拡張させ，血圧を下げる．

ARBは，前述のCa拮抗薬の次に使用される頻度の高い降圧薬である．腎機能障害がある際には糸球体内圧の低下や尿タンパクの減少効果などから，ACE阻害薬同様，長期的には腎臓保護的にも働く．ほかに耐糖能障害を改善させる報告もあり，心・腎・脳などの臓器合併症があったり，糖尿病を合併する場合には第一選択薬として用いられる．前出の利尿薬であるサイアザイドと併せて合剤として製剤化されているものも複数ある．Kが上昇しやすい

ARNI：angiotensin Ⅱ receptor antagonist-neprilysin inhibitor
ACE：angiotensin converting enzyme
ARB：angiotensin Ⅱ receptor blocker

ため，注意が必要である．

　ACE阻害薬は心筋梗塞合併患者の二次予防に有効であることが示されているが，有名な合併症として空咳があり，忍容性がないと判断される場合にはARBに変更を考える．

　2021年よりARBとネプリライシン阻害薬の合剤である，サクビトリルバルサルタンが降圧および心不全治療に使用できるようになった．サクビトリルは内因性ナトリウム利尿ペプチドを分解するネプリライシンを阻害する役割をもち，結果として内因性ナトリウム利尿ペプチドの分解が抑制される．内因性ナトリウム利尿ペプチドは利尿作用，血管拡張作用，腎保護作用などを併せもつ．本薬剤は心不全での臨床試験でも効果が確認されているが，過剰な血圧の低下に注意する．

3）β遮断薬

　交感神経系の興奮は，ノルアドレナリンが心臓（β_1受容体）や血管（β_2受容体）などにあるβ受容体に結合することによって，心臓や血管に作用し，心臓の心拍数を上げ，心収縮力を高める（p.19 図Ⅰ-1-8，p.20 参照）と同時に，後述のα作用により血管収縮を強める．これらは結果的に血圧上昇につながるが，β遮断薬は心収縮力増強作用をブロックすることで血圧低下を図る．副作用として，徐脈や立ちくらみに注意が必要である．また気管支喘息や伝導障害が存在する状況では禁忌であり，慢性閉塞性肺疾患（COPD）の存在下では慎重な投与が望まれる．またβ遮断薬は収縮能が低下した心不全において長期的な心保護作用を有しており有用とされ，さまざまな臨床試験でも示されている（p.20 参照）．

COPD：chronic obstructive pulmonary disease

4）α遮断薬

　交感神経系の伝達物質であるノルアドレナリンは，血管のα受容体と結合した場合，血管収縮に働く．この部分をブロックし，血管拡張を促し，血圧を降下させる効果を発揮するのがα遮断薬である．起立性低血圧は有名な副作用で，めまいや失神に注意する．

5）利尿薬

　p.125 参照．

D　心保護薬

　降圧薬のうち，β遮断薬，ACE阻害薬・ARBは，心負荷を軽減し，心臓のリモデリングを抑える働きを有する．その結果として，逆に心筋の肥大や機能が回復する効果が認められるケースもある．また心不全の増悪には交感神経系やレニン-アンジオテンシン系の亢進がかかわっており，これらの薬剤で新たな心不全増悪を予防する効果もあると考えられている．慢性心不全の症例に対してはこれらの薬剤をどのように導入するかが，その後の経過や

表Ⅱ-3-3　ドブタミン，ドパミン，ノルアドレナリンの作用の違い

薬剤名	作用			
	収縮力増強	心拍数増加	血管拡張	腎血流増加
ドブタミン	＋＋＋	＋＋＋	＋	0
ドパミン	＋＋	＋＋＋	＋（低用量で）	＋＋（低用量で）
ノルアドレナリン	＋	＋＋	0（血管収縮）	0

予後を大きく左右する．基本，予後をより改善するために適宜導入することが望ましい．

E　昇圧薬，強心薬 （表Ⅱ-3-3）

　昇圧薬，強心薬が必要な状況というのはまれであるが，心機能低下に伴う重症心不全の場合には強心薬を用い，一方で臓器血流が障害されるショック状態に伴う血圧低下に際しては昇圧薬を用いる．昇圧薬が必要な状況は循環器疾患に限らず，敗血症性ショックなどを含めて血圧低下する場合である．末梢静脈ルートから持続的に投与されることが多く，中等量以上の使用が必要な場合には中心静脈カテーテルを介して投与することが望ましい．

1）ドブタミン（静注）

　交感神経系のβ_1受容体に直接作用し，心収縮力の増強に働く（p.19 参照）．多少の心拍増加を認めるが，β_2受容体を介した血管拡張作用があるため，血圧にはほとんど影響がない．収縮力（駆出率）低下を伴った心不全に，低灌流による臓器の障害を伴うケースなどに使用されることがあるが，長期的予後を改善させるエビデンスに乏しく，急性心不全時の使用が主で長期投与は慎重に検討する必要があり，やみくもに投与することは避けるべきである．一度導入した際には，減量時に心不全が増悪することがあり，減量も慎重に行うべきである．不整脈発生のリスクが高くなるため，使用時は心電図モニタ着用が望ましい．

2）ドパミン（静注）

　ノルアドレナリンの前駆物質であり，ドパミン受容体，β_1受容体，α受容体を刺激する．心原性ショックに伴う無尿・乏尿状態に際して使用することが多い．血圧上昇や心拍上昇の効果が得られる．用量によって臨床効果が異なり，低用量（2〜5γ）では腎血流増加に伴い尿量増加を期待できる．10γ程度までは心臓および末梢血管からのノルアドレナリンの動員によって，心拍出量と心拍数が増加する．一方で10γ以上の高用量ではα受容体の刺激が強くなり，血圧上昇効果を期待できる．ただ血圧上昇を図るためにはノルア

メモ

γ（ガンマ）とは「µg/kg/分」を表し，体重1kgあたり1分間に投与される薬量となる．すなわち，300 mgの薬剤を100 mLの生理食塩水に溶かして，1時間で1 mL（つまり3 mg）の微量のポンプによる静注（通常は中心静脈へ）にて，体重50 kgの人にとっては1γ投与量となる．

ドレナリンを使用するほうが調整しやすい.

3）ノルアドレナリン

β刺激に加え，末梢のα受容体に働くことによって強力な血管収縮が得られ，昇圧薬としての役割が主となる．強心作用としての効果は少ない．とくに敗血症性ショックのときには第一選択薬である．平均動脈圧は上昇するが，血管収縮のために，腎臓や脳などの臓器血流が減少することがある．少量の使用でも著明な血圧上昇が得られるため，用量調整には注意が必要である．

F 抗不整脈薬

主に心房不整脈である心房細動に対する治療薬，また心室不整脈である心室頻拍・心室細動に対する治療薬を含む．心房細動においては洞調律の復帰や維持効果をもつ抗不整脈薬があり，このように薬物で洞調律復帰を図ることを薬物的除細動とよび，電気的除細動に対置して述べられる．しかしながら，心房細動の際には洞調律を目指す治療をとらなくても，心拍数を調整し，抗凝固療法をすることで同等の生存率が得られるため，抗不整脈薬を必ずしも用いるわけではない.

洞調律維持にはピルシカイニドなどが使用されるが，抗不整脈薬による催不整脈作用もあり，効果がない際には漫然とした使用は避けるべきであり，他の薬物との薬物相互作用を含めて使用には十分に注意すべきである．心拍数調整にはβ遮断薬（ビソプロロールなど）やCa拮抗薬（ベラパミルなど）を用いる．最近は経静脈投与が可能なβ遮断薬（ランジオロール）や，経皮吸収型のビソプロロールもあり，多様な治療が可能となってきている．

抗不整脈薬には多数の薬剤があるが，それを分ける2つの分類がある．ヴォーン・ウィリアムズ（Vaughan-Williams）分類（表Ⅱ-3-4）は1970年頃より電気生理学的作用を元に行われた分類である．シシリアン・ガンビッ

表Ⅱ-3-4 ヴォーン・ウィリアムズ（Vaughan-Williams）分類

分類		作用機序		主な薬剤名
I	Ia	ナトリウム（Na）チャネル遮断	活動電位持続時間延長	キニジン，プロカインアミド，ジソピラミド
	Ib		活動電位持続時間短縮	リドカイン，メキシレチン
	Ic		活動電位持続時間不変	フレカイニド，ピルシカイニド，プロパフェノン
Ⅱ		β受容体遮断		プロプラノロール，ナドロール，ランジオロール
Ⅲ		活動電位持続延長		アミオダロン，ニフェカラント，ソタロール
Ⅳ		カルシウム（Ca）チャネル遮断		ベラパミル，ジルチアゼム，ベプリジル

3 循環器疾患の治療

表Ⅱ-3-5　シシリアン・ガンビット（Sicilian Gambit）の分類

薬剤名	イオンチャネル						受容体				ポンプ	臨床効果			心電図への影響		
	Na			Ca	K	If	α	β	M₂	A₁	Na-K ATPase	左心室機能	洞機能への影響	心外性副作用	PQ時間	QRS時間	JT時間
	Fast	Med	Slow														
リドカイン	○											→	→	◎			↓
プロカインアミド		A			◎							↓	→	●	↑	↑	↓
シベンゾリン		A		○	◎				○			↓	→	○	↑	↑	→
ピルシカイニド		A										↓	→	○	↑	↑	
ベプリジル	○				◎							→	↓	○			↑
ベラパミル	○						◎					↓	↓	○	↑		
ソタロール					●			●				↓	↓	○	↑		↑
アミオダロン	○				●		◎	◎				→	↓	●	↑	↑	
プロプラノロール	○											↓	↓	○	↑		
ジゴキシン										作動薬	●	↑	↓				

遮断作用の相対的強さ　○：低　◎：中等　●：高
A：活性化チャネル遮断薬
Na チャネルの結合解離動態の速度：Fast；速いもの，Med；中間，Slow；遅いもの
If：過分極性化内向き電流，M₂：M₂受容体，A₁：アデノシン受容体，Na/K ATPase：ナトリウム-カリウム ATP アーゼ

ト（Sicilian Gambit）の分類（**表Ⅱ-3-5**）は，すべての薬剤のチャネルや受容体への作用を元に詳細に記載した分類法である．

> **もう少しくわしく**
>
> ## 心房細動に対する抗凝固療法
>
> 心房細動が 48 時間以上続くと，左心房内の血液のうっ滞によって，血栓が形成される可能性が出てくるため，血栓のできやすさによっては抗凝固療法の適応となる．一過性の心房細動の発作（発作性心房細動）でも，持続性心房細動同様に血栓を形成するリスクが高く，抗凝固療法についての十分な検討が必要である．

> **メモ**
>
> 年齢，心不全の有無，糖尿病の有無，脳梗塞の既往，高血圧の有無，CHADS₂ スコア（p.263 参照）等から判断する．

1）アミオダロン

アミオダロンは K チャネルを阻害する作用をもち，上室性および心室性両者の不整脈に対する効果を併せもつ．血中濃度が安定するのに時間を要する．（類似的な抗不整脈薬ソタロールと異なり）心機能低下例でも使用することができ，効果の面でも他の薬剤に比較してこれまでに蓄積されたエビデンスが多いが，副作用も多い．**間質性肺炎**の一定のリスクがあり，致死的なこともありうる．薬剤使用中は血中 KL-6 値などの間質性肺炎のマーカーのチェックを欠かさないことが必要である．合併症の発症が疑われた場合には速やかに薬剤を中止する．甲状腺機能異常の合併も多く，甲状腺についても

定期的に確認が必要である.

2）リドカイン

Naチャネルの遮断とKチャネルの開口作用を併せもつ薬剤で，心室頻拍の抑制作用をもつ．伝導障害を増悪させる合併症のリスクをもつ.

3）ジギタリス（p.30参照）

ジギタリスの葉から分離されて古くから使用されている薬剤で，広く体細胞に発現する浸透圧調節に重要なNa/K ATPase（ナトリウム-カリウムATPアーゼ，ナトリウムポンプ/ソディウムポンプともよばれる）という酵素を阻害する働きをもつ．心筋の細胞内のCaの働きを強める結果，強心作用を発揮するとされ，従来は強心薬として使用されることが多かったが，実際には大した強心作用はない．房室結節における伝導を抑える効果は強く，たとえば心房細動などの上室頻拍の際の心拍数調整のために用いられることが多い（p.263参照）．他の伝導障害を抑える薬剤は心収縮の抑制効果を併せもつことが多い一方で，本剤は心収縮を低下させないため，心不全に合併した上室不整脈に際して使用されることも多い.

ただし，腎機能障害によって薬物が蓄積しやすく，薬物濃度を適宜確認しながら投与することが必要である．薬物濃度が過剰となり不整脈の誘発や，消化器症状，精神症状などが現れることがあり，これをジギタリス中毒という．中毒が疑われる場合には速やかにジギタリスを中止し対処する．低K血症や低マグネシウム（Mg）血症などの電解質異常がある際にも中毒をきたしやすいことに注意すべきである.

コラム　ジギタリスによる心不全悪化抑制作用について

心不全状態では交感神経の亢進が認められ，それによりさらに心不全は悪化する．この交感神経の亢進を抑える介入は心不全を改善させる効果が期待されるが，ジギタリスにも重要な薬理学的効果の1つに交感神経の活動度抑制があり，これも心不全の改善を説明する1つの作用といえる（p.20, p.30参照）.

G　血管拡張薬

硝酸薬（通称ニトロ系薬剤）およびCa拮抗薬がある．虚血性心疾患で虚血の症状軽減に用いられる用法と，うっ血性心不全の際に前負荷および後負荷（p.22参照）を軽減し，心不全の改善を助ける用法の2つに分けることができる.

1）硝酸薬

血管拡張物質である一酸化窒素の産生を促すことで血管拡張に働く．一硝

酸イソソルビド，硝酸イソソルビドなどが用いられるが，それに類似するニコランジルも比較的副作用が少なく使いやすい．虚血性心疾患の際に，血管内腔の狭窄に伴う血流障害によって狭心痛が生じるが，血管拡張薬による血管拡張によって狭心痛は改善を図ることができる．とくに攣縮性狭心症の場合には血管拡張薬を用いて常に狭心症発症を予防することが重要である．使用用途により各種製剤があり，ニトログリセリンは狭心症発作時に用いるものである一方で，ニトログリセリン貼付剤は作用時間が長く，比較的長時間の狭心症発作の予防に使用する．狭心症症状に対してニトログリセリン貼付剤の使用によって症状が軽減する場合には，狭心症の存在する可能性がより高く考えられる．副作用として頭痛，血圧低下がみられる．長期に使用することによって効果が減弱する耐性が生じることについても注意が必要である．

静脈系・動脈系の血管拡張を促すことで心不全時の前負荷および後負荷の軽減を得ることを目的にした場合には，硝酸薬が効果を発揮する．

2）カルシウム（Ca）拮抗薬

p.126 参照．

H　抗凝固薬

血栓症は動脈系に血栓が生じる病態と静脈系に血栓が生じる病態に分類できる．動脈系に血栓ができる病態として代表的なのが，心房細動に合併しやすい左心房内の血栓と，それに伴う脳塞栓である．ほかにも左心室の壁運動異常により，壁運動が高度に低下した部分に血栓を生じる左心室内血栓という病態も起こりうる．一方で下肢の深部静脈に血栓ができ，肺塞栓に至る，深部静脈血栓症/肺塞栓症も出会うことが多い病態である（p.292 参照）．これらの病態に対して抗凝固療法を行い，これらの病態における血栓の形成予防，またはできてしまった血栓の溶解療法が行われる．

抗凝固療法で用いられる薬剤として古典的なものがワルファリンである．しかしながらワルファリンは個人によって適正量の差があり調整が煩雑であるため，それら調整の必要ない近年開発された DOAC（後述）の使用頻度が高まっている．

1）ワルファリン

プロトロンビンなど血液凝固因子の合成に欠かせないビタミン K の働きを阻害する薬剤である．ビタミン K 含有の食事（納豆，青汁など）によってその作用が打ち消されるので，食事制限が必要である．効果の安定化に時間がかかり，薬物効果についてはプロトロンビン時間（PT-INR）にて確認し，年齢，疾患の重症度などを考慮し，至適な目標として 1.5 ～ 2.5 の中で調節する．出血傾向を促すため，出血の合併に注意する．ビタミン K 製剤の投与によって速やかにワルファリンの効果を打ち消すことが可能である．

2）直接経口抗凝固薬（DOAC）

DOAC：direct oral anticoagulant

直接経口抗凝固薬（DOAC）には凝固因子Ⅹaの阻害薬であるアピキサバン，エドキサバン，リバーロキサバンと，直接トロンビン阻害薬であるダビガトランが含まれる．前項のワルファリンの使用法のうち，弁膜症の合併のない心房細動および静脈血栓塞栓症の場合にはDOACでの対応も可能である．ワルファリンに比較して，至適用量が個人によってとくに変化しないことや速効性および半減期が短いといった特長がある．年齢・腎機能・体重によって薬剤量の調整が必要になる．これまで中和剤がなかったが，2022年Ⅹa因子阻害薬の中和剤アンデキサネット・アルファが保険償還*の対象となり，重篤な出血時に止血目的に使用できるようになった．

*保険償還
いったん全額を支払うが，後から規定の額が払い戻される（償還される）しくみ．

Ｉ 抗血小板薬

動脈硬化性疾患，主に虚血性心疾患および脳梗塞の進展には血管内腔へのコレステロールの沈着のほかに，局所的な内膜障害から血栓の形成という過程がある．このステップの血小板凝集を阻害することで動脈硬化進展の予防に効果を示すのが抗血小板薬である．虚血性心疾患をはじめ，脳血管疾患，閉塞性動脈硬化症などの病態に有効である．また虚血性心疾患に対して現在では一般的になったステント治療の際には，ステント内の血栓形成・再狭窄の予防のために，抗血小板薬を2剤服用して予防する方法（DAPT）が一般的である．

DAPT：dual antiplatelet therapy

1）アスピリン

血小板のシクロオキシゲナーゼの作用を失活させ，また血小板凝集にかかわるトロンボキサンA_2の合成を阻害し，血栓形成を抑える．胃腸障害の合併のリスクがあり，胃潰瘍などの発生時にはプロトンポンプ阻害薬（PPI）を併用する．休薬しても1週間ほど作用が残存するため，外科手術などの際には前もって中止することがある．

2）チクロピジン，クロピドグレル，プラスグレル，チカグレロル

血小板膜上にあるアデノシン2リン酸（ADP）受容体である，P2Y12受容体の作用を阻害することで血小板の機能や活性を抑える．ステント治療後の血栓予防の目的でアスピリンと併せて使用するほか，脳梗塞や閉塞性動脈硬化症に用いられることもある．個々の薬剤によって薬物代謝や副作用のリスクが異なる．

3）シロスタゾール

*cAMP：cyclic adenosine monophosphate（サイクリックAMP）
細胞の多種多様な生理的応答を媒介する細胞内情報伝達物質の1つ．

血小板のホスホジエステラーゼという酵素の働きを抑えることによってcAMP*を増加させ，血小板凝集を抑制させる働きをもつ．併せて血管を拡張させる作用をもち，閉塞性動脈硬化症の治療にも用いられることがある．心臓の洞結節に作用し，心拍を増加させる効果もある．

J　血栓溶解療法

　血管が閉塞して生じる脳梗塞では，発症まもなく閉塞血管を再開通することによって神経障害を最小限にすることができる．この際に用いるのが血栓溶解療法（t-PA静注療法）である．このときに用いられる注射剤が組織プラスミノゲンアクチベータ（t-PA）で，強力に血栓を溶かす働きがある．出血の合併リスクがあり，適切な患者選択が求められる．発症早期で使用しなければ効果が得られず，発症3時間以内というのが1つの目安である．

t-PA：tissue–plasmino-gen activator

4　手術療法

4-1　冠動脈バイパス術（CABG）

A　冠動脈バイパス術（CABG）とは

CABG：coronary artery bypass grafting

　冠動脈バイパス術（CABG，通称「キャブ」もしくは「シーエービージー」）は主に虚血性心疾患に対して行われる．虚血性心疾患に対する治療としては，主に薬物療法，カテーテル治療，そしてCABGがある．2019年の国内の統計によると[1]，単独CABGは年間約13,000例施行されている．また，他手術（弁膜症，大動脈疾患）などと同時に行われているものも含めると約20,000例が行われている．単独CABGの初回待機的手術の死亡率は約1.5%である．

B　目的・適応

　狭心症や心筋梗塞の原因となっている狭窄した冠動脈の末梢側にバイパスを置き，心筋への血流を増加させること，ならびにそれによって自覚症状，生命予後を改善させることである．カテーテル治療（PCI）とCABGの選択については，狭心症の項（p.209）および急性心筋梗塞の項（p.204）を参照．

メモ
内胸動脈や大伏在静脈などを利用する．

C　冠動脈バイパス術（CABG）の実際

　CABGは，人工心肺を用いるオンポンプCABGと人工心肺を用いずに心臓を拍動させたまま行うオフポンプCABG（off-pump CABG，通称「オプキャブ」）に分けられる．日本ではCABGのうち約5割がオフポンプで行われている[1]．

冠動脈バイパス術（CABG）の方法

1）オンポンプCABG

人工心肺＊を利用して行う手術である．心臓を停止させる場合とさせない場合がある．

良好な視野が得られ，オフポンプに比べて吻合の難易度は軽減するが，人工心肺使用による合併症（脳梗塞，腎機能障害，出血，心停止に伴う心機能低下）などが問題となる．

人工心肺を回すまでの手順は次のようになる．

①胸骨正中切開．

②バイパスに使用する動脈・静脈の採取（内胸動脈，大伏在静脈，橈骨動脈，右胃大網動脈）．

③上行大動脈への送血管の挿入．

④右心房，または上大静脈・下大静脈への脱血管の挿入．

⑤人工心肺開始．

2）オフポンプCABG

人工心肺を利用せず，心臓を拍動させたまま行う．このため，人工心肺使用に伴う合併症を低減できる．反面，冠動脈の吻合に高度な技術を要し，また，術中の血行動態が不安定となりやすいため，高度な麻酔管理を要する．

オフポンプCABGにおいては，心拍動下に吻合を行うため，心表面を固定するためにスタビライザーという機器が使われている（**図Ⅱ-3-20**）．

冠動脈バイパス術（CABG）で使用されるグラフト

CABGで一般的に使用されるグラフトは，内胸動脈（左右），橈骨動脈，右胃大網動脈の動脈グラフトと大伏在静脈の静脈グラフトである．CABGの模式図を示す（**図Ⅱ-3-21**）．

- **内胸動脈（左または右）**：内胸動脈を左前下行枝にバイパスした場合，その開存率は10年で90％以上と報告されており，特段の理由がない限り，左前下行枝へのバイパスには必ず内胸動脈が使用される．

- **大伏在静脈**：大伏在静脈は左右の大腿，下肢から採取される．採取が比較的容易でかつ長さも十分にとれることが大きな利点であるが，グラフトの開存率がやや低く，5年で70％，10年で50％程度と報告されている．しかし，初期の開存率は高く，また，流量も確実に得られることが多いので，よく利用される．

- **橈骨動脈**：前腕から採取される．基本的には利き手と逆の前腕から採取する．周術期（術後2週間以内が多い）にスパスム（血管攣縮）を起こしやすいという欠点がある．

- **右胃大網動脈**：胃の尾側を走行する血管で，そのまま横隔膜を通して使用する．遠隔期の開存率は約70〜80％程度とされている．

＊人工心肺
全身から還ってきた静脈血をタンクに貯め，酸素化・ガス交換を行って動脈血として全身に送るための装置．

メモ
主に左内胸動脈が使われることが多い．

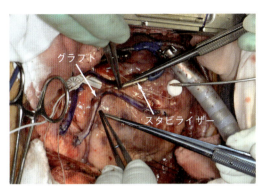

図Ⅱ-3-20 オフポンプ冠動脈バイパス術（CABG）

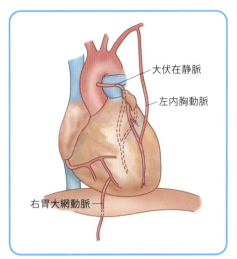

図Ⅱ-3-21 冠動脈バイパス術（CABG）におけるグラフトの種類

D 冠動脈バイパス術（CABG）後管理の注意点・合併症

LOS：low output syndrome

1）低心拍出量症候群（LOS，通称「ロス」）（p.35参照）

とくに術前の心機能が低下している場合などは術後も心機能低下が問題となる．このような場合はカテコラミンを使用して心機能を補助し，場合によっては術中または術後に大動脈内バルーンパンピング（IABP）（p.102参照）が挿入されることがある．

2）出血・心タンポナーデ

術後は心嚢ドレーンからの出血量に注意し，多い場合，あるいは増加する場合は再開胸を考慮する．また，多かった出血量が急に少なくなった場合，血圧の低下が認められた場合などは，ドレーンの閉鎖を疑い，心エコーを行って心タンポナーデを除外する必要がある．

3）周術期心筋梗塞

グラフト狭窄または閉塞，まれにスパスムによって周術期に心筋梗塞が起こることがある．このため，術後はCK，CK-MBなどの心筋逸脱酵素の値や，心電図変化に注意する必要がある．

4）脳梗塞・脳血管障害

定義によって差はあるが，CABG後の脳血管障害は3〜6%程度とされている[2]．上行大動脈の粥状硬化はCABG後脳梗塞の最も強い危険因子だと報告されている．オフポンプCABGでは上行大動脈に送血管を挿入する必要がなく，脳梗塞の頻度が低いと報告されている．糖尿病や過去の脳梗塞の既往も危険因子である．IABPの使用も危険因子であるが，IABPの必要な患者は

粥状塞栓の危険性をもつ場合が多く，また IABP はしばしば全身循環障害の患者に対して必要になるため，どちらも CABG 後脳梗塞の原因になりうると考えられている．

5）腎不全

CABG 後の腎機能低下あるいは腎不全はしばしば経験される合併症の1つである．術前腎機能の低下していない患者に対しては，オフポンプ CABG の結果が良好であるといわれている[3]．しかしながら，オフポンプかオンポンプかの術式の差以上に術前の腎機能低下の程度が術後の腎機能に影響を与えるとされており，術前の腎機能の評価が重要である．

6）感染

CABG 後の深部胸骨感染症の頻度は約 1〜2％程度とされており[4]，危険因子としては，糖尿病，両側内胸動脈採取などが報告されている．ただし，内胸動脈採取については，超音波メスを用いたスケルトナイズ法*では，両側採取でも片側と差がないという報告もある[5]．また，周術期の血糖管理は感染の予防に重要であるが，インスリンの必要な糖尿病患者では，インスリンの皮下注射より持続静脈投与での血糖管理が優れていることや，血糖値を140〜200 mg/dL 程度に管理するほうが，80〜110 mg/dL 程度に厳重に管理するより成績がよいことなどが報告されている[6]．

> ***スケルトナイズ法**
> 周囲の組織をつけずに内胸動脈のみを採取する方法．

4-2 | 弁膜症に対する手術

A 弁膜症に対する手術とは

弁膜症とは心臓の4つの弁（**大動脈弁**，**僧帽弁**，**肺動脈弁**，**三尖弁**）（p.8，**図I-1-2b** 参照）の機能不全のことを指し，弁の狭窄，閉鎖不全（逆流症）またはその両方を伴うことがある．

弁膜症に対する手術としては，主に人工弁を用いる弁置換術と弁形成術がある．それぞれの利点，欠点があり，患者の年齢や状態などによって適応を決定する．

B 弁置換術

主に，大動脈弁または僧帽弁の病変に対して行われるが，三尖弁や肺動脈弁に対して行われることもある．肺動脈弁に対して行われる場合は，多くがファロー（Fallot）四徴症などの先天性心疾患の術後再修復が必要な場合である（p.315 参照）．人工弁には機械弁と生体弁がある（**表II-3-6**）．それぞれの利点，欠点を考慮し，機械弁と生体弁の選択を行うが，近年は再手術の安全性が高まったことや生体弁の性能が向上したことなどもあり，生体弁が

表Ⅱ-3-6　機械弁と生体弁による弁置換術の比較

弁の種類	利点	欠点
機械弁による弁置換術	耐久性が高く，血栓や感染などの問題がない場合は，基本的には再置換の必要はない．	血栓を予防するために，抗凝固薬（ワルファリン）を生涯内服しなければならない．
生体弁による弁置換術	基本的には抗凝固薬を内服する必要がない（ただし術後早期3ヵ月程度は内服が推奨されている）．したがって，出血リスクの高い高齢者や妊娠の希望・可能性を有する患者には推奨される．	機械弁に比べると耐久性が低く（15年程度），比較的若い患者では再手術の可能性が高くなる．

（写真提供：アボットメディカルジャパン合同会社）

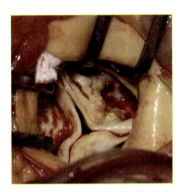

図Ⅱ-3-22　大動脈弁狭窄症（石灰化した大動脈弁）
上行大動脈を切開して観察する．

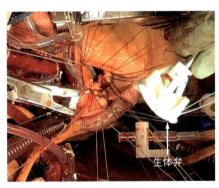

図Ⅱ-3-23　大動脈弁置換術
人工心肺による心停止後，上行大動脈を切開し，大動脈弁を切除．機械弁を固定する針糸をかけた後，生体弁に糸をかけている．

選択される割合が高くなってきている．

1）大動脈弁置換術

①適応

　主に，大動脈弁狭窄症（**図Ⅱ-3-22**）または大動脈弁閉鎖不全に対して行われる．適応は各論（p.214, p.218）を参照．

②大動脈弁置換術の実際

　人工心肺を用いて，心停止させて行う．上行大動脈を切開し，大動脈弁を切除し，縫合糸を弁輪にかけ，人工弁を縫着する（**図Ⅱ-3-23**）．

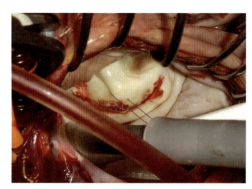

図Ⅱ-3-24 僧帽弁狭窄症（石灰化した僧帽弁）

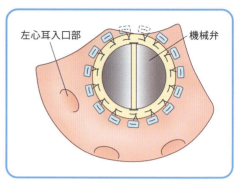

図Ⅱ-3-25 僧帽弁置換術（機械弁）

2）僧帽弁置換術

①適応

主に，僧帽弁狭窄症（**図Ⅱ-3-24**）または僧帽弁閉鎖不全症に対して行われる．僧帽弁閉鎖不全症に対しては，僧帽弁形成術が第一選択となることも多い．適応は各論（p.224）を参照．

②僧帽弁置換術の実際

人工心肺を用いて，心停止させて行う．アプローチとしては，成人では右側左心房切開が用いられることが多い．僧帽弁置換術の場合，後尖と腱索を温存し，乳頭筋機能を保持したほうが術後の心機能がよいとされており，可能な限り後尖を温存させる．場合によっては前尖も温存することもある．縫合糸を弁輪にかけ，人工弁を縫着する（**図Ⅱ-3-25**）．

3）弁置換術後管理の注意点・合併症

①低心拍出量症候群（LOS，通称「ロス」）

心臓弁膜症のために弁置換術を受ける患者は，術前の心筋障害（大動脈弁狭窄なら左心室心筋肥厚，僧帽弁閉鎖不全なら左心室拡大など）のためにある程度心機能低下をきたしていることも多く，人工心肺の使用，心停止に伴い，さらにそれらが悪化する可能性がある．術後は血圧，中心静脈圧，尿量などに注意し，場合によってはスワンガンツ（Swan-Ganz）カテーテル（p.76参照）による心拍出量の値などを参考にしながら，水分量や強心薬の量を決定していく．

②抗凝固療法

機械弁の場合，術後ワルファリンによる抗凝固療法が永遠に必須となる．術後経口摂取が可能となるまではヘパリンの持続投与が行われることもある．機械弁に対する目標となる PT-INR は 2.0 ～ 3.0 程度と強めであるが，大動脈弁位ではやや緩めに管理することもある．生体弁の場合，長期的にはワルファリンは不要となるが，術後急性期の約3ヵ月程度はワルファリンの

投与が推奨されている（クラスIIa）[7].

③不整脈

とくに僧帽弁疾患では，左心房負荷に伴い術前から心房細動を合併していることがあり，場合によってはMAZE手術*が同時に行われることがある．術後は頻脈とそれに伴う血圧低下などに注意する必要がある．また，刺激伝導系の損傷に伴う房室ブロックも起こることがあり，術中から体外ペーシングが行われることもある．この場合は，モニタ心電図波形に注意を払い，もしペーシング不良あるいはセンシング不良があれば，ペーシングの閾値，センシングの閾値（p.116参照）などを確認することが重要である．血清カリウム（K）値が低いと不整脈の出現をきたしやすくなるので，電解質のチェックも重要である．

> **＊MAZE手術**
> 心房細動に対する外科的なアブレーション手術で，凍結アブレーション，高周波アブレーションなどを組み合わせて，心房細動を洞調律へと戻すことを目的とする手術．単独で行われる場合と，他の心臓手術に組み合わせて行われる場合がある．また，左心耳の閉鎖も同時に行われることがある．

C 弁形成術

弁形成術は主に僧帽弁や三尖弁に対して行われることが多いが，大動脈弁に対して積極的に行っている施設もある．

弁形成術の利点は，機械弁と比較すれば，抗凝固薬が必要なく，また，生体弁と比較すれば，形成がうまくいけば一生，手術の必要がない可能性があることである．ただし，弁形成後に再手術となることもあり，その適応にはそれぞれの患者に応じた十分な考慮が必要である．

1）僧帽弁形成術

①適応

主に僧帽弁閉鎖不全症に対して行われる．僧帽弁形成術が行われるか僧帽弁置換術が行われるかは閉鎖不全の病態などによって決定される（p.224参照）が，近年は僧帽弁置換術に比べて僧帽弁形成術が行われる割合が増加している．僧帽弁逸脱症（p.59，p.222参照）で，感染症がないか非活動性で，左心室の変形がなく，技術的に困難でないものがよい適応である．

②僧帽弁形成術の実際

人工心肺を用いて，心停止させて行う．胸骨正中切開や右開胸で行われることがある．成人では右側左心房切開が用いられることが多い．

僧帽弁形成術には，僧帽弁の形態などによってさまざまな方法がとられるが，1）逸脱弁尖の切除，2）人工腱索の縫着，3）弁輪形成，4）弁形成リング（図II-3-26），などが組み合わされる．

2）三尖弁形成術

①適応

三尖弁逆流は中等度以上のものでも，症状として現れることが少ないため，三尖弁形成術は単独で行われることは少ない．そのため，他の手術と同時に組み合わされて行われることが多い．

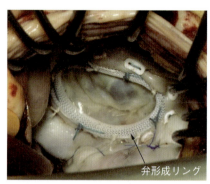

図Ⅱ-3-26　僧帽弁形成術（リング使用）

②三尖弁形成術の実際

　三尖弁閉鎖不全症は弁輪の拡大を伴うことが多く，弁輪縫縮や弁輪へのリング縫着が選択されることが多い．

3）弁形成術後管理の注意点・合併症

　弁形成術後の管理は弁置換術後の管理に準ずる．抗凝固療法については長期的には不要だが，弁形成リングを使用している場合は，2〜3ヵ月程度ワルファリンを使用することもある．

　弁形成後に特徴的な合併症としては，術後残存する僧帽弁逆流による溶血がある．僧帽弁逆流のジェットは速度が速いため，リングなどの人工物にジェットがあたると溶血を起こすことがある．これに伴って，LDH（乳酸脱水素酵素）の上昇や程度が大きければ貧血の進行，腎機能障害などが認められることがあり，これらの場合は再手術を考慮することもある．

4-3　大動脈に対する手術

A　大動脈に対する手術とは

　大動脈（図Ⅱ-3-27）に対する主な手術としては，1）ベントール（Bentall）手術，2）自己弁温存基部置換術（デービッド［David］手術・ヤクー［Yacoub］手術），3）上行大動脈置換術，4）弓部大動脈置換術，5）胸部下行大動脈置換術・胸腹部大動脈置換術，6）腹部大動脈人工血管置換術，などがある．

　急性大動脈解離に対しては，解離が上行大動脈に及ぶスタンフォード（Stanford）A型（p.189参照）では手術療法，上行大動脈に及ばないB型では保存的治療が原則となる．しかし，臓器虚血などの合併症がある場合はB型でも手術となる．また，近年ではステントグラフトによるカテーテル治療が胸部および腹部の大動脈瘤に対して積極的に行われるようになってきた．

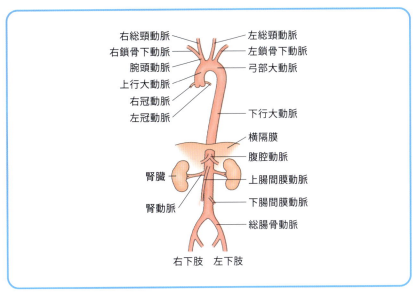

図Ⅱ-3-27　大動脈の解剖

B 大動脈に対する手術の実際

1) ベントール手術

　主に大動脈基部の拡張に対して行われる．人工弁（機械弁または生体弁）付きの人工血管で大動脈基部から上行大動脈を置換する．左右の冠動脈は切り離して人工血管に縫い付ける．術後，念頭に置くべき合併症としては，出血，冠動脈吻合の折れ曲がりなどによる心筋虚血などがある．

2) 自己弁温存基部置換術（デービッド手術・ヤクー手術）

　主に大動脈基部の拡張に対して行われ，自己弁を温存したまま大動脈基部を人工血管で置換する方法である（図Ⅱ-3-28）．自己の大動脈弁を温存することによって，抗凝固薬が不要となるなどのメリットがある．術後の合併症としては，出血，心筋虚血などがあり，長期的には大動脈弁閉鎖不全症の増悪などがある．

3) 上行大動脈置換術

　主に上行大動脈の拡大，あるいは急性大動脈解離の場合に行われる．急性大動脈解離では，大動脈基部に解離が進展することで，①血性心囊液の貯留による心タンポナーデ，②冠動脈の閉塞または狭窄による心筋虚血，③大動脈弁閉鎖不全症などが起こり，また，弓部分枝，さらに下行大動脈まで解離が進展することによって，④脳虚血，⑤腹部臓器灌流障害，⑥下肢虚血などが起こる．これらに対し，上行大動脈に生じた中膜の亀裂部を切除して上行大動脈を人工血管に置換する．

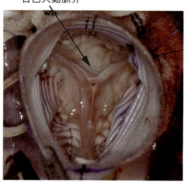

図Ⅱ-3-28 デービッド手術
人工血管の中に自己大動脈弁が縫着されている．

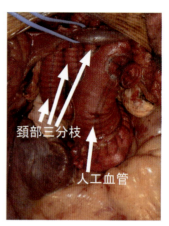

図Ⅱ-3-29 弓部大動脈置換術

4) 弓部大動脈置換術

人工心肺下に大動脈弓部および頸部3分枝を人工血管で置換して再建する（図Ⅱ-3-29）．脳保護として，①選択的脳灌流，②逆行性脳灌流，③循環停止のいずれかの方法がとられるが，日本においては選択的脳灌流を行っている施設が多い．術後の合併症としては，出血や，脳梗塞，腎不全などの臓器障害の出現に注意する必要がある．

5) 胸部下行大動脈置換術・胸腹部大動脈置換術

左開胸によって行われる．胸腹部大動脈置換術の場合は，腹部分枝（腹腔動脈，上腸間膜動脈，左右腎動脈）の再建も行われる．また，脊髄虚血を防ぐために，アダムキュービッツ（Adamkiewicz）動脈再建（p.182参照）が行われることもある．とくに，胸腹部大動脈置換術は大きな手術になることが多く，術後の合併症としては，①出血，②腹部臓器不全（消化管，腎臓），③脊髄障害，④肺炎・呼吸不全などがあげられる．脊髄障害を予防するために，術前に脳脊髄液ドレナージカテーテルを用いている施設も多い．

6) 腹部大動脈人工血管置換術

開腹または後腹膜アプローチによって行う．腹部大動脈瘤の範囲に応じて，Y字グラフトによって左右の総腸骨動脈まで置換する場合，またはI字グラフトで総腸骨動脈の手前まで置換する場合がある．術後の合併症としては，出血，イレウスなどがある．

7) ステントグラフト

ステントグラフトとは人工血管にステントを取り付けたもので，大腿動脈等の末梢血管より挿入し，大動脈瘤の存在する部位まで進めた後に大動脈瘤をステントグラフトがカバーするように留置する．ステントグラフト治療では通常の手術と比較して大きな皮膚切開や人工心肺などを必要としない

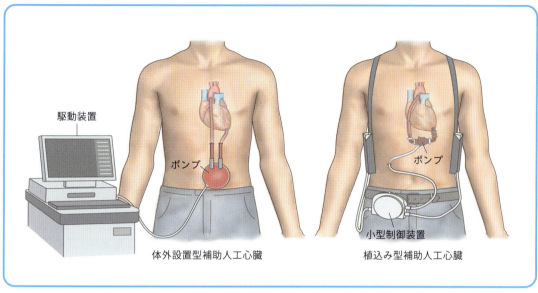

図Ⅱ-3-30 体外設置型補助人工心臓と植込み型補助人工心臓

TEVAR：thoracic endovascular aortic repair

め，体にかかる負担が非常に少なくなる．胸部大動脈瘤に対するステントグラフト治療は TEVAR（通称「ティーバー」）とよばれる（p.190 参照）．

4-4 重症心不全に対する手術

A 補助人工心臓

BTT：bridge to transplant
VAD：ventricular assist device

　重症心不全の外科治療の最終目標は基本的には心臓移植であるが，心臓移植までのつなぎ（BTT）としての**補助人工心臓**（**VAD**，通称「バド」）の役割は近年非常に高まっている．
　補助人工心臓は大きく，1）体外設置型補助人工心臓と，2）植込み型補助人工心臓の 2 つに分類される（**図Ⅱ-3-30**）．

1）体外設置型補助人工心臓

　日本において主に使用されているのは，成人用のニプロ VAS，および小児用の EXCOR® Pediatric である（図Ⅱ-3-31）．体外設置型補助人工心臓の場合，送血管，脱血管が体外へ導出されており，**ポンプ本体は体外**にあるのが特徴である．体外にあるポンプを駆動する機器が必要なため，**基本的には退院することができない**．植込み型補助人工心臓が心臓移植までのつなぎを担うようになってから，とくに成人においては，体外設置型の補助人工心臓は，拡張型心筋症の急性増悪や劇症型心筋炎などの急性心原性ショックの補助循環としての役割が大きくなってきた．

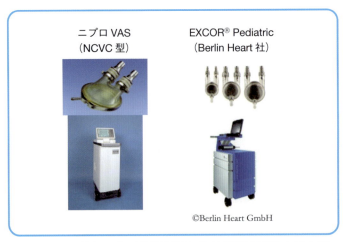

図Ⅱ-3-31 現在日本で使用可能な体外設置型補助人工心臓

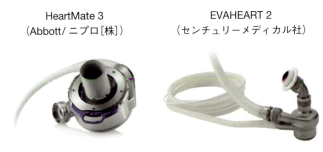

図Ⅱ-3-32 現在日本で使用可能な主な植込み型補助人工心臓

合併症としては，創部の感染，血液感染（敗血症など），ポンプ内の血栓による塞栓症（脳梗塞など），抗凝固療法による出血（脳出血，消化管出血など）があげられる．

2）植込み型補助人工心臓

現在日本で使用できるのは HeartMate 3，EVAHEART 2 の 2 機種である（**図Ⅱ-3-32**）．植込み型補助人工心臓の特徴は**ポンプが体内に埋め込まれる**ことによって，体外に導出されるのはバッテリーケーブルのみになるため，退院して外来で通院加療できることである．主に心臓移植までのつなぎとして使用されるが，2021 年から HeartMate 3 が長期在宅補助人工心臓治療（DT）の適用となり，移植を目的としない植込み型補助人工心臓の使用も可能となっている．退院後には定期的な外来通院を行うが，通常に近い社会生活が可能になることが期待できる．長期的なセルフケアとしては，ドライブライン皮膚貫通部の感染予防，機器の管理，体調管理，リハビリテーション

DT：destination therapy

などが重要である．運動も可能な範囲で推奨されるが，個々の運動については担当医と相談する必要がある．

合併症としては，体外設置型補助人工心臓と同様に，創部の感染，血液感染（敗血症など），ポンプ内の血栓による塞栓症（脳梗塞など），抗凝固療法による出血（脳出血，消化管出血など）があげられる．また，植込み型補助人工心臓の場合は，植込みが長期になることが多く，大動脈弁逆流や右心不全などが問題になってくることがある．

植込み型補助人工心臓装着患者は基本的には心臓移植を目標としている．日本における植込み型補助人工心臓の1年生存率は93％，2年生存率は89％と良好であるが，心臓移植のドナー不足のため，待機期間も5年以上と長期化している．

感染や抗凝固が安定している患者では比較的QOLは保たれており，職場や学校に復帰する患者も多い．

B 心臓移植

心臓移植は重症心不全に対する最終的な目標となる治療である．日本では米国に比べて依然としてドナーが少ないため，待機日数は5年以上となっているが，補助人工心臓の発達に伴い，救命される患者も増加している．成人では心臓移植となる患者のほとんどが補助人工心臓による治療を受けている．

手術は人工心肺下に行われ，レシピエントの心臓を摘出した後，ドナー心の左心房，下大静脈，肺動脈，大動脈，上大静脈をそれぞれレシピエント側に縫合していく（図Ⅱ-3-33）．

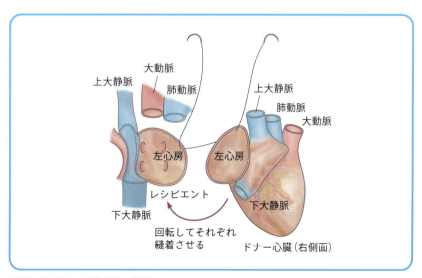

図Ⅱ-3-33 心臓移植手術

第Ⅱ章　循環器疾患の診断・治療

　日本における心臓移植の10年生存率は91.6％であり，国際心肺移植学会の統計（10年生存率53％）より良好である．

●引用文献
1) Saito A, Motomura N, Kumamaru H et al：Annual Report for 2019 by the Japanese Association for Coronary Artery Surgery. Annals of Thoracic and Cardiovascular Surgery **29**(4)：163-167, 2023
2) Roach GW, Kanchuger M, Mangano CM et al：Adverse cerebral outcomes after coronary bypass surgery. The New England Journal of Medicine **335**(25)：1857-1863, 1996
3) 日本循環器学会，日本冠疾患学会，日本冠動脈外科学会ほか：虚血性心疾患に対するバイパスグラフトと手術術式の選択ガイドライン（2011年改訂版）〔http://www.j-circ.or.jp/guideline/pdf/JCS2011_ochi_h.pdf〕（最終確認：2019年6月5日）
4) Filsoufi F, Castillo JG, Rahmanian PB et al：Epidemiology of deep sternal wound infection in cardiac surgery. Journal of Cardiothoracic and Vascular Anesthesia **23**(4)：488-494, 2009
5) Kieser TM, Lewin AM, Graham MM et al：Outcomes associated with bilateral internal thoracic artery grafting：the importance of Age. Annals of Thoracic Surgery **92**(4)：1269-1275, 2011
6) Bhamidipati CM, LaPar DJ, Stukenborg GJ et al：Superiority of moderate control of hyperglycemia to tight control in patients undergoing coronary artery bypass grafting. Journal of Thoracic and Cardiovascular Surgery **141**(2)：543-551, 2011
7) 日本循環器学会，日本胸部外科学会，日本血管外科学会ほか：弁膜症治療のガイドライン（2020年改訂版），〔https://www.j-circ.or.jp/cms/wp-content/uploads/2020/04/JCS2020_Izumi_Eishi.pdf〕（最終確認：2024年2月21日）

5 心臓リハビリテーションとは

A 定義

　心臓リハビリテーション（以下「心リハ」）とは，「心血管疾患患者の身体的・心理的・社会的・職業的状態を改善し，基礎にある動脈硬化や心不全の病態の進行を抑制または軽減し，再発・再入院・死亡を減少させ，快適で活動的な生活を実現することをめざして，個々の患者の“医学的評価・運動処方に基づく運動療法・冠危険因子是正・患者教育およびカウンセリング・最適薬物治療”を多職種チームが協調して実践する長期にわたる多面的・包括的プログラムをさす」[1]．

　以前は疾患により低下した体力の改善のための運動療法がメインであったが，高齢化や心不全の増加により，疾患だけでなく患者を取り巻く社会環境も含め，快適な生活の維持を目指し，医師，看護師，理学療法士，薬剤師，臨床心理士，栄養士などの医療専門職がチームとしてかかわり，患者1人ひとりの状況に合わせプログラムを提示し，最終的には自己管理できるようにすることを目標とする．

メモ
プログラムの作成・指導・実践，患者を取り巻く環境の把握，食事指導，服薬指導，禁煙指導，教育指導など，看護師の役割は非常に重要である．

B 適 応

心リハの対象疾患は，心筋梗塞，狭心症，心不全，心臓手術後，補助人工心臓装着後，動脈解離，閉塞性動脈硬化症など，循環器疾患の大部分である．

疾患の急性期や血行動態が不安定なとき，明らかに具合が悪い場合は避けるが，高齢者，左室駆出率低下，コントロール良好な不整脈（心房細動など），血行動態が安定していれば静脈強心薬投与中患者でも行うことができる．

C 時 期

心リハを行う時期は，急性期（入院〜離床まで），前回復期（離床〜退院），後回復期（退院〜外来心リハ），維持期（生涯ずっと）である．早期に介入することで，急性期の過剰な安静による廃用を予防し，その後危険因子の評価・是正などを行いながら，家庭・社会復帰，最終的には<mark>健康的な生活習慣</mark>を生涯にわたって維持することを目指す．

D 運動療法

1）トレーニング内容

ウォームアップ，**有酸素運動***，**レジスタンストレーニング***，クールダウンを基礎に構成する．

表Ⅱ-3-7 に運動療法のプログラムを示す．心肺運動負荷検査（CPX）や筋力測定などで個々の患者にあった運動処方をすることが望ましい．心肺運動負荷試験は，体を動かすのに重要な，心・肺・筋の機能を評価することができ，患者固有の有酸素運動強度（AT；嫌気性代謝閾値）や最大運動能力を測定することができる便利な検査である．今回は割愛するが，検査から求めた値からメッツ表を用いて生活指導などができる．定期的に行うことで患者の体力の推移がわかり，指導に重宝する検査である．

運動施行時には，自覚症状を確認しながら行うことが大切である．バイタルをチェクし**Borg11-13程度**の強度で行う．**自覚的運動強度（ボルグ[Borg]指数）**を**表Ⅱ-3-8**に示す．

主に理学療法士が行うが，バイタル，モニタ管理，病状把握などで看護師が加わることも大切である．

運動療法は，血圧，糖代謝，脂質代謝，肥満を改善する．またうつに対しても改善効果がある．体力・筋力がつくことでADLの改善，QOLの改善などが得られ，薬による治療に匹敵する効果があるので，可能な限り運動療法は導入してほしい．

---

*有酸素運動

大きな筋群を使うリズミカルな動的運動を一定時間行うことである．ウォーキング，サイクリング，水中運動などがある．

*レジスタンストレーニング

俗にいう筋力トレーニングの強度を下げたものに近い．下肢・上肢・体幹など大筋群を中心に行い，自重（重りなし），ゴムチューブ，マシーンなどを使用する．

表Ⅱ-3-7 運動療法のプログラム

	ウォームアップ	有酸素運動・レジスタンストレーニング	クールダウン
時間	5〜10 分	10〜50 分	5〜10 分
内容		【有酸素運動】 頻度：週 3〜5 回 強度：AT（検査により測定），もしくは Borg11〜13 時間：10 分より開始し，目標 20〜60 分 量　：1 回 30 分（持続不可能なら 10 分×3 も可） 種類：ウォーキング，サイクリング，水中運動など 　　　状態により加減し，定期的に評価し見直す 【レジスタンストレーニング】 頻度：週 2〜3 回 強度：30％1RM より開始し，目標 40〜60％1RM* （10〜15 回できて Borg11〜13 程度から開始） 時間：1 セット 8〜12 回×1〜3 セット　30〜45 分 種類：下肢・上肢・体幹など含め 8〜10 種類程度 　　　自重（重りなし），ゴムチューブ，マシーンなどを使用	

*1RM：1 回のみ持ち上げられる重さ．1RM が 10 kg なら，30％1RM は 3 kg.
［日本循環器学会，日本心臓リハビリテーション学会：2021 年改訂版心血管疾患におけるリハビリテーションに関するガイドライン，2021 を参考に作成］

表Ⅱ-3-8 ボルグ（Borg）指数による自覚的運動強度

指数	自覚的運動強度
20	もう限界
19	とてもつらい
17	かなりつらい
15	つらい
13	ややつらい
11	楽である
9	かなり楽である
7	とても楽である

［Borg GA：Perceived exertion. Exercise and Sport Sciences Reviews 2：131-153, 1974 を参考に作成］

2）看護師がとるべき対策

　虚血性心疾患の発作は，運動時よりウォームアップやクールダウンで起きやすいとされる．糖尿病患者では，運動により，低血糖，起立性低血圧，網膜症の出血，運動中の血圧の上昇もしくは下降，無症候性心筋梗塞による突然死，神経障害による転倒や壊死の悪化などが起こりうるので，とくに注意が必要である．リスクが高い患者では当初からモニタ管理下で心リハを行う

表Ⅱ-3-9　看護師がとるべき対策

症状	予測される疾患	看護師がとるべき対策	
胸痛	● 虚血性心疾患	● 運動の中止 ● バイタルチェック ● モニタ装着 ● 医師への連絡	● 心電図検査 ● 採血検査
めまい，失神	● 低血圧・血管迷走神経反射 ● 不整脈 ● 心および脳血管疾患 ● 低血糖		● 上記対策＋ ● 心電図検査 ● 麻痺の有無 ● 四肢の血圧測定 ● 血糖測定
ショック	● 心および脳血管疾患 ● 不整脈 ● 大血管疾患		● 上記対策＋ ● 必要時には心肺蘇生
関節痛・打撲痛	● 局所の打撲・ねんざ ● 骨折	● 運動の中止 ● 必要時医師への連絡	● 冷却，挙上など

ことも検討する必要がある．

　起こりやすい症状とその時看護師がとるべき対策を**表Ⅱ-3-9**にまとめた．

3）その他の患者に指導すべきこと

　患者が自己管理することが大切である．以下の項目を患者自身で確認できるように指導する．

1. 体調が良いときに行う
2. 食後すぐに激しい運動はせず最低2時間はあける
3. 天候に合わせた強度調節，服装調節や水分補給を行い，震えるほどの寒い環境を避けることや熱中症予防を心掛ける．
4. 過負荷に注意し，弱い強度から始め徐々に上げていく
5. 自分の限界を把握し，病状上制限が必要か医師に確認する
6. 適切な運動を選択し，ウォームアップとクールダウンを十分に行う
7. 自覚症状の増悪に注意し，胸痛，脱力，息切れ，関節痛などがあるときは中断し医師に相談する

E　教育

　教育の目的は，患者が主体的に取り組めるようにすることである．教育を行うことで，死亡率や危険因子の値の改善が認められる．

　実例として，冠危険因子の管理目標を**表Ⅱ-3-10**に示す．再発予防のための基準のため，診断基準よりは厳しい値となっていることが多い．ただし，糖尿病に関しては厳格すぎると低血糖の危険性もあるため，HbA1cはやや高

表Ⅱ-3-10　冠危険因子の管理目標

高血圧	130/80 mmHg 未満， （左心室機能低下心不全では 110～130 mmHg）
脂質異常	LDL-C＜100 mg/mL，non-HDL-C＜130 mg/dL，HDL-C≧ 40 mg/dL，TG＜150 mg/dL （急性冠症候群，家族性高コレステロール血症，糖尿病併発では さらに厳しく）
糖尿病・耐糖能異常	HbA1c＜7.0%（高齢者は 8.0～8.5%未満）
肥満	BMI＜25 kg/m^2
慢性腎不全	eGFR≧60 mL/min/1.73m^2

い値での指導となっている．

　心不全の患者に対しては，血圧，体重，心不全症状やむくみをチェックする習慣をつけ，症状悪化時の受診の目安（急激な体重増加や息切れの増悪，起坐呼吸など）を本人と家族に理解してもらう必要がある．高齢になると自覚症状が乏しいこともあるので，息切れの増悪は「じっとりと汗をかいて，肩でハーハー息をしている．」，起坐呼吸は「寝付いて1～2時間ぐらいで胸のところが喘息みたいにゼーゼー，ヒューヒューして起き上がってしまう」などと，具体的な症状を出して家族に説明しておくとわかりやすいことがある．

F　禁煙指導

　禁煙指導は必須である．喫煙は発症や死亡率を増加させる．内皮細胞機能障害，酸化ストレス，血小板凝集，線溶系亢進，炎症などの要因により動脈硬化を促進する．禁煙とはたばこを完全に吸わないことであり，本数を減らすことは意味がない．喫煙者の呼気を吸い込む受動喫煙も避けるように指導する必要がある．家族への指導も必要となる．従来の紙たばこはもちろん，電気加熱式たばこや電子たばこも健康被害の報告があるため，使用を避けるよう指導する．禁煙意志のある患者には禁煙外来の活用も勧められる．禁煙をすることは大変だが，禁煙を継続することにも忍耐が要る．数十年禁煙しても，たった1本吸ったことで再開してしまった例を何度も経験している．定期的な指導や励ましなど，長期にわたり支援していくことが大切である．

G　栄養

　指導の目的は，①過栄養からくる生活習慣病に対する指導，②心不全による低栄養に対する指導の2点にある．太りすぎてもやせすぎても良くないの

表Ⅱ-3-11　栄養管理目標値

エネルギー	目標体重*（身長（m)^2×22）×身体活動（軽労作：25〜30，中労作：30〜35） ＊肥満では調整体重を使用
タンパク質	総エネルギーの 15〜20％，目標体重×1.0〜1.5g/日
脂質	総エネルギーの 20〜30％
	飽和脂肪酸，トランス脂肪酸，コレステロールは控える
	ω-3 系多価不飽和脂肪酸は積極的に摂取
炭水化物 （糖質＋食物繊維）	総エネルギーの 50〜60％
アルコール	25g/日以下
食塩	6g/日未満

である.

　表Ⅱ-3-11 のように，目標体重に身体活動を掛け，総エネルギー量を算出する.（肥満者には係数を調整する必要がある）. 実際は栄養士が指導するが，看護師としても把握しておくとよい.

指導のコツ

　タンパク質は脂身の多い肉は控え，赤身肉，大豆などの豆製品，魚などからとることを勧める. 脂質は青魚（サバなど）やえごま油，オリーブ油などを勧め，常温で固形を保つ油（マーガリン，ラードなど）の使用を控えるよう指導する. 炭水化物中の糖は血糖値や中性脂肪を高くする. かわりに食物繊維を増やすように指導し，主食に玄米や麦などを取り入れ，野菜・キノコ・海藻などを積極的にとるよう指導する. アルコール量 25 g は，ビールなら 500 mL，日本酒なら 1 合，焼酎なら 0.5 合に値する.

　アルコール量＝摂取量（mL）×度数（％）÷100×0.8（比重）.

　飲酒時はつまみに塩分含有量が多いことがあるので，それも 1 日塩分量に含める必要がある. 加工食品（かまぼこ，ソーセージ，ハムなど）や漬物，麺類（ラーメン，パスタなど）は塩分が多い. ラーメンは麺・具材・スープに塩分がそれぞれ含まれるので，1 食でおおよそ 6〜7 g，場合により 10 g を超えることがある. 食べる前に，この食事を作るときにどんな材料と調味料を入れるか考えてから食べることも大切である. 塩分は 6 g/日未満とするが，時として急な減塩により食事に味気がなくなり食欲低下をきたすこともあるため，高齢者などでは気を付けたい点である.

ワルファリンや血圧の薬の一部では，食品が薬の作用に影響を及ぼすことがある．ワルファリンを服用している患者では，納豆・青汁，クロレラは食べないように指導する．以前はほうれん草などの緑色葉物野菜の制限の指導をしていたが，各食小鉢程度なら問題とならないことを伝える．また，ワルファリンから他の抗凝固薬に変更になった際は，納豆などは食べてよいと指導することも忘れないでほしい．

近年高齢者の心不全が増加している．やせて低栄養の状態の患者が増えている．このような患者には，適正なエネルギー摂取と骨格筋の維持のためにタンパク質の摂取が必要である．

栄養指導は一度聞いただけでは理解できない．外来でも本人と食事を担う家族が一緒に定期的な指導を受ける必要ある．

H カウンセリング

心血管患者では抑うつ症状が，一般に比べて3倍といわれる．また，タイプD（ネガティブ思考，我慢強い，意思表示が苦手）行動パターンも問題となっている．

抑うつは不眠など身体的負担になるだけでなく，認知症様症状，せん妄の遷延，非協力的など治療の妨げにもなる．高齢者では認知症などの存在の把握も重要である．心理検査などを用い，早期発見，評価，介入することが大切である．

● 引用文献

1）日本循環器学会，日本心臓リハビリテーション学会：2021年改訂版心血管疾患におけるリハビリテーションに関するガイドライン，p.15，2021，〔https://www.jacr.jp/cms/wp-content/uploads/2015/04/JCS2021_Makita2.pdf〕（最終確認：2023年7月7日）

4 循環器疾患の患者への看護

1 心機能の低下の予防および心機能が低下した患者への看護

心不全ステージ分類

心不全は，多くの場合慢性的に経過する進行性の疾患であり，時に突然死のリスクを伴いながら急性増悪を繰り返し，徐々に機能が低下していく特徴がある．心不全の病期の進行の分類として，心不全ステージ分類が頻用されている．（p.235 図Ⅲ-5-3 参照）このステージ分類はステージAからDに分類され，各ステージにおいてその次のステージへ進まないための適切な心不全治療を行うことが目標となる（図Ⅱ-4-1）．

1）ステージ分類に基づく管理で知っておきたいこと

- 心不全の危険因子（表Ⅱ-4-1）の予防および適切な管理にはステージを通して行う．
- 器質的心疾患とは，虚血性心疾患，弁膜症，不整脈，心筋症など，心臓に何らかの構造的・機能的障害が生じた状態を示す．

> **メモ**
> 『急性・慢性心不全診療ガイドライン2017年改訂版』では，心不全は一般向けに「心不全とは，心臓が悪いために，息切れやむくみが起こり，だんだん悪くなり，生命を縮める病気」と定義されている．心不全が急性増悪を繰り返し，完治しない病気ということはあまり知られていないことがしばしば問題なっている．心不全について一般の方でも理解しやすいように，「だんだん悪くなる」「命を縮める病気」という表現で説明されている．

ステージA	ステージB	ステージC	ステージD
心不全は発症していない		心不全を発症している	
心不全危険因子あり	器質的心疾患あり 心不全症状なし	器質的心疾患あり 心不全の症状あり	難治性心不全

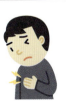

図Ⅱ-4-1　心不全ステージ分類の特徴

表Ⅱ-4-1　心不全の危険因子と介入の例

危険因子	介入の例
高血圧	塩分制限，薬物療法，運動
狭心症，心筋梗塞など	治療（血行再建術，薬物療法），運動，危険因子の管理
肥満	食事管理，運動
糖尿病	食事管理，運動，薬物療法
喫煙	禁煙
アルコール	節酒
運動不足	運動

[日本循環器学会，日本心不全学会：急性・慢性心不全診療ガイドライン（2017年改訂版），p.32-33，2017を参考に作成]

● ステージCがいわゆる“心不全を発症”したと一般的に捉えられる，有症候性となった状態を示す．適切な薬物治療・非薬物治療を行っているにもかかわらず病状の改善に乏しく，おおむね年2回以上の心不全入院を繰り返す状態になると，ステージDと判断される．

心不全の予防のセルフケア

1）心不全予防のための患者教育

　心不全管理のためにはセルフモニタリングが重要[1]である．セルフモニタリングとは心不全増悪の症状・徴候を早期に発見し，速やかな受診と早期の治療開始につなげるセルフケアの1つである．心不全予防における主なセルフモニタリング項目として，「症状の自己観察」「食事管理」「体重」「血圧・脈拍」があげられる（p.241参照）．

　また，心不全手帳などの自己管理記録ができる患者資材に毎日記録してもらい，外来受診のときに記録を見ながら医療者と一緒に経過を確認することで，個々の患者に合わせた心不全教育が可能となる．患者自身がその必要性や重要性を理解し，実践できるような教育が重要である一方で，セルフモニタリングが難しい高齢者などに対しては，家族や介護者に対する教育・支援とともに社会資源の積極的活用が求められる．

2）禁煙に対する教育

　喫煙はあらゆる心疾患の危険因子であり，心不全患者では禁煙により死亡率や再入院率が低減することが示されている[2]．減煙ではなく禁煙をすることが心不全予防につながることを強く説明する．禁煙ガイドライン[3]では，禁煙の意思がない患者への支援として，「行動変容のステージモデル」が紹介されている．患者の禁煙を支援するために，行動変容のステージにおいてど

表Ⅱ-4-2 禁煙に対する行動変容アプローチ

行動変容ステージ	状態	看護
無関心期	6ヵ月以内に禁煙を考えていない	禁煙が自分の生活に必要であることを気づいてもらう
関心期	6ヵ月以内に禁煙しようと考えている	禁煙することで，自分にメリットがあると認識してもらう
準備期	1ヵ月以内に禁煙をしようと考えている	禁煙に対して自信を持てるように支援する 周囲に宣言する
実行期	禁煙を実行し6ヵ月未満	禁煙を維持できるようにやる気をサポートする 周囲の支援を活用する
維持期	禁煙を実行し6ヵ月以上	継続したサポートを行う モチベーションの維持を行う

［日本循環器学会：禁煙ガイドライン（2010年改訂版），p.9，2010を参考に作成］

の時期に当たるのかを確認しながら継続して支援することが大切である（**表Ⅱ-4-2**）．必要に応じて禁煙外来の受診も検討する．

3）栄養に対する教育

①栄養管理：心不全ステージA，Bでは特に高血圧や糖尿病といった生活習慣病の予防および適切な管理が重要である．定期的に栄養状態を確認し，嚥下機能低下の程度など身体機能や生活状況に応じた教育が必要である．また食事量の減少や食欲低下は，心不全増悪の徴候の可能性があるため注意が必要である．

②減塩に対する教育：塩分のとりすぎは血圧を上昇させ，心不全発症および増悪の原因となる．慢性心不全患者の目標食塩摂取量は6g未満[4]とされ，重症な心不全患者はより厳格な塩分制限を行うことが重要となる．とくに高齢者は，味覚が低下し，塩分摂取量が多くなる傾向にあり注意が必要である．しかし，過剰な減塩が食欲低下をきたし，その結果，低栄養やフレイル進行をきたすこともあるため，適宜栄養士と連携した個別的な支援も必要となる．

4）服薬に対する教育

薬物治療は心不全治療の要である．医療者の指示に従うという意味の「コンプライアンス」と，患者が服薬の意義を理解したうえで，処方どおりに服用することを意味する「アドヒアランス」という概念がある．近年は，医療従事者と患者がお互いに相談して理解し，患者が主体的に治療にかかわることが重要と考えられ，アドヒアランスの概念が主流となっている．心不全の増悪予防と予後改善のために，服薬アドヒアランスの向上および維持にむけた支援は重要である．

服薬のアドヒアランスを高めるための工夫

- 疾患に対する理解，服薬継続の必要性や副作用についての認識など，服薬に関する患者教育を行う．
- 服薬アドヒアランス不良をもたらした原因を明らかにする（例：内服薬に対する誤解や理解不足，視力障害などの身体的問題，服薬方法が複雑など）．
- 1日服薬回数を少なくし，生活スタイルに合わせた飲みやすい時間への配慮を行う．
- 錠剤を1袋（一包化）にし，服薬カレンダーなどを活用する．
- 高齢者の認知機能障害や嚥下障害の有無を確認し，それに応じた服薬支援を行う．

ステージ別の看護

1）心不全ステージAの看護

器質的心疾患はないが，心不全の危険因子をもっている状態である．健診で指摘されていても，重要な病気としての認識がなく，受診していないという可能性もある．ステージAは危険因子のコントロールとステージB（器質的心疾患）の発症予防，また有症候性の心不全であるステージCへの移行を予防することが目標である．

- 高血圧，高脂血症，糖尿病などの危険因子をコントロールする．
- 生活要因（塩分過剰，肥満，喫煙など）も危険因子であり，生活習慣の改善を支援する．

2）心不全ステージBの看護

ステージBは，心不全としての症状はないが，虚血性心疾患，弁膜症，不整脈，心筋症など，心臓に何らかの構造的・機能的障害が生じた状態を示す．生活習慣や危険因子の管理を怠ると容易に心不全を発症する（ステージCに移行する）可能性が高い．ステージCへの移行を予防することがステージBの目標である．

- 器質的心疾患に気づき，進行を防ぐための治療の継続を行う．
- ステージAよりさらに厳重な生活習慣の改善を支援する．
- 包括的心臓リハビリテーションを継続する（心臓リハビリテーションの項参照）．

3）心不全ステージCの看護

　呼吸困難や浮腫，運動耐容能の低下といった心不全症状が出現した状態である．初回の心不全から心不全増悪による入退院を繰り返している状態まで，病態はさまざまである．ステージCは適切な心不全治療や患者のセルフケアにより心不全の予後を改善し，再入院を予防すること，ステージDへの移行を防ぐことが目標である．

- 器質的心疾患に対する適切な心不全治療を継続する．
- 心不全が発症した背景にある疾患や生活状況を把握する．
- 心不全悪化予防のため，心不全の経過の再入院予防の重要性を共有し，セルフケアの強化を行う．

4）心不全ステージDの看護

　適切な心不全の治療を行っているのにもかかわらず，心機能の低下が進み，入院回数が増加し，長期にわたってフォローを行っている時期である．また，適応がある場合は補助人工心臓や心臓移植といった選択も検討される．ステージDは苦痛症状に対する緩和を積極的に行い，希望に沿った医療・ケアの実現を検討する．

- 末期心不全の治療の継続とともに症状の緩和を行う．
- 心臓移植などの治療選択，今後の療養場所の選択などの意思決定を支援する．
- QOLの維持・向上のために，患者にとって最善の治療・ケアを多職種で検討する．

緩和ケア

　緩和ケア*は，心不全の経過のなかで患者や家族のQOLを損なうさまざま

> *緩和ケア
> WHOは，「生命を脅かす病に関連する問題に直面している患者をその家族のQOLを，痛みやそのほかの身体的・心理社会的・スピリチュアルな問題を早期に見出し，的確に評価し対応することで，苦痛を予防し和らげることを通して向上させるアプローチである」と定義している[6]．

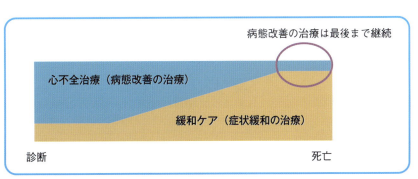

図Ⅱ-4-2　心不全における緩和ケアのモデル
［Gibbs JS, McCoy AS, Gibbs LM, et al：Living with and dying from heart failure; the role of palliative care. Heart 88 Suppl：ii 36- ii 39, 2002 を参考に作成］

な苦痛を評価し介入する手段であり，通常治療と並行して提供される[5]．心不全は通常治療自体が，症状の緩和につながることがある．つまり，病態を改善するための心不全治療と，症状緩和目的の治療そしてケアが最後まで並行して行われることが特徴である．（図Ⅱ-4-2）緩和ケアは終末期に限定されたケアではなく，心不全の進行とニーズに合わせて徐々に緩和ケアに対する比重が増していく．また患者の意向を実現するために，ACPを繰り返し行う（p.242，もう少しくわしく参照）ことが大切である．患者が感じているさまざまな苦痛（全人的苦痛*）を緩和し，今後どのように過ごしていきたいか患者の思いを尊重したケアを多職種で検討していくことが大切である．

> ***全人的苦痛**
> 身体的・心理的・社会的・スピリチュアルな苦痛を「全人的な苦痛」と言われている．緩和ケアでは，この全人的な苦痛の視点で，患者のニーズを把握することが重要となる．

チーム医療

　現在，「心不全看護認定看護師」，「心臓リハビリテーション指導士」，「心不全療養指導士」などの資格がある．さまざまな職種が共通の知識をもち，チーム医療のキープレイヤーとしての活躍が期待されている．

もう少しくわしく

心不全看護専門外来とは

心不全の専門的な資格として「慢性疾患看護専門看護師」や「心不全看護認定看護師」などがあり，心不全看護専門外来が設置されている病院もある．心不全患者が外来を受診した際に，心不全が悪化していないか観察を行い，自宅での生活や体重・血圧の経過を確認し，日常生活の支援を行っている．また精神面や，家族の介護負担など，生活全般に対して支援し，多職種で介入する場合もある．外来主治医と話し合いながら，心不全が悪化して再入院とならないように教育を行い，治療が継続できるように支援を行っている．

● 引用文献

1) 日本循環器学会：心不全療養指導士認定試験ガイドブック改訂第2版，p.130，2022
2) 日本循環器学会，日本心不全学会，日本胸部外科学会ほか：急性・慢性心不全診療ガイドライン（2017年改訂版），p.106〔https://www.j-circ.or.jp/cms/wp-content/uploads/2017/06/JCS2017_tsutsui_h.pdf〕（最終確認：2023年8月16日）
3) 日本口腔衛生学会，日本口腔外科学会，日本公衆衛生学会ほか：禁煙ガイドライン（2010年改訂版），p.9〔https://www.j-circ.or.jp/cms/wp-content/uploads/2020/02/JCS2010murohara.h.pdf〕（最終確認：2023年8月16日）
4) 日本循環器学会，日本心不全学会，日本胸部外科学会ほか：急性・慢性心不全診療ガイドライン（2017年改訂版），p.105〔https://www.j-circ.or.jp/cms/wp-content/uploads/2017/06/JCS2017_tsutsui_h.pdf〕（最終確認：2023年8月16日）
5) 「地域におけるかかりつけ医等を中心とした心不全の診療提供体制構築のための研究」研究班：地域のかかりつけ医と多職種のための心不全診療ガイドブック　p.64
6) World Health Organization：WHO Definition of Palliative Care 2022〔http://www.who.int/cancer/palliative/definition/en/〕（最終確認：2023年8月20日）

2 虚血性心疾患の患者への緊急対応における看護

緊急対応における看護師の役割は，救命にかかわる診療の補助と，患者が安全に安心して検査や治療に臨むことができるように精神面への支援をすることである．

患者が狭心症や急性心筋梗塞が疑われる症状（p.201参照）を訴えた際は，簡潔かつ的確な病歴聴取，バイタルサイン測定と心電図モニタ監視，12誘導心電図，採血，末梢静脈路の確保を実施する．患者の状態によっては，酸素投与も検討する．これらの初期対応を，医師も含めて可能な限り複数人数で同時に対応し，10分以内に実施することが望ましい．そのため，緊急対応における流れを把握することが重要である（図Ⅱ-4-3，p.46も参照）．

病歴聴取

病歴聴取は，虚血性心疾患とその他の疾患を鑑別するために必要である．症状の部位，性状，誘因，持続時間，経時的変化，随伴症状，既往歴や冠危険因子，家族歴について情報収集を行い医師と共有する．

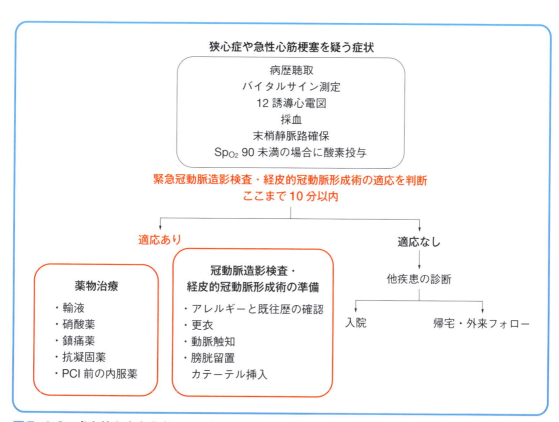

図Ⅱ-4-3 虚血性心疾患患者への緊急対応における流れ

バイタルサインの確認

虚血性心疾患の患者は，疼痛や呼吸困難感などの身体的に不快な症状を有していることが多い．そして，身体的な症状から不安や死への恐怖を感じている．身体的・精神的な苦痛は，自律神経である交感神経を刺激するため脈拍や血圧の上昇をきたす．冠動脈の高度狭窄または閉塞がある場合や前壁梗塞では，心筋壊死により心臓の動きが悪くなるため全身への血液の拍出量が少なくなる．そのため，交感神経作用とは反対に，心原性ショックに陥り低血圧をきたす．また，下壁梗塞では，副交感神経が過緊張となり，徐脈から低血圧をきたす可能性がある．このように，バイタルサインは，身体的・精神的症状や心機能，冠動脈虚血による合併症の発生により変動をきたす．普段のバイタルサインと比較することや，バイタルサインを経時的にモニタリングし，医師と共有することが大切である．

12誘導心電図の記録

虚血性心疾患の治療方針は，12誘導心電図の所見に基づいて行われる．そのため，虚血性心疾患が疑われる場合は，10分以内に12誘導心電図を記録する．

心電図・経皮的動脈血酸素飽和度（Spo$_2$）監視

経過中の心電図変化や不整脈を監視するために速やかに心電図モニタを装着する．

Spo$_2$ 90％未満の低酸素血症や心不全，ショック徴候（p.54参照）がある場合は，酸素投与が必要である．高度の低酸素血症が認められる場合は，気管内挿管下で人工呼吸器管理となる．そのため，パルスオキシメータプローブを装着し，Spo$_2$を監視する．

虚血性心疾患患者の緊急対応に使用する薬剤の準備

医師の指示に基づき以下の薬剤を準備する

1）硝酸薬

冠動脈を拡張し血流を改善させる作用がある．症候性の場合は，ニトログリセリンの舌下錠またはスプレータイプを使用する．副作用として血圧低下があるため，硝酸薬使用の前後で血圧を測定する．収縮期血圧90 mmHg未満，または通常の血圧と比較し30 mmHg以上の血圧低下がある患者には使用を避ける．さらに，頻脈や徐脈，脱水などの血圧低下をきたすおそれのある場合も使用を避ける．また，使用前後での変化を確認するため，12誘導心電図を記録し，疼痛の程度を評価する．

2）鎮痛薬

胸痛の持続は，心筋の酸素消費量を増加させ，梗塞巣の拡大や不整脈を誘発する[1]．さらに，疼痛は，交感神経を亢進させるため心不全発症にも関与する．そのため，塩酸モルヒネで鎮痛を図る．使用後は，呼吸抑制や血圧変動，悪心・嘔吐などの副作用の発現を観察する．

CAG：coronary angiography
PCI：percutaneous coronary intervention
HIT：heparin-induced thrombocytopenia

3）抗凝固薬

冠動脈造影検査（CAG）・経皮的冠動脈形成術（PCI）施行時は，抗血小板薬2剤とヘパリンナトリウムを併用する．ヘパリン起因性血小板減少症（HIT）の既往がある患者は，アルガトロバン水和物などで代用する．

4）輸液投与

末梢静脈路は，緊急時に薬剤を投与するために必要である．輸液を持続投与して，末梢静脈路に異常がないことを常に確認する．輸液の種類，速度は，患者の状態により異なるため医師に確認する．

5）PCI前の内服薬

PCIを実施する場合は，術前に抗血小板薬を2剤内服する．すでに定期内服している患者は，追加内服の必要はない．アスピリン100 mgは，早急に効果を得るために咀嚼して内服する．もう1剤は，クロピドグレル硫酸塩300 mg，またはプラスグレル塩酸塩20 mgを内服する．

冠動脈造影検査・経皮的冠動脈形成術の準備

虚血性心疾患が疑われる場合は，緊急冠動脈造影検査（p.80参照）・経皮的冠動脈形成術（p.105参照）の実施を考慮して準備を進める．

1）アレルギーの有無・既往歴の確認

造影剤，消毒薬（イソジンやアルコール），局所麻酔（リドカイン塩酸塩），食物，他薬剤などにアレルギーがあるか確認する．また，喘息は，造影剤の使用により発作を起こす可能性があるため，既往の有無を確認する．冠動脈造影検査・経皮的冠動脈形成術中は，アレルギー症状や喘息発作の有無を観察する．

2）更衣

CAG・PCIは，血液や消毒薬で衣類が汚染する可能性がある．また，穿刺部を露出するため着脱が簡便な検査着へ着替える．大腿動脈穿刺の場合は，T字帯を着用する．

3）動脈触知の確認

CAG・PCI前後で動脈触知の有無や強弱を比較できるように，指示された穿刺部が触知できるか確認する．さらに，終了後は，穿刺部位の圧迫により末梢の虚血を生じる可能性がある．そのため，穿刺部位より末梢動脈も触知できるか事前に確認する．

4）膀胱留置カテーテルの挿入

PCIが長時間に及ぶ場合は，膀胱留置カテーテルを挿入，または挿入の介助をする．

精神的側面への支援

緊急対応を要する虚血性心疾患の患者は，疼痛や呼吸困難感などの症状や処置に対する苦痛がある．そして，死への恐怖や不安から精神的ストレスを抱えている．さらに，CAG・PCIを行う際は，局所麻酔であり医師や看護師

の声，機械音などが聞こえている．その中で安静を強いられるため，恐怖や不安が強くなることが考えられる．持続する精神的ストレスは，交感神経系を活性化させ，内因性のカテコラミンが分泌する．カテコラミンは，心拍数を増加させ心収縮力を増加させる．この作用は，急性心不全に陥らないための重要な代償機転である．しかし，同時に心臓の仕事量が増加し心負荷となる．代償機転が持続することは，急性心不全の増悪要因となる．また，精神的ストレスは，療養中に抑うつ状態や不眠などを引き起こし，日常生活に支障をきたすことがある．そのため，少しでも不安や恐怖を軽減できるように，患者が自身の病状を理解できること，これからどのような処置が行われるのか理解できることを助ける必要がある．医師の説明に対する理解を確認して補足することや，これから実施する処置の必要性や手順を説明することは，患者の理解を促す一助となる．

●引用文献
1）日本循環器学会，日本冠疾患学会，日本胸部外科学会ほか：急性冠症候群ガイドライン（2018年改訂版），p.31〔https://www.j-circ.or.jp/cms/wp-content/uploads/2018/11/JCS2018_kimura.pdf〕（最終確認：2024年4月22日）

第Ⅲ章　循環器疾患　各論

1 高血圧，血圧調節異常

1 基礎知識

A 血圧とは何か

1）血圧

BP：blood pressure
CO：cardiac output
SVR：systemic vascular resistance
SBP：systolic blood pressure
DBP：diastolic blood pressure

　血圧（BP）とは，血液が血管壁に与える血管内圧のことであり，一般的に称される "血圧" というのは，大動脈の太い血管の内圧をさす．血圧は心拍出量（CO）と末梢血管抵抗または体血管抵抗（SVR）を用いて，

血圧（BP）＝心拍出量（CO）×末梢血管抵抗（SVR）

で定義される．すなわち，CO や SVR が何らかの因子によって上昇すると高血圧にいたることになり，CO や SVR を下げるような治療が高血圧の治療ということになる．加えて，血圧は**収縮期血圧（SBP）**と**拡張期血圧（DBP）**に分けられる．端的にいえば，SBP は心臓の収縮期の圧をほぼ反映するが，DBP は大動脈弁が閉じているため，心臓の拡張期圧を反映するわけではない（p.48, **図Ⅱ-1-5**参照）．また，SBP に関しては心臓が血液を駆出する圧だけでなく，末梢の血管壁からの反射する波も組み合わさったものとなるため，高齢者といった動脈硬化が進んだ症例で SBP が上昇してくるのはこのためである．

　平均血圧とよばれるものは，心臓の拍動に伴い変化する動脈圧 1 周期全体の平均を意味する．平均血圧は簡易的に DBP ＋ ［（SBP － DBP）/3］ と計算し求めることができる📌．一般の高血圧診療においては，SBP, DBP を用いて診療することがほとんどである．

> **メモ**
> たとえば 120/60 mmHg の平均血圧は 60 ＋［（120 － 60）/3］＝80 mmHg となる．

2）血管抵抗

　血管抵抗とは，血管内を流れる血液に対する抵抗をさす．大動脈や太い動脈では，血流抵抗も小さいが，血管の直径が狭いほど血液が流れる際の摩擦抵抗が大きくなるので，血管抵抗は細小動脈で最大となる．血管抵抗を規定する要因として，血管径以外にも，血液粘度が高くなると血管抵抗が上昇する．動脈硬化は高血圧の原因の 1 つであるが，動脈硬化が進行すると血管内腔が狭小化し血管抵抗が増大する．血液粘度が高いと，血流が停滞し動脈硬化の原因となるコレステロールなどが動脈壁に沈着しやすくなる．この悪循

環により，動脈硬化が高血圧につながる．

3）脈圧

脈圧は，収縮期血圧と拡張期血圧の差に等しい．脈圧は，心臓の1回拍出量と動脈コンプライアンス（弾力性）に規定される．大動脈閉鎖不全で脈圧が増大することが知られているが，大動脈閉鎖不全の患者では拡張期に大動脈から左心室に血液が逆流するため，拡張期の動脈圧が低下する．一方で，左心室の血液量が増加するため，収縮期の1回拍出量が増加し，収縮期の動脈圧が増加する．高齢者で脈圧が増大するのは，動脈硬化により動脈コンプライアンスが低下するためである．

コラム　脈圧とショックの関係

ショックの基準は，収縮期血圧，拡張期血圧によってなされるのが一般的であるが，脈圧も参考になることがある．たとえば，出血性ショックのときには，出血量が循環血液量の15〜30%程度であれば，収縮期血圧は不変で，拡張期血圧が上昇し，脈圧は低下する．もちろん，それ以上の出血となれば，収縮期血圧，拡張期血圧とも低下してくるため，必然的に脈圧は低下したままとなる．

B　血圧の調節因子

血圧はさまざまな因子が複雑に関与し合って規定されている．これをモザイク仮説という．高血圧の症例が一様に同じ治療とならないのはそのためである．心拍出量を規定する因子だけでも，自律神経系，腎臓における体液量調節，レニン–アンジオテンシン–アルドステロン（RAA）系（p.125 参照）といったホルモンの活性のような因子がある．加えて，血圧の調節系は作用発現の時間も異なっており，秒単位での変化から数時間かけての変化にまで，それぞれの因子の寄与は異なる（**表Ⅲ-1-1**）．

C　高血圧と動脈硬化

高血圧は，心臓や全身の血管壁に対して慢性の圧負荷がかかっている状態である．血管壁に圧負荷がかかると次第に血管内膜の障害が進み，酸化ストレスや炎症性サイトカインといった細胞増殖因子が放出される．その結果，障害された血管内膜へのアテローム沈着，血管内膜平滑筋細胞，線維成分の増生が生じ，血管内腔の狭窄が起きる．これが動脈硬化であり，冠動脈に生じれば，狭心症や心筋梗塞の原因となり，頭蓋内の動脈に生じれば，脳梗塞の原因となる．心臓への圧負荷は，次第に左心室の壁肥厚を引き起こす（心肥大）．これは同時に心筋の間質の線維化を伴うことになる．その結果，心筋

表Ⅲ-1-1　血圧の調節因子

	調節系	作用
短期	圧受容体（p.13 参照）	迷走神経を亢進させ血圧を低下
	化学受容体（p.13 参照）	低酸素，高二酸化炭素血症を感知し，血圧を上昇
中期	動脈壁	血流量の増大により，血管壁が伸展し，血圧を調整
	レニン-アンジオテンシン系	アンジオテンシンⅡの血管収縮作用により血圧を上昇
	毛細血管	体液の毛細血管内外への移動により血圧を調整
長期	腎臓	尿量により血圧を調整
	レニン-アンジオテンシン系	ナトリウムと水の再吸収により血圧を調整
	バソプレシン	抗利尿の働きにより，水の再吸収を亢進させ血圧を上昇

メモ

水銀に関する水俣条約が2017年8月16日に発効され，それ以降は医療機器を含めた水銀を使用した機器の製造ならびに輸出入が禁止されている．

メモ

現在市販されている家庭血圧計などは，オシロメトリック法で測定されているものがほとんどである．オシロメトリック法は，カフに組み込まれている圧センサーを用いて脈波の大きさで収縮期血圧，拡張期血圧を決定する．

メモ

2019年の日本高血圧学会のガイドラインでは，2014年のガイドラインに記載されていた「正常域血圧」という言葉をなくし，「正常高値血圧」として収縮期血圧120〜129 mmHgかつ拡張期血圧80 mmHg未満，「高値血圧」として収縮期血圧130〜139 mmHgかつ／または拡張期血圧85〜89 mmHgと高血圧と正常血圧の境界部分を2つに分けて定義した．これは「正常域血圧」という言葉を残すことで，高値血圧であっても，「正常」と誤解されるおそれがあることからであり，今後の言葉の扱いは大きく変わる可能性がある．

収縮力低下，拡張障害をきたし心不全にいたるということになる．

D　血圧の測定法

　実地臨床で用いられる血圧計は，古くは**水銀血圧計**が用いられてきたが，現状，実地医療においては，主に**アネロイド式血圧計**または**自動血圧計**が用いられている．アネロイド式血圧計は安価のため自動血圧計と比べて汎用されていることも多いが，経年劣化したアネロイド式血圧計は，内蔵されているバネの劣化に伴い，血圧値の誤差を生じやすい．高血圧の診療を行う施設においては，現状では自動血圧計を用いることがほとんどであると思われる．自動血圧計は，水銀血圧計を用いて行われていた聴診法より，**オシロメトリック法**を用いて血圧を測定されることが多い．厳密にいうと両者の違いはあるが，これまでの高血圧診療におけるエビデンスは自動血圧計によって行われてきたものが多く，加えて日本で使用されている自動血圧計は信用足りうると思われ推奨される．

E　診察室血圧と診察室外血圧

　高血圧診療における血圧の評価は**診察室血圧**にて行われる．しかしながら，近年では診察室血圧だけでなく，**診察室外血圧**の評価も重要とされている．現在，日本の「高血圧治療ガイドライン」（日本高血圧学会）においては，診察室血圧に加え，**家庭血圧**を用いた診察室外血圧の測定を勧めている（**図Ⅲ-1-1**）．加えて必要に応じて**24 時間自由行動下血圧計（ABPM）**（後述）の使用を勧めている[1]．各測定方法における高血圧の診断基準を**表Ⅲ-1-2**に示す．

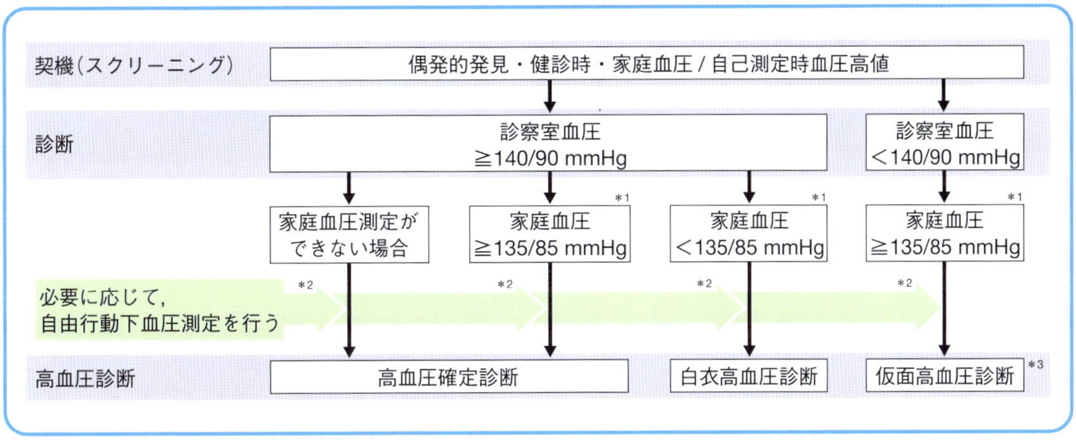

1 高血圧，血圧調節異常 169

図Ⅲ-1-1　血圧測定と高血圧診断手順

*1　診察室血圧と家庭血圧の診断が異なる場合は家庭血圧の診断を優先する．自己測定血圧とは，公衆の施設にある自動血圧計や職域，薬局などにある自動血圧計で，自己測定された血圧をさす．

*2　自由行動下血圧の高血圧基準は，24 時間平均 130/80 mmHg 以上，昼間平均 135/85 mmHg 以上，夜間平均 120/70 mmHg 以上である．自由行動下血圧測定が実施可能であった場合，自由行動下血圧値のいずれかが基準値以上を示した場合，高血圧あるいは仮面高血圧と判定される．またすべてが未満を示した場合は正常あるいは白衣高血圧と判定される．

*3　この診断手順は未治療高血圧対象にあてはまる手順であるが，仮面高血圧は治療中高血圧にも存在することに注意する必要がある．

［日本高血圧学会高血圧治療ガイドライン作成委員会（編）：高血圧治療ガイドライン 2019，p.20，表 2-1，日本高血圧学会，2019 より許諾を得て転載］

表Ⅲ-1-2　異なる測定法における高血圧基準（mmHg）

	収縮期血圧		拡張期血圧
診察室血圧	≧140	かつ/または	≧90
家庭血圧	≧135	かつ/または	≧85
自由行動下血圧 24 時間	≧130	かつ/または	≧80
昼間	≧135	かつ/または	≧85
夜間	≧120	かつ/または	≧70

［日本高血圧学会高血圧治療ガイドライン作成委員会（編）：高血圧治療ガイドライン 2019，p.19，表 2-6，日本高血圧学会，2019 より許諾を得て転載］

F　白衣高血圧と仮面高血圧

　診察室血圧と診察室外血圧の評価を組み合わせることによって，白衣高血圧と仮面高血圧の分類がなされる（**図Ⅲ-1-2**）．白衣高血圧は，診察室血圧は高血圧を示すが，診察室外血圧は非高血圧を示す．白衣高血圧の場合は，非高血圧と比較して心血管リスクは同等とされている．一方で，診察室血圧は正常であるが，診察室外血圧は高血圧を示す場合は仮面高血圧と称され，診察室血圧も診察室外血圧も高血圧を示す持続性高血圧と同等の心血管リスクとされている．したがって，診察室血圧のみで高血圧管理を行うと，白衣

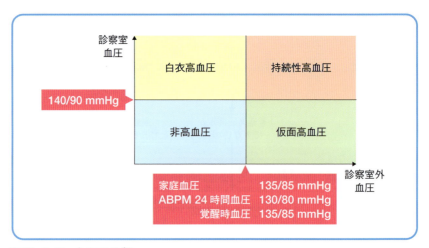

図Ⅲ-1-2 血圧の分類

高血圧の場合は不要な治療が行われることになり，仮面高血圧の場合は必要である治療が行われていないということになる．

G 家庭血圧測定

高血圧診療において，家庭血圧が汎用されているのは日本の特徴の1つである．自宅で簡単に血圧測定ができる反面，間違った条件で測定されると容易に血圧が異なってしまうため，適切な測定の方法の指導が必要である．家庭血圧の測定条件等を表Ⅲ-1-3に示す．現在のガイドラインにおいては，起床後と就寝前の家庭血圧測定を勧めているが，就寝前の血圧測定は測定条件を揃えることが難しい．入浴やアルコール摂取直後は血圧が低下するため過小評価することになる．筆者らの検討でも，起床後の家庭血圧で測定した血圧レベルは将来的な脳卒中発症と関連していたが，就寝前に家庭血圧で測定した血圧レベルは関連を認めなかった[2]．

ABPM：ambulatory blood pressure monitoring

H 24時間自由行動下血圧計（ABPM）

ABPMによって，24時間にわたる血圧の評価が可能となっている（図Ⅲ-1-3）．通常は30分間隔で測定を行うことが多い．ABPMの施行は高血圧症の病名で保険適用となっている．ABPMで評価される血圧の指標にはさまざまなものがある．

1）血圧日内変動

通常，血圧は覚醒時に上昇し，睡眠時には低下する．ABPMでとらえられた覚醒時血圧と比べ，睡眠時血圧は10～20%の低下が正常とされ，dipper

表Ⅲ-1-3 家庭血圧測定の方法・条件・評価

1. 装置	上腕カフ・オシロメトリック法に基づく装置	4. 測定回数とその扱い*3	1機会原則2回測定し，その平均をとる 1機会に1回のみ測定した場合には，1回のみの血圧値をその機会の血圧値として用いる
2. 測定環境	1) 静かで適当な室温の環境*1 2) 原則として背もたれつきの椅子に脚を組まず座って1～2分の安静後 3) 会話を交わさない環境 4) 測定前に喫煙，飲酒，カフェインの摂取は行わない 5) カフ位置を心臓の高さに維持できる環境	5. 測定期間	できる限り長期間
		6. 記録	すべての測定値を記録する
		7. 評価の対象	朝測定値7日間（少なくとも5日間）の平均値 晩測定値7日間（少なくとも5日間）の平均値 すべての個々の測定値
3. 測定条件	1) 必須条件 　a) 朝（起床後）1時間以内 　　排尿後 　　朝の服薬前 　　朝食前 　　坐位1～2分安静後 　b) 晩（就床前） 　　坐位1～2分安静後 2) 追加条件 　a) 指示により，夕食前，晩の服薬前，入浴前，飲酒前など．その他適宜．自覚症状のあるとき，休日昼間，深夜睡眠時*2	8. 評価	高血圧： 　朝・晩それぞれの平均値 　≧135/85 mmHg 正常血圧： 　朝・晩それぞれの平均値 　<115/75 mmHg

*1 とくに冬季，暖房のない部屋での測定は血圧を上昇させるので，室温への注意を喚起する
*2 夜間睡眠時の血圧を自動で測定する家庭血圧計が入手しうる
*3 あまり多くの測定頻度を求めてはならない
注1 家庭血圧測定に対し不安をもつ者には測定を強いてはならない
注2 測定値や測り忘れ（ただし頻回でないこと）に一喜一憂する必要のないことを指導しなければならない
注3 測定値に基づき，自己判断で降圧薬の中止や降圧薬の増減をしてはならない旨を指導する
注4 原則として利き手の反対側での測定を推奨する．ただし，血圧値に左右差がある場合などは，適宜，利き手側での測定も指導する

［日本高血圧学会高血圧治療ガイドライン作成委員会（編）：高血圧治療ガイドライン2019, p.16, 表2-3, 日本高血圧学会, 2019より許諾を得て転載］

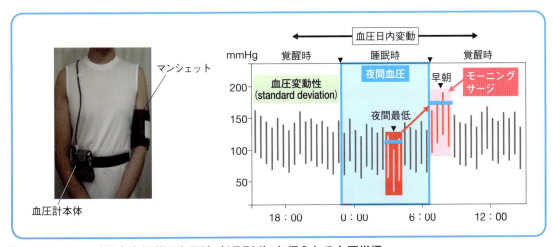

図Ⅲ-1-3 24時間自由行動下血圧計（ABPM）と得られる血圧指標

型とよばれる．0〜10%の低下は**non-dipper型**，20%以上の低下はextreme-dipper型，0%以下，すなわち覚醒時より睡眠時の血圧が上昇するタイプを**riser型**とよぶ．dipper型が正常であるため，それ以外は血圧日内変動が異常とされており，血圧レベルに独立して臓器障害の進行や心血管イベントの発症が多いことが報告されている．

2）血圧変動性

ABPMで30分おきに血圧を測定すれば24時間で最大48回の血圧測定が可能となる．当然，血圧値は毎回異なる．この変動の増大が心血管リスクであることが報告されている．日中の血圧変動は活動による影響が大きいため，生理的な変動を示している場合が多いが，睡眠時の血圧変動が大きいということは，**睡眠時無呼吸症候群（SAS）***などの病的要因が関与していることが多く，実際，日中の血圧変動よりも睡眠時の血圧変動が心血管リスクになるという報告が多い．

3）モーニングサージ

夜間から早朝にかけての過度の血圧上昇を**モーニングサージ**（**図Ⅲ-1-3**）とよび，心血管イベントのリスクであるとされる[3]．この時間帯は，心筋梗塞や脳卒中のイベントが他の時間帯と比較し多いため，モーニングサージがイベントのトリガーになっている可能性がある．

4）睡眠時血圧

睡眠時血圧は，覚醒時血圧と異なり，さまざまなノイズが除外され，個人の血圧を規定する自律神経系，体液バランス，末梢血管抵抗の状態などが直接反映された血圧であるといえる．したがって，さまざまな血圧評価の中でも最もリスクの評価に役立つ可能性がある．しかしながら，ABPMを施行するにあたってはどうしても煩わしさがある．近年では家庭血圧でも睡眠時血圧の測定は可能であるが，血圧測定時のカフ圧によって覚醒が起こり，本当の睡眠時血圧が測定されていないのではないかということが常に議論になっている．今後はいかにして負担なく睡眠時血圧を測定していくかが検討される．

*睡眠時無呼吸症候群（sleep apnea syndrome：SAS）

睡眠中に，低呼吸，無呼吸を起こす病態．閉塞型，中枢型，もしくは混合型に分けられる．閉塞型無呼吸は，臥位時に気道が閉塞することによって生じる．心血管リスクの1つとして考えられている．中枢型は，基礎疾患（心不全，脳血管疾患）を背景とすることが多い．

2 血圧異常を生じる病態

2-1 高血圧緊急症

A 病態

高血圧緊急症とは，血圧が著しく上昇しており，さらに数時間持続すれば非可逆的な障害が標的臓器に起こり，そのために致命的なものとなるため，

表Ⅲ-1-4　即座に高血圧の治療が必要とされる状況

1. 高血圧緊急症

①脳血管性：高血圧性脳症，脳内出血，くも膜下出血
②心性：急性大動脈解離，急性左心不全，急性・切迫心筋梗塞，冠動脈バイパス術後
③循環血中カテコラミンの過剰状態：褐色細胞腫クリーゼ，モノアミン酸化酵素（MAO）阻害薬と食べ物あるいは薬物との相互作用，交感神経作用薬の乱用（コカイン）
④子癇
⑤頭部外傷：血管縫合部からの術後出血，重症の鼻出血

2. 高血圧準緊急症

①急速進行型—悪性高血圧
②重症高血圧を伴うアテローム血栓性脳梗塞
③降圧薬を突然中止した後に起こる反跳性高血圧
④外科的：即座に外科手術が必要な患者にみられる重症高血圧
⑤術後高血圧
⑥腎移植後の重症高血圧

3. 重症の火傷

MAO：monoamine oxidase
[Kaplan NM et al（eds）：Clinical Hypertension, 7th ed, p.266, 1998 より筆者が翻訳して引用]

ただちに（数分から1時間以内に）降圧療法を行わねばならない病態である．対して，**高血圧準緊急症**とは，血圧の著しい上昇は認められるものの，重篤な症状や臓器障害を伴わず，数時間以内にしばしば内服薬でのコントロールが可能な病態である．

　高血圧緊急症では基礎疾患を有する場合が大部分である．血圧値の閾値によって定義されるものではない．降圧をしなければ臓器障害の悪化が予想されるような状態と考える．

B　診　断

　患者の主訴，既往歴，全身状態，身体所見などから鑑別診断を行い（**表Ⅲ-1-4**），さらに適切な検査を行うことで，心臓・腎臓の障害の有無を把握する．

C　治　療

　高血圧緊急症と診断された場合は，原則として集中治療室（ICU）や冠動脈疾患集中治療室（CCU）へ入院させ治療を行う．一般的な血圧目標としては，2時間以内に平均動脈圧で25%程度まで下げる必要があり，6時間以内に160/110 mmHgを目標とするとされている．しかしながら，状態によっては過度の降圧は避けなければならない．降圧スピードが速すぎると，重要臓

器の虚血をきたしたり，交感神経の過緊張により急性心不全をきたしたりする危険性がある．具体的には，内服よりも用量が調節しやすい静注薬を用いる．

2-2 本態性高血圧

A 病態

日本の高血圧患者は約 4,300 万人と推定されているが，高血圧患者の 90 〜95％が本態性高血圧に分類される．本態性高血圧は遺伝的要因と環境的要因が相互に作用して発症する．本態性高血圧に家族歴が多いのも事実であるが，遺伝子レベルで説明できるのは数％程度であり，家族歴があるということは，それまでの生活習慣を受け継いでいることによるものである．

B 診断

前述したような血圧の基準値（表Ⅲ-1-2）を超えた場合は高血圧との診断になり，後述するような二次性高血圧がない場合は，本態性高血圧となる．

C 治療

臓器障害を合併している場合や著明な高血圧を呈する場合以外は，まずは以下のような生活習慣の改善を指導する．

- 食塩制限（6 g/日以下）
- 野菜，果物の積極的摂取（カリウムの摂取）
- 適正体重の維持（body mass index ［BMI］で 25 未満）
- 運動療法（有酸素運動，1 日 30 分）
- アルコール制限
- 禁煙

生活習慣の改善がない場合は，薬物療法が選択される．主な降圧薬を表Ⅲ-1-5 に示す．この中でも，カルシウム拮抗薬，アンジオテンシン変換酵素（ACE）阻害薬，アンジオテンシンⅡ受容体拮抗薬（ARB），利尿薬が第一選択薬となる．目標降圧に達しなければ，最大用量まで増量または併用が行われる．利尿薬を含む 3 剤以上の降圧薬を使用しても目標降圧に達しない場合は治療抵抗性高血圧とよばれる．

1 高血圧，血圧調節異常 175

表Ⅲ-1-5 主な降圧薬

分類	機序	積極的適応となる合併症	禁忌	副作用
カルシウム拮抗薬	血管平滑筋細胞へのカルシウムイオンに作用し，血管拡張作用をもたらす	左心室肥大，頻脈（非ジヒドロピリジン系），狭心症，慢性腎臓病（タンパク尿なし），脳血管障害慢性期	徐脈（非ジヒドロピリジン系）	頭痛，ほてり，下腿浮腫
アンジオテンシンⅡ受容体拮抗薬（ARB）	アンジオテンシンⅡのタイプ1受容体に結合し，アンジオテンシンⅡの作用を阻害する	左心室肥大，心不全，心筋梗塞後，慢性腎臓病，脳血管障害慢性期，糖尿病	妊娠，高カリウム血症	高カリウム血症，血管浮腫
アンジオテンシン変換酵素（ACE）阻害薬	アンジオテンシン変換酵素を阻害することでアンジオテンシンⅡの産生を阻害する	左心室肥大，心不全，心筋梗塞後，慢性腎臓病，脳血管障害慢性期，糖尿病，誤嚥性肺炎	妊娠，血管神経性浮腫，高カリウム血症	空咳，高カリウム血症，血管浮腫
利尿薬	腎臓からのナトリウムと水の排泄促進	心不全，慢性腎臓病（タンパク尿なし），脳血管障害慢性期，骨粗鬆症	低カリウム血症	高尿酸血症，低カリウム血症
アルドステロン受容体拮抗薬	アルドステロンの作用を選択的に阻害	心不全，心筋梗塞後	腎不全，高カリウム血症，アルブミン尿を有する糖尿病	高カリウム血症
β遮断薬	心拍出量の低下，レニン分泌の抑制	心不全，頻脈，狭心症，心筋梗塞後	喘息，房室ブロック	房室ブロック
α遮断薬	血管平滑筋のα受容体を遮断し，血管抵抗を低下	脂質異常症，前立腺肥大	起立性低血圧	起立性低血圧
サクビトリルバルサルタン（アンジオテンシンⅡ受容体-ネプリライシン阻害薬；ARNI）	ARBの機序とネプリライシン阻害薬であるサクビトリルによってナトリウム利尿ペプチドの分解を抑制し，血管拡張および利尿作用をもたらす	心疾患	妊娠，ACE阻害薬との併用	血管浮腫，高カリウム血症

2-3 二次性高血圧

A 病態

二次性高血圧とは特定の原因があって発症する高血圧である．基礎疾患を有するため，基礎疾患が治療可能であれば高血圧も治癒する．本態性高血圧と診断されていても，治療抵抗性高血圧である場合には，二次性高血圧を見落としている可能性があり注意が必要である．

B 種類

1）腎性高血圧

二次性高血圧の中で，およそ 7 ～ 8 割を占めるのは**腎性高血圧**である．腎性高血圧は腎実質性高血圧と腎血管性高血圧に分類される．

腎実質性高血圧は腎機能悪化に伴い，レニン–アンジオテンシン–アルドステロン（RAA）系の亢進，食塩感受性の亢進，体液量の増加などの結果，血圧が上昇する．悪化した腎機能が正常化することは困難であるが，上昇した血圧を放置しておくとさらなる悪循環になるため，厳格な血圧コントロールが唯一の治療となる．

腎血管性高血圧は，腎動脈の狭窄により腎血流が低下し RAA 系の亢進が生じ，高血圧を呈する．原因は，線維筋性異形成，動脈硬化によるものがほとんどである．前者は若年者に多く，腎狭窄の部位にカテーテルによる血管形成術（PTRA）を行うことで降圧が得られる．後者の場合は，PTRA を行うことに対してはいまだ議論がある．動脈硬化性の腎動脈狭窄を呈している場合に，薬物療法と PTRA のどちらが心血管イベントを抑制するかを検討した試験は過去にいくつか報告されているが，PTRA の優位性はいまだ証明されていない．一方で，動脈硬化性の腎血管性高血圧の症例に PTRA を行うことで，降圧効果や腎機能の改善を経験することは比較的多く，症例を選択したうえで，薬物療法に加えて PTRA が行われているのが現実である．

PTRA：percutaneous transluminal renal angioplasty

2）内分泌性高血圧

原発性アルドステロン症，甲状腺機能亢進症，クッシング（Cushing）症候群，褐色細胞腫，先端肥大症などがあげられる．従来，まれである疾患とされていたが，**原発性アルドステロン症**は，スクリーニング法と医療者側の認識不足により，今まで見逃されていた可能性がある疾患である．疑わしい場合は，専門医での精査が必要である．

3）閉塞型睡眠時無呼吸症候群（OSAS）

OSAS：obstructive sleep apnea syndrome

従来，昼間の眠気などの症状により，運転に携わる職業において問題となっていた疾患であるが，睡眠時無呼吸症候群による夜間の睡眠の質の低下により，交感神経活性が亢進され，夜間の血圧だけでなく昼間の血圧も上昇し，二次性高血圧の原因の 1 つとなっている．日中や夜間の血圧がそれほど高くなくても，無呼吸に伴う一過性の高血圧が本疾患の症例には認める場合があり（図Ⅲ-1-4）[4]，夜間発症の心血管疾患のトリガーとなる．重症の閉塞型睡眠時無呼吸症候群の場合には，**持続的気道陽圧法（CPAP）**（p.241 参照）（図Ⅲ-1-5）の保険適用となるが，忍容性や継続性の問題もある．

CPAP：continuous positive airway pressure

1 高血圧，血圧調節異常

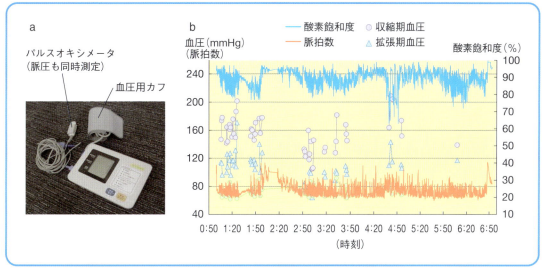

図Ⅲ-1-4 重症閉塞型睡眠時無呼吸症候群に伴う一過性の血圧上昇
37歳男性．これまでに，2度の脳卒中の既往がある．睡眠時無呼吸症候群の重症度を示す apnea hypopnea index* は 75.5 を示し，重症であった．カルシウム拮抗薬，アンジオテンシンⅡ受容体拮抗薬，β遮断薬服用中に，図aを用いた装置にて評価を行った結果が，図bである．収縮期血圧にて 200 mmHg 以上となるところも散見される．
*apnea hypopnea index：1時間あたりの無呼吸（apnea）と低呼吸（hypopnea）の回数を示す．
[Yoshida T, Kuwabara M, Hoshide S et al：Recurrence of stroke caused by nocturnal hypoxia-induced blood pressure surge in a young adult male with severe obstructive sleep apnea syndrome. Journal of the American Society of Hypertension 10（3）：201-204, 2016 より引用]

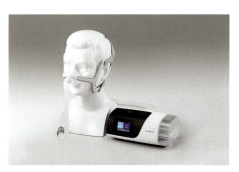

図Ⅲ-1-5 持続的気道陽圧法に用いる機器
（写真提供：帝人ファーマ株式会社）

臨床で役立つ知識　睡眠と循環器疾患の関係

睡眠不足は，高血圧や糖尿病といった生活習慣病と関連することが観察研究で示されている．その理由として交感神経亢進などが考えられており，これらを介して循環器疾患のリスクが増加させている可能性がある．一方で，長時間睡眠も循環器疾患のリスクとされているが，その因果関係については明確ではない．睡眠時無呼吸症候群が循環器疾患のリスクとなるように，睡眠中の血行動態の影響が強く循環器疾患と関連する．睡眠時血圧の上昇は，日中の血圧上昇と比較して，心不全を含めた循環器疾患発症リスクが高いことがわかっている．

4）薬剤性高血圧

甘草を含む漢方薬やステロイド製剤などは高血圧の原因として有名であるが，高齢者で時に常用されている非ステロイド抗炎症薬（NSAIDs）も高血圧の原因となっていることがあるので注意したい．

2-4 低血圧症，起立性低血圧症

A 病 態

低血圧症，起立性低血圧症とは

低血圧症は，持続して収縮期血圧 100 mmHg/拡張期血圧 60 mmHg 以下で低血圧に基づく症状を認める病態とされる．起立性低血圧症は，起立時に収縮期血圧 20 mmHg 以上または拡張期血圧 10 mmHg 以上低下し，症状を認める病態とされる（p.15 参照）．

頻 度

若年女性で低血圧を認めることは多いが，症状を呈するまでにいたるのはまれである．起立性低血圧も血圧の定義からすると，高齢者では比較的認められるが，日常生活動作（ADL）を損なうような症状を呈することはまれである．反対に，繰り返す起立性低血圧発作などは，下記のような基礎疾患があることが多く，精査が必要である．

起立性低血圧症の原因

①循環血液量の減少：脱水（下痢，嘔吐，高熱，熱傷），失血，利尿薬，静脈瘤．

②末梢性自律神経障害：末梢性ニューロパチー（糖尿病性，アルコール性），広範囲交感神経切除．

③中枢性自律神経障害：シャイ・ドレーガー（Shy-Drager）症候群（夜間高血圧と脳出血，突然死，睡眠時無呼吸症候群），オリーブ橋小脳萎縮症，パーキンソン（Parkinson）病，種々の脊椎疾患．

④薬剤副作用：降圧薬（とくに利尿薬，α遮断薬），血管拡張薬（亜硝酸薬など），神経遮断薬，抗うつ薬，ドパミン作動薬．

⑤褐色細胞腫

B 治 療

原疾患の治療のほかに必要であれば，次の処置・治療を行う．

①急激な起立・脱水状態の回避

②循環血液量増加：高塩分食（20 g/日程度），補液，弾性ストッキング・下着の着用，上半身挙上位での睡眠，鉱質コルチコイドの投与．

③α₁選択性のα刺激薬（ミドドリン）の投与
④その他：次の薬剤を投与する.
- 麦角アルカロイド（ジヒドロエルゴタミン）（静脈系のα受容体を賦活する）
- アメジニウム（ノルアドレナリンの再吸収阻害薬）
- ドロキシドパ（ノルアドレナリンの前駆物質）

●引用文献

1) Umemura S, Arima H, Arima S et al：The Japanese Society of Hypertension Guidelines for the Management of Hypertension (JSH 2019). Hypertension Research **42**(9)：1235-1481, 2019
2) Hoshide S, Yano Y, Haimoto H et al：Morning and Evening Home Blood Pressure and Risks of Incident Stroke and Coronary Artery Disease in the Japanese General Practice Population：The Japan Morning Surge-Home Blood Pressure Study. Hypertension **68**(1)：54-61, 2016
3) Kario K, Pickering TG, Umeda Y et al：Morning surge in blood pressure as a predictor of silent and clinical cerebrovascular disease in elderly hypertensives: a prospective study. Circulation **107**(10)：1401-1406, 2003
4) Yoshida T, Kuwabara M, Hoshide S et al：Recurrence of stroke caused by nocturnal hypoxia-induced blood pressure surge in a young adult male with severe obstructive sleep apnea syndrome. Journal of the American Society of Hypertension **10**(3)：201-204, 2016

2 | 大動脈疾患，末梢動脈疾患

1 | 大動脈疾患

　大動脈疾患は拡張性疾患・解離性疾患・閉塞性疾患に大きく分類され，拡張性病変を主体とする**大動脈瘤**，拡張・狭窄性病変のいずれにも関与する**大動脈解離**，狭窄性病変をその主体とする**閉塞性動脈硬化症**がそれぞれの代表的疾患である．

　動脈瘤は，その径が正常の動脈径の1.5倍以上に拡張したものと定義され，その壁の構造から**真性瘤**（動脈壁の内膜・中膜・外膜構造を保つ）と**仮性瘤**（動脈壁が破綻し結合織が瘤壁を形成する）に大別される（p.111参照）．

　動脈解離は，動脈壁が中膜レベルで2層に剥離し，真腔と偽腔の2腔になった状態で，大動脈壁内に血流もしくは血腫が存在する動的な病態と定義される．解離の範囲・解離腔の血流状態により分類される（p.187参照）．

　解離性大動脈瘤は，動脈解離後の慢性期に解離した大動脈が拡張し瘤化した状態と定義される．

　閉塞性動脈硬化症については末梢動脈疾患（p.191参照）の項目に含めて解説する．

1-1 | 胸部大動脈瘤

A 病態

TAA：thoracic aortic aneurysm

胸部大動脈瘤（TAA）とは

　胸部大動脈瘤（**TAA**）とは，胸部大動脈が正常の1.5倍以上に拡張したもの（正常径30 mm以下）であり，部位により上行大動脈瘤・弓部大動脈瘤・下行大動脈瘤に分類される．

疫学

　日本では10万人あたり3人前後の有病率と推定されている．統計として全体数を反映するもの少ないが，剖検結果からはTAAは1.4%に認められたと報告される[1]．

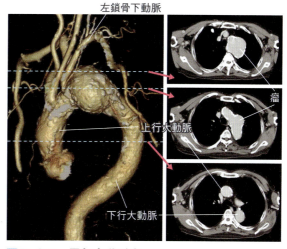

図Ⅲ-2-1　弓部大動脈瘤
CTアンギオグラフィと対応するaxial像．最大短径60 mmで嚥下障害を認めた．

発症機序

動脈硬化に起因する変性疾患としての瘤が大多数を占めるが，**高安動脈炎**や**マルファン**（Marfan）**症候群**なども原因疾患としてあげられる．

症状

通常は無症状であり，胸部単純X線や胸部CTで**偶発的に発見されることが多い**．瘤径が大きい場合，大動脈基部拡大に伴う大動脈弁閉鎖不全症，気管圧迫に伴う喘鳴や呼吸困難，食道圧迫に伴う嚥下障害，**反回神経圧迫に伴う嗄声**などの症状がみられる．破裂した場合，胸背部痛・ショック状態を呈する．

B　診断

どのような症状から本疾患を疑うか

嚥下障害や嗄声を呈する場合，食道などの消化器疾患や耳鼻科疾患を否定された際には弓部大動脈瘤を疑う．

診察の進め方・確定診断の方法

胸部X線で大動脈影，縦隔陰影の拡大が認められる．胸部CT検査やMRI検査で診断は容易である（図Ⅲ-2-1）．

治療適応（重症度）

治療の適応は，瘤径と症候性の有無で判断される．手術侵襲が大きいために最大短径55 mmを超えるものや症候性の場合を外科的治療の適応とする．マルファン症候群症例では45 mmで手術を考慮する[2]．

C 治療

主な治療法（p.142 参照）

1）人工血管置換術

全身麻酔・体外循環下に胸部大動脈瘤を人工血管に置換する．弓部大動脈瘤では弓部各分枝再建が必要になる．下行大動脈瘤では**アダムキュービッツ**（Adamkiewicz）**動脈再建***が必要になることもある．

2）胸部ステントグラフト内挿術（TEVAR，通称「ティーバー」）

全身麻酔下（局所麻酔も可）に大腿動脈からステントグラフトを挿入し，動脈瘤に圧がかからないようにする．

3）内科的治療

厳重な血圧コントロールを行うが，根治的な治療にはならない．

合併症とその治療法

動脈硬化に起因する疾患であることから，虚血性心疾患，脳血管障害，閉塞性動脈硬化症を合併することが多い．周術期にはこれらの疾患発症・増悪に注意して管理する．術前に各疾患の精査（心エコー・頸動脈エコー・冠動脈撮影，頭頸部 MRA，足関節/上腕血圧比［ABI］測定）を行い，評価のうえ，必要に応じて適切な治療を行っておくことが重要である．

治療経過・予後

体外循環・補助手段の進歩・改善，さらには胸部ステントグラフト内挿術などの出現により，治療成績は改善してきており，胸部大動脈瘤に対する人工血管置換術の在院死亡率は 2 ～ 6% 程度，非破裂性胸部大動脈瘤に対する胸部ステントグラフト内挿術の院内死亡率は 1% 台とさらに良好である[3]．重篤な合併症としては脳梗塞，**対麻痺***，肺炎などがあげられる．

退院支援・患者教育

術後の予後は良好であるが，高血圧，脂質異常症，糖尿病などのリスクコントロールとともに，禁煙を遵守させる．

1-2 胸腹部大動脈瘤

A 病態

胸腹部大動脈瘤（TAAA）とは

胸腹部大動脈瘤（**TAAA**）とは，胸部から腹部に連続した大動脈瘤を胸腹部大動脈瘤と称する．拡張が広範囲に及ぶことから，複数対の肋間動脈（アダムキュービッツ動脈含む）や腹腔動脈・上腸間膜動脈・腎動脈（p.143，図Ⅱ-3-27 参照）など大動脈から分枝する重要血管を巻き込んでおり，治療にあたり臓器血流を維持することが必要な疾患である．

---

*アダムキュービッツ動脈再建

脊髄の栄養血管としてとくに重要なのが 1 本の前脊髄動脈と 2 本の後脊髄動脈である．前脊髄動脈の閉塞は脊髄梗塞にいたるが，後脊髄動脈は閉塞しても動脈叢が側副路となるため脊髄梗塞になりにくい．アダムキュービッツ動脈は脊髄の下位半分の前脊髄動脈に血流を供給する動脈であり，第 9 胸椎と第 1 腰椎の間のレベルで分枝することが多い．術前に同血管を同定しておき，血行再建範囲内に認めた場合には術後の脊髄梗塞に伴う対麻痺予防を目的として再建する．

TEVAR：thoracic endovascular aortic repair

*対麻痺

上肢または下肢の左右対称性の麻痺のこと．両下肢のことが多く，脊髄の横断性障害による．胸部大動脈瘤では，術後合併症としてみられることがあり，その原因として脊髄梗塞があげられる．対策として術前に同定しておいたアダムキュービッツ動脈再建が行われている．

TAAA：thoracoabdominal aortic aneurysm

📝 メモ

腹腔動脈(celiac artery：CA)
上腸間膜動脈（superior mesenteric artery：SMA)
腎動脈（renal artery：RA)

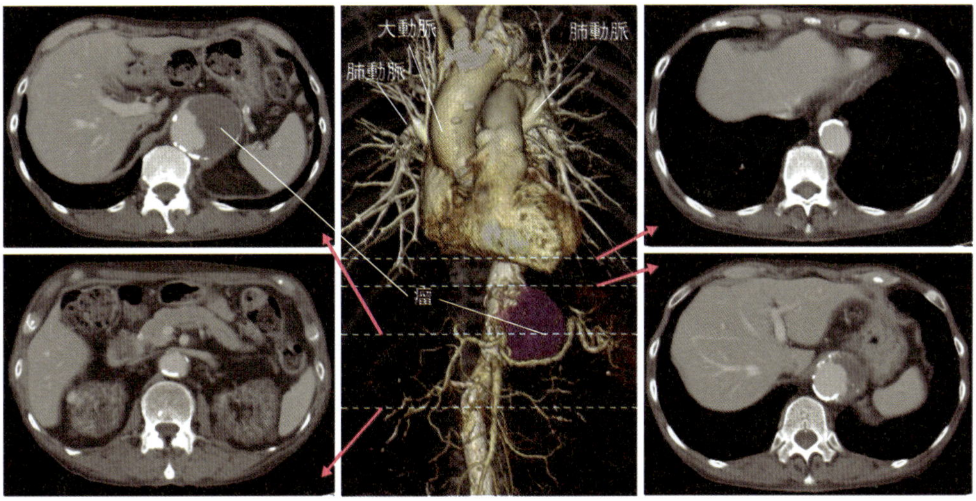

図Ⅲ-2-2　胸腹部大動脈瘤（クロフォードⅣ型）
CTアンギオグラフィと対応するaxial像．壁在血栓を伴う最大短径70 mmで囊状瘤．

疫 学

　正確な疫学データはほとんど認めないが，胸部大動脈瘤の5%程度とされる[4]．

発症機序

　大多数は動脈硬化性に起因する動脈変性疾患である．

症 状

　ほとんどの症例で無症状である．切迫破裂を呈する場合には腹痛や胸背部痛を，破裂した場合には胸背部痛・ショック状態を呈する．

B　診 断

どのような症状から本疾患を疑うか

　多くの場合は無症状で特異的な症状はない．

診察の進め方・確定診断の方法

　胸部大動脈瘤に準じる（**図Ⅲ-2-2**）．

臨床分類・治療適応（重症度）

　腹部分枝との位置関係，瘤の主座により**クロフォード**（Crawford）**分類**（**図Ⅲ-2-3**）が用いられる．手術侵襲が高いため，最大短径60 mmを超えた段階で治療を考慮する[2]．

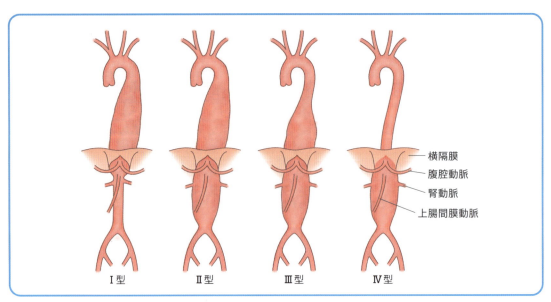

図Ⅲ-2-3 胸腹部大動脈瘤のクロフォード (Crawford) 分類

C 治療

主な治療法 (p.142 参照)

1) 人工血管置換術
　全身麻酔・体外循環下に大動脈瘤を人工血管に置換する．腹部重要臓器を栄養する腹腔動脈・上腸間膜動脈・腎動脈やアダムキュービッツ動脈の再建を要する．

2) 胸部ステントグラフト内挿術 (TEVAR)
　全身麻酔下に大腿動脈からステントグラフトを挿入し，動脈瘤中枢と末梢の正常径動脈間にステントグラフトを留置し，動脈瘤に圧がかからないようにする．この場合，各腹部分枝の再建には，腸骨動脈や腹部大動脈から各分枝へのバイパスや分枝へのステントグラフト内挿など，さまざまな工夫が必要になる．

3) 内科的治療
　厳重な血圧コントロールを行うが，根治的な治療にはならない．

合併症とその治療法

　胸部大動脈瘤症例に同様であるが，手術に際し脊髄虚血に伴う対麻痺と腹部臓器血流不全に伴う各臓器不全が最も重篤な合併症である．開胸操作に加えて腹部操作も加わることから，手術侵襲も非常に高度であり，術後肺炎なども重篤になりやすい．

治療経過・予後

人工血管置換術・ステントグラフト内挿術ともに周術期死亡率は改善してきており，非破裂症例で5～10％程度と動脈瘤手術の中で最も高率である[4]が，耐術症例において遠隔期成績は比較的良好である[4, 5].

退院支援・患者教育

胸部大動脈瘤に準じるが，対麻痺を生じた場合には家族を含めた支援が日常生活復帰に重要である．吻合部の狭窄やバイパス閉塞に起因する腎不全なども含めて，十分な経過観察が必要である．

1-3 腹部大動脈瘤

A 病態

AAA：abdominal aortic aneurysm

腹部大動脈瘤（AAA，通称「トリプルA」）とは

腹部大動脈瘤（AAA）とは，横隔膜より末梢側の腹部大動脈が正常の1.5倍に拡張している状態（30 mm以上）であり，その90～95％は腎動脈下に発症する．

疫学

欧米では55～65歳以上の男性では4～9％の有病率とされるが，その大多数は径35 mm以下であり，径40 mm以上は1～4％程度とされる[6]．日本における有病率はエコー検査とCTを用いたスクリーニングでは0.3～0.48％とされる[7]．患者数は増加傾向にある．

発症機序

基本的に動脈変性を原因とするが，マルファン症候群や高安動脈炎，ベーチェット（Behçet）病，IgG4関連疾患などを原因疾患とする症例も認められる．

症状

ほとんどの症例では無症状であるが，腹部拍動性腫瘤を訴える症例も少数認められる．また十二指腸が腹部大動脈瘤と上腸間膜動脈間に挟まれて，十二指腸の閉塞症状を呈する上腸間膜動脈症候群を呈することもある．炎症性動脈瘤症例では，腹痛や発熱，水腎症を認める．

B 診断

どのような症状から本疾患を疑うか

多くの場合は無症状であり，検診や他の腹部疾患によって受診した際の検査で発見されることが多い．腹部触診で拍動性腫瘤を触知した場合には本疾患を疑う．

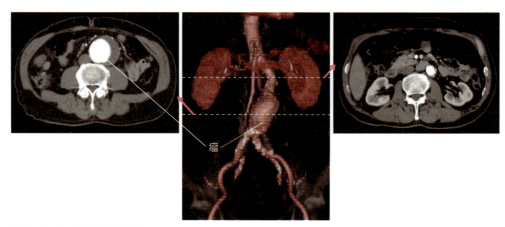

図Ⅲ-2-4　腹部大動脈瘤
CTアンギオグラフィと対応するaxial像．腎動脈下に壁在血栓を伴う最大短径55 mmの紡錘形の腹部大動脈瘤．

診察の進め方・確定診断の方法

腹部大動脈瘤はエコー検査で容易に診断される．治療手段の選択にかかわる詳細な検討には造影CT検査が必要になる（**図Ⅲ-2-4**）．また総腸骨動脈瘤・内腸骨動脈瘤・大腿動脈瘤・膝窩動脈瘤を合併することも多い．

治療適応（重症度）

破裂した場合はショックに陥り緊急手術の適応となる．日本においては非破裂性では最大短径50 mm以上の瘤（女性の場合は45 mm以上），6ヵ月間5 mm以上の瘤径拡大をみた場合に手術を考慮する．

C　治療

主な治療法（p.142参照）

1）人工血管置換術

全身麻酔下に大動脈瘤を人工血管に置換する．

EVAR：endovascular aortic repair

2）腹部ステントグラフト内挿術（EVAR，通称「イーバー」）

全身麻酔（もしくは局所麻酔下）に両側大腿動脈を切開し，左右それぞれから各症例に合わせたステントグラフトを挿入し，腎動脈下動脈瘤内で左右から挿入したステントグラフトを両下肢への血流を維持するように透視下で逆Y字型に組み合わせて完成させる．

3）内科的治療

厳重な血圧コントロールを行うが，根治的な治療にはならない．

合併症とその治療法

胸部大動脈瘤症例と同様である（p.182参照）．

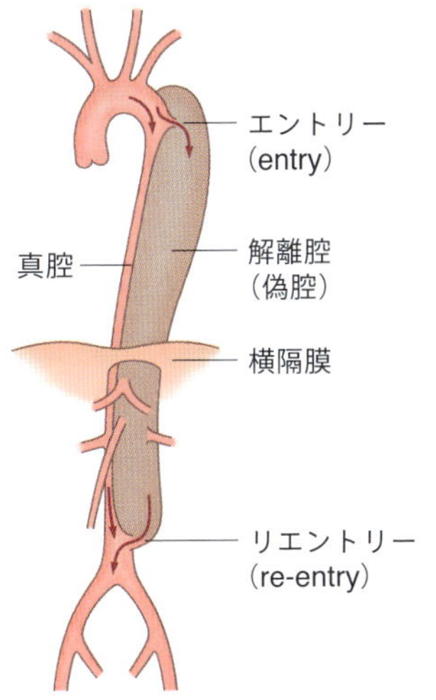

図Ⅲ-2-5　急性大動脈解離の構造
スタンフォードB型かつドベーキーⅢ型
（p.189参照）.

治療経過・予後

　日本では周術期死亡率は人工血管置換術・ステントグラフト内挿術とも1%台であり成績は良好である．遠隔期死因の大多数を心・脳・血管疾患で占めることからも，術後にかけて前述の危険因子の改善や各疾患の適切な管理が必要である．

退院支援・患者教育

　胸部大動脈瘤症例に準じる（p.182参照）.

1-4 　急性大動脈解離

A 　病態

AAD：acute aortic dissection

急性大動脈解離（AAD）とは

　急性大動脈解離（AAD）とは，大動脈の内膜の一部に亀裂が生じ，大動脈壁が中膜レベルで内外2層に裂けて，2腔になった状態で，大動脈壁内に血流もしくは血腫が存在すると定義される．本来の大動脈内腔を真腔，解離して形成された内腔を偽腔，解離腔の始まる内膜の亀裂が入った部位をエントリー（entry），末梢側で再度大動脈内腔（真腔）に合流する部位をリエントリー（re-entry）と称する（図Ⅲ-2-5）.

疫学

　日本での発症率は，毎年10万人あたり3〜6人程度とされる[8].

発症機序

大多数では動脈瘤と同様に動脈硬化（変性）がその原因となるが，先天性の結合織疾患であるマルファン症候群では比較的高率に急性大動脈解離を発症し，大動脈壁の脆弱性も発生機序に関与していると考えられている.

症状

突然の激しい胸背部痛を生じる．痛みのために血圧上昇がみられることが多いが，解離が大動脈基部に及ぶと心タンポナーデにより低血圧・ショックを呈することもある．上行大動脈解離症例では，大動脈弁閉鎖不全症（p.216参照）や心タンポナーデ（p.254参照）に伴う急性心不全症状や急性心筋梗塞を呈することもある．末梢側に解離が進行した場合には，大動脈からの各分枝の血流が低下するために，虚血状態に陥った臓器に特異的な症状が出現する．意識消失などの脳虚血症状，上肢の左右血圧差，腎梗塞・腎不全，上腸間膜動脈・腹腔動脈の場合には腸管虚血（腹膜炎）や肝不全，下肢対麻痺（前脊髄動脈），下肢急性動脈閉塞（下肢動脈拍動消失，運動麻痺，冷感）など非常に多彩な症状を呈する.

B 診断

どのような症状から本疾患を疑うか

突然発症する胸背部痛から本疾患を疑う．解離の進行とともに，痛みが移動することもある.

診察の進め方・確定診断の方法

胸部X線で縦隔陰影の拡大，胸水の出現，心タンポナーデの所見を確認する．心エコーで大動脈弁・心タンポナーデの状況，大動脈の解離腔の状況を確認する．造影CT検査により確定診断されるが，必ず各分枝動脈と解離腔との関係を確認する（図Ⅲ-2-6）.

病型分類

解離の範囲，解離腔の血流の状態，病期（発症2週間以内の急性かそれ以降の慢性か）によって分類される．解離の範囲による分類ではスタンフォード（Stanford）分類とドベーキー（DeBakey）分類が使用される（図Ⅲ-2-7）.上行大動脈に解離を認める症例は保存的治療の成績が不良であることから，スタンフォード分類は上行大動脈に解離を認めるA型と認めないB型に分類している．ドベーキー分類はエントリーの位置により分類しており，上行大動脈に認めるものをⅠ型，Ⅱ型，認めないものをⅢ型としている.

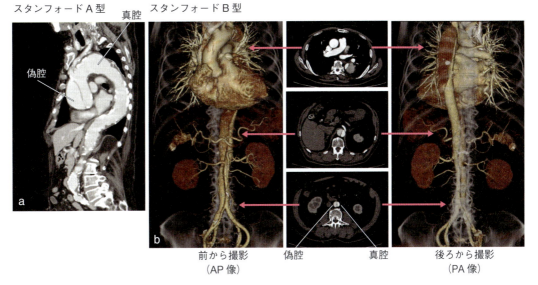

図Ⅲ-2-6　急性大動脈解離 CT 像
a：スタンフォードA型解離．
b：スタンフォードB型解離で左AP像，右PA像．axial像はそれぞれのレベルを示す．この症例では真腔が濃く，偽腔が薄く造影されている．すべての分枝は真腔から分枝している．

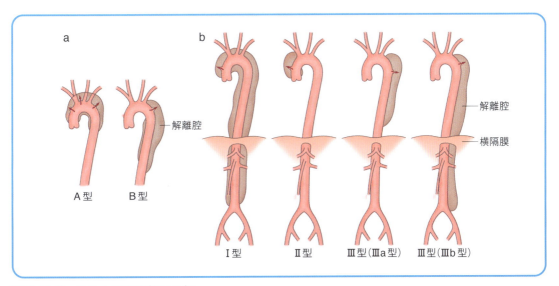

図Ⅲ-2-7　急性大動脈解離の分類
a：スタンフォード（Stanford）分類．b：ドベーキー（DeBakey）分類．

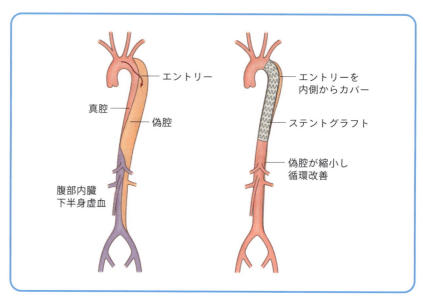

図Ⅲ-2-8 胸部ステントグラフト内挿術（TEVAR）

C 治療

主な治療法（p.142参照）

1）内科的治療

急性大動脈解離治療の原則は降圧療法である．痛みのコントロールを行いつつ，収縮期血圧100〜120 mmHgを維持するように降圧療法を行う．スタンフォードB型で臓器虚血などの合併症がない場合には，降圧療法を中心とした保存的治療が基本である．

2）人工血管置換術

内科的治療を行ったうえで必要症例に外科手術を行う．スタンフォードA型は保存的治療の予後が不良であり，原則として手術が選択され，体外循環下に上行大動脈を人工血管置換し，必要に応じて弓部大動脈置換術や，大動脈基部再建術を行う．近年では将来の胸部ステントグラフト内挿術を考慮して，エレファント・トランク（elephant trunk）法*なども行われる．スタンフォードB型で臓器虚血を認める場合には，胸腹部人工血管置換術や，虚血分枝に対するバイパス術，下肢血流維持のための腋窩大腿動脈バイパス術などが行われる．

3）胸部ステントグラフト内挿術（TEVAR）

合併症を認めるB型症例にはエントリー閉鎖により偽腔拡大を防止し，真腔血流を確保することを目的に胸部ステントグラフト内挿術（図Ⅲ-2-8）が行われる．

*エレファント・トランク法
弓部大動脈置換を要する広範囲胸部大動脈瘤やA型解離症例の一期目手術に用いられる治療法のこと．弓部置換された人工血管から下行大動脈内に人工血管を挿入する吻合方法で，象の鼻のような人工血管を挿入するためエレファント・トランク法とよばれる．

合併症とその治療法

各臓器への血流不全に陥った場合は，各臓器不全から多臓器不全に移行し予後不良となる．各臓器血流を確保するとともに，各臓器不全に対する治療を行う．ほとんどの症例は緊急手術となるため，術前の虚血性心疾患，脳血管障害，閉塞性動脈硬化症などの併存の有無について評価されていないことから，周術期にこれらの合併症の発症・悪化に注意を要する．

治療経過・予後

A型解離手術成績は，欧米において在院死亡率が24％と非常に高率であったが，日本ではこれに比べて良好で，2018年には10.5％となっている．一方，B型解離に対する手術では，合併症を有する症例が適応となることから重症症例が多く在院死亡率は約20％とされてきたが，2018年には7.9％と改善してきている[9]．

退院支援・患者教育

急性大動脈解離の治療の原則は降圧療法であることから，高血圧のコントロールを厳格に行うことを十分に理解してもらう．また脂質異常症，糖尿病などのコントロールも重要である．

2 | 末梢動脈疾患

末梢動脈疾患も閉塞性・拡張性に分類されるが，そのほとんどは閉塞性疾患に含まれる．拡張性病変は，大腿動脈瘤と膝窩動脈瘤にほぼ限定される．閉塞性疾患には閉塞性動脈硬化症，閉塞性血栓血管炎（バージャー病），膠原病などに代表される血管炎，機能的病変としてのレイノー症状があげられるが，閉塞性血栓血管炎は日本では新規発症は激減しほとんどみられなくなっていることもあり，閉塞性動脈硬化症が末梢動脈疾患の大多数を占める．末梢動脈疾患は狭義では閉塞性動脈硬化症と同義に使用される．

閉塞性動脈硬化症は，動脈硬化性疾患の存在に伴い足関節/上腕血圧比（ABI）（p.92参照）が0.90以下を呈するものと定義される．本項では腎動脈下腹部大動脈から下肢にかけての閉塞性病変について解説する．

ABI：ankle brachial index

2-1 | 閉塞性動脈硬化症

A 病態

閉塞性動脈硬化症（ASO/PAD）とは

閉塞性動脈硬化症とは，腹部大動脈（腎動脈下），腸骨動脈および下肢の主幹動脈の粥状硬化性変化による慢性動脈閉塞疾患をさす．以前はASOとの

ASO：arteriosclerosis obliterans
PAD：peripheral arterial disease

メモ

ASO は arteriosclerosis（アテローム性の動脈硬化）による obliterans（閉塞）という意味であり，PAD は peripheral arterial（末梢動脈）の disease（疾患）という意味である.

呼称が広く使われてきたが，近年欧米を中心に本疾患が末梢動脈閉塞性疾患の大多数を占めることから PAD と称されるようになり，日本においても PAD と呼称されることが多くなった．ABI が 0.90 以下であることと定義される.

疫 学

日本における一般住民では ABI 0.90 以下の頻度は 60 歳以上 1〜3％，70 歳以上 2〜5％であり，男性は女性に比し 2 倍前後 LEAD 有病率が高い．一方，透析患者においては ABI 0.90 未満の頻度は 10〜20％であり，非透析者に比べて有意に発症率が高い [10].

発症機序

大多数は粥状硬化性変化に起因する．加えて糖尿病症例においては，主として膝窩動脈以遠の下腿・足部動脈にメンケベルグ型*の高度石灰化病変を合併する.

症 状

初期は無症状である．病変進行に伴い，歩行時にふくらはぎに痛みを覚える間欠性跛行*を呈するようになる．跛行距離は進行とともに短くなり，重症の場合には 10〜30 m 程度で歩行困難になる．さらに重症化すると，安静時疼痛や足部足趾に虚血性潰瘍壊死を呈し，治療を受けないと下肢切断に至る包括的高度慢性下肢虚血に陥る.

*メンケベルグ型

動脈硬化には，アテローム性動脈硬化（粥状動脈硬化），細動脈硬化，中膜石灰化硬化（メンケベルグ硬化）の 3 つのタイプが存在する．メンケベルグ型動脈硬化は，中膜にカルシウムが蓄積することで骨のように硬化が進む．糖尿病歴の長い症例の下腿動脈によくみられるが，高度の硬化性病変にもかかわらず狭窄性病変は比較的少ないことが多い.

*間欠性跛行

intermittent claudication（IC）．しばらく歩行すると下腿筋や殿筋の痛みやしびれを自覚して歩けなくなるが，しばらく休息をとるとまた歩行できるようになる状況をさす．その原因として血管性と神経性があげられ，前者は歩行時に運動に必要な動脈血を十分に供給できなくなる下肢閉塞性動脈硬化症，後者は立位で脊椎管内の神経圧迫が生じる腰部脊椎管狭窄症がその代表的疾患である.

CLI：critical limb ischemia

*包括的高度慢性下肢虚血

下肢虚血，組織欠損，神経障害，感染などの肢切断リスクをもち，治療介入が必要な下肢を総称する概念である [10].

CLTI：chronic limb-threatening ischemia

B 診 断

どのような症状から本疾患を疑うか

歩行時の下腿（ふくらはぎ）の痛み，安静時疼痛，足部足趾壊死などの症状をみた場合には閉塞性動脈硬化症を疑う.

診察の進め方・確定診断の方法

大腿・膝窩・足背・後脛骨・橈骨・尺骨動脈の拍動を触知する．拍動がないもしくは微弱である場合には，その中枢側に狭窄性病変を認める．狭窄病変部位では血管雑音を聴取するため，各部位の聴診を行う．加えて ABI 測定により診断は可能である．画像診断として造影 CT，MRI が有用であるが，下腿・足部動脈に対して治療を行う場合には，血管撮影が必要になる（図Ⅲ-2-9）.

臨床分類・病型分類

臨床分類としてはフォンテイン（Fontaine）分類とラザフォード（Rutherford）分類が一般的に使われる（表Ⅲ-2-1）．従来の重症虚血肢（CLI）という概念は，感染や虚血創など，他の下肢切断リスク要因を考慮した包括的高度慢性下肢虚血*（CLTI）という概念に置き換えられた．創（Wound），虚血（Ischemia），感染（foot Infection）をそれぞれ層別化したうえで WIfI 分

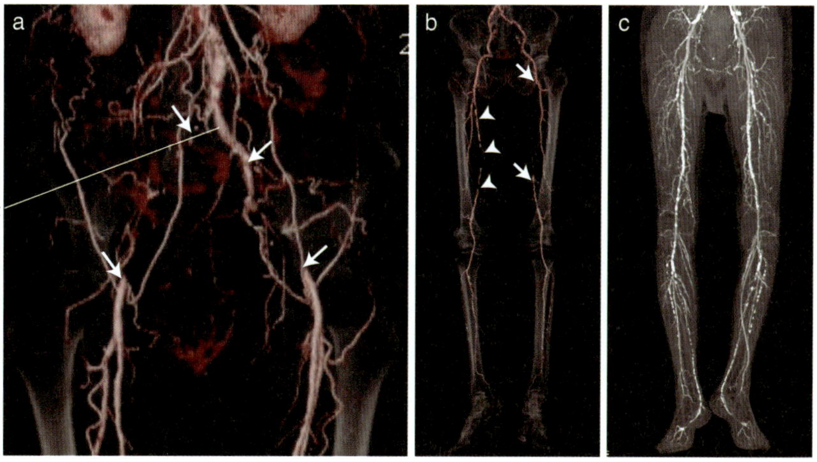

図Ⅲ-2-9　閉塞性動脈硬化症の CT アンギオグラフィ

矢印は閉塞箇所，血流再開箇所を示し，矢頭は部分閉塞箇所を示した.

a：両側総腸骨動脈・外腸骨動脈の閉塞症例. 側副血行路もきれいに描出されている.

b：両側浅大腿動脈閉塞症例. 開存している両側後脛骨動脈が描出されている.

c：両側重症虚血肢症例. 下腿動脈から足部動脈の病変は石灰化病変も加わり，開存しているかどうか確認できない.

表Ⅲ-2-1　臨床症状による閉塞性動脈硬化症の重症度分類（フォンテイン分類とラザフォード分類）

フォンテイン (Fontaine) 分類		ラザフォード (Rutherford) 分類		
度	臨床症状	度	群	臨床症状
Ⅰ	無症状	0	0	無症状
Ⅱ	間欠性跛行		1	軽度跛行
		Ⅰ	2	中等度跛行
			3	重度跛行
Ⅲ	安静時痛	Ⅱ	4	虚血性安静時痛
Ⅳ	潰瘍・壊死	Ⅲ	5	小範囲組織欠損
			6	広範囲組織欠損

類で評価して，下肢の重症度を鑑別することになり，その重症度で包括的高度慢性下肢虚血の際の血行再建の必要性を検討することになった[10].

C 治 療

主な治療法

1）危険因子の改善

動脈硬化の危険因子である高血圧，脂質異常症，糖尿病の厳密なコントロールを行い，血圧 140/80 mmHg 未満（糖尿病や腎機能障害がある場合には 130/80 mmHg 未満），LDL コレステロール 100 mg/dL 未満（高リスク症例では 70 mg/dL 未満），HbA1c 7.0％未満に維持し，禁煙とする．

2）運動療法・薬物療法

間欠性跛行症例には危険因子の改善に加えて，1 日 30 分・週 3 回・3 ヵ月以上の監視下運動療法を行う．薬物療法としてはシロスタゾールなどの血管拡張作用と抗血小板作用を併せもつ薬剤を併用する．加えて，併存することの多い虚血性心疾患や脳梗塞の発症予防も考慮して抗血小板薬を併用する．

3）血行再建術

上記の保存的治療を 3 ヵ月以上行っても日常生活に困難をきたす間欠性跛行が残る症例や WIfI 分類で血行再建が必要であると判断された包括的高度慢性下肢虚血症例には，全身状態を考慮のうえで血行再建術を行う[10]．血行再建術として，代用血管（人工血管や自家静脈）を用いるバイパス術や，病変部にバルーン拡張やステント留置・ステントグラフト留置を行う血管内治療（EVT）があげられる．

EVT：endovascular treatment

合併症とその治療法

高率に虚血性心疾患，脳血管障害を合併するため，これらの疾患には十分な注意が必要である．また壊死に陥った症例では感染から敗血症にいたることもあるため，発熱や患肢の発赤腫脹などの感染徴候に注意する．感染を認めた場合には抗菌薬投与に加えて，必要症例では膿のドレナージを行う．

治療経過・予後

心臓や大血管ではない足の動脈の疾患に伴う間欠性跛行症例であっても 5 年後の転帰は良好とはいえず，10 〜 15％に死亡症例を認め，20％に非致死性の心筋梗塞や脳梗塞などの心血管イベントを生じる．なお，下肢については 10 〜 20％に間欠性跛行の悪化を，5 〜 10％に包括的高度慢性下肢虚血を認めるが，70 〜 80％は症状の大きな変化なく経過する[10]．

血行再建術後の成績は，大動脈・腸骨動脈領域ではバイパス術・血管内治療両者において一次 5 年開存率 80 〜 90％と良好である．大腿膝窩動脈領域においてはバイパス術においては伏在静脈を代用血管として用いることが推奨され，その 5 年 1 次開存率は 70〜80％，血管内治療にはバルーン，薬剤塗布バルーン，ステント，ステントグラフトなどが病変の性状を考慮して選択されるが，その 1 年 1 次開存率は 30〜85％であるが，2 年以降の成績のエビデンスが不足している状況にある[10]．血管内治療は開存維持のために繰り返

し施行することが必要となり，個別の症例・病変ごとに治療法の選択は非常に重要となる．

退院支援・患者教育

バイパス術・血管内治療とも術後早期予後は良好である．非血行再建間欠性跛行肢では足部の外傷により，難治性潰瘍から包括的高度慢性下肢虚血にいたる症例も認められ，フットケアを励行することが必要である．虚血性心疾患，脳血管障害を高率に合併することから，高血圧，脂質異常症，糖尿病の厳格なコントロールを行うとともに，禁煙を維持できるように患者教育を行うことが必須である．

2-2 バージャー病（閉塞性血栓血管炎）

A 病態

TAO：thromboangiitis
obliterans

バージャー病（閉塞性血栓血管炎）（TAO）とは

バージャー（Buerger）病（TAO）とは閉塞性動脈硬化症と鑑別を要する疾患で，四肢先端に疼痛を伴う潰瘍壊死を呈する難治性疾患であり，特定疾患治療研究対象疾患（難病）に指定されている．閉塞性動脈硬化症とは異なり血管内膜の炎症に起因する．1970年代以前は日本の末梢動脈疾患の大多数を占めていたが，生活の西欧化や衛生概念の広まりにより新規発生は激減し，まれな疾患となってきた．

疫学

40歳以下の男性に好発することが多い．そのほとんどは喫煙者であり，発症時には高血圧，脂質異常症，糖尿病などの動脈硬化症の危険因子を有しない．

発症機序

いまだ不明であるが，禁煙により症状・病勢が改善すること，また大多数の患者に歯周病を認め歯科衛生環境が良化するとともに新規発症も激減してきたことから，喫煙・歯周病がその一因と考えられている．中小動脈が侵され，急性期には血栓形成部位を中心に高度の炎症所見を認め，その後内膜肥厚を呈し閉塞性病変を呈するようになる．静脈にも遊走性静脈炎を呈する．

症状

初期は無症状である．病変進行に伴い，足趾，手指の冷感や蒼白化を生じる．進行しても全例に間欠性跛行を呈するわけではなく，足部動脈だけが侵されて突然安静時疼痛や虚血性潰瘍・壊死を呈することも多い．

表Ⅲ-2-2　バージャー病の診断基準

Definite 1
発症時，以下の(1)～(5)を満たし，鑑別診断で他疾患が全て除外できる

Definite 2
本症発症時，以下の(1)・(5)と，(3)と(4)のいずれかの計3項目以上を満たし，鑑別診断で下記他疾患が全て除外できる．

(1) 50歳未満の発症
(2) 喫煙歴を有する（間接喫煙を含む.）.
(3) 膝窩動脈以下の閉塞がある.
(4) 上肢の動脈閉塞がある，又は遊走性静脈炎の既往がある.
(5) 高血圧症，高脂血症，糖尿病を合併しない.

鑑別診断
1. 閉塞性動脈硬化症　2. 外傷性動脈血栓症　3. 膝窩動脈捕捉症候群
4. 膝窩動脈外膜嚢腫　5. 膠原病　6. 血管ベーチェット病
7. 胸郭出口症候群　8. 心房細動

〔難病情報センター：バージャー病.
〔https://www.nanbyou.or.jp/wp-content/uploads/upload_files/File/047-201704-kijyun.pdf〕（最終確認：2024年2月28日）より引用〕

B　診断

どのような症状から本疾患を疑うか

若年の男性喫煙者に足趾，手指の冷感や蒼白化をみた場合，本疾患を疑う.

診察の進め方・確定診断の方法

閉塞性動脈硬化症と同様に四肢末梢の動脈拍動を触知する．拍動がないもしくは微弱である場合にはその中枢側に狭窄性病変を認める．加えてABIを測定することで診断は可能であるが，閉塞性動脈硬化症との鑑別を要する．中小の血管が侵されることから造影CT，MRIは有用であるものの，閉塞性動脈硬化症におけるほど有用ではない．確定診断には血管撮影が必須で，小動脈の突然の途絶像，コークスクリュー様の側副血行路の発達がその特徴的な所見である．臨床診断として厚生労働省の基準（**表Ⅲ-2-2**）が用いられる.

臨床分類・病型分類

臨床分類としてはフォンテイン分類とラザフォード分類が一般的に使われる（p.193，**表Ⅲ-2-1**）.

C　治療

主な治療法

1）危険因子の改善

禁煙が必須である.

2）薬物療法・運動療法

薬物療法としては血管拡張作用や抗血小板作用を併せもつ薬剤を内服させる．安静時痛や虚血性潰瘍を伴う場合には，プロスタグランジン製剤などの血管拡張薬を点滴で用いる．慢性期には閉塞性動脈硬化症の項（p.194 参照）で示した運動療法も有用である．

3）血行再建術

禁煙と薬物療法で多くの場合には改善に向かうが，高度の安静時疼痛や壊死を伴う場合には，自家静脈を用いて足関節周囲の開存動脈を末梢吻合部としてバイパス術が行われる．末梢吻合に耐えうる動脈が残存していない場合には腰部交感神経節切除を行う．

合併症とその治療法

包括的下肢慢性虚血で壊死を認める症例では，発熱や患肢の発赤腫脹などの感染徴候に注意する．

治療経過・予後

罹患した下肢の予後は，急性期を乗り切った場合には禁煙症例では良好である．生涯にわたる禁煙が必須である．

退院支援・患者教育

症状再燃を回避するためにも，症状の悪化を防ぐためにも禁煙維持が必須であることを患者に理解させ，守るよう教育を行うことが重要である．

2-3　レイノー病・レイノー症候群

A　病態

レイノー病・レイノー症候群とは

寒冷時やストレス下での発作として，指趾が蒼白，次いで（末梢性）チアノーゼ（p.25 参照）へと色調の変化を認め，時間とともに，もしくは温暖状態で元に復するレイノー（Raynaud）症状を呈する疾患である．背景疾患を認めない一次性レイノー現象（従来からのレイノー病）と，背景疾患を有する二次性レイノー現象（従来からのレイノー症候群）とに大別される．

疫学

全体の発症頻度は 5 〜 10％とされており[11]，大半は一次性症例で，15 〜 40 歳の女性がその 3/4 を占めるとされる．二次性の背景疾患は表Ⅲ-2-3 に示すように多岐にわたる．

発症機序

レイノー現象の本質である細動脈攣縮の発症機序はいまだ解明されていない．

表Ⅲ-2-3　二次性レイノー現象（レイノー症候群）の背景疾患

膠原病	強皮症，全身性エリテマトーデス（SLE），リウマチ，シェーグレン（Sjögren）症候群，皮膚筋炎，結節性多発性血管炎
薬剤	β遮断薬，酒石酸エルゴタミン，ブレオマイシン
環境因子	精神的ストレス，塩化ビニル
その他	振動誘発性，胸郭出口症候群

症 状

前述のレイノー症状を呈する．重症例では虚血性潰瘍や壊死を呈するものも認められる．

B　診 断

どのような症状から本疾患を疑うか

前述のレイノー症状を呈する場合に本疾患を疑う．

診察の進め方・確定診断の方法

血管攣縮を伴う臨床症状からレイノー症状を呈していることは容易に診断されるが，一次性か二次性かを鑑別するためには，十分な問診による既往歴の検索や赤沈・抗核抗体などの検索が必要である．

C　治 療

主な治療法

1）危険因子の改善

寒冷刺激の回避と禁煙を中心とした環境要因改善を徹底する．

2）薬物療法

カルシウム拮抗薬が第一選択である．そのほかアンジオテンシンⅡ受容体拮抗薬やアンジオテンシンⅡ変換酵素阻害薬，α遮断薬に加えて抗血小板薬，プロスタグランジン製剤投与を中心とする薬物療法を行うことも多い[7]が，改善をみることは少ない．

3）その他

疼痛コントロールも困難であることが多く，交感神経節ブロックや交感神経節切除を行うことになるが，長期効果にはエビデンスはない．

合併症とその治療法

二次性の場合，原疾患のコントロールを行う．

治療経過・予後

生命予後は基本的には良好である．しかし十分に併存疾患がコントロール

されない場合や，環境要因が回避されない場合には，まれに足趾・手指の切断になることもある．

退院支援・患者教育

徹底した寒冷刺激の回避と禁煙を守るよう教育を行う．

●引用文献

1) 日本病理学会（編）：日本病理剖検輯報，第 46 輯（2003）-第 51 輯（2008）
2) 日本循環器学会，日本心臓血管外科学会，日本胸部外科学会ほか：2020 年改訂版 大動脈瘤・大動脈解離診療ガイドライン〔https://www.j-circ.or.jp/cms/wp-content/uploads/2020/07/JCS2020_Ogino.pdf〕（最終確認：2024 年 2 月 28 日）
3) Committee for Scientific Affairs, The Japanese Association for Thoracic Surgery：Thoracic and cardiovascular surgery in Japan during 2014. General Thoracic Cardiovascular Surgery **64**(11)：665-697, 2016
4) 泉　聡，大北　裕：胸腹部大動脈瘤．脈管専門医のための臨床脈管学，日本脈管学会（編）．メディカルトリビューン，p195，2010
5) 志水秀行，平原憲道，本村昇他：本邦における心臓血管外科手術の現状：2017 年，2018 年の日本心臓血管外科手術データベースからの報告　4．胸部大動脈手術 日本心臓血管外科学会雑誌 **45**(4)：169-179，2020
6) Moll FL, Powell JT, Fraedrich, G et al：Management of abdominal aortic aneurysms clinical practice guidelines of the European Society for Vascular Surgery Eur J Vasc Endovasc Surg 41 (Suppl 1), S1-S58, 2011
7) 小櫃由樹生，重松　宏：大動脈瘤の疫学．Heart View **12**(11)：1308-1311，2008
8) 福本仁志．ER における急性大動脈解離の管理．救急医学 **26**(10)：1462-1467，2002
9) Committee for Scientific Affairs, The Japanese Association for Thoracic Surgery; Shimizu H, Okada M, Toh Y,et al.：Thoracic and cardiovascular surgeries in Japan during 2018：Annual report by the Japanese Association for Thoracic Surgery Gen Thorac Cardiovasc Surg **69**(1)：179-212, 2021
10) 日本循環器学会，日本血管外科学会，日本インターベンショナルラジオロジー学会ほか：2022 年改訂版 末梢動脈疾患ガイドライン〔https://www.j-circ.or.jp/cms/wp-content/uploads/2022/03/JCS2022_Azuma.pdf〕（最終確認：2024 年 2 月 28 日）
11) Suter LG, Murabito JM, Felson DT, et al：The incidence and natural history of Raynaud's phenomenon in the community. Arthritis Rheum **52**(4)：1259-63, 2005

3 冠動脈疾患（虚血性心疾患）

冠動脈疾患（虚血性心疾患）とは，冠動脈の血流が狭窄，閉塞などにより心筋に十分に行き届かず，結果として胸痛・胸部圧迫感などの症状を認めたり，心筋障害，収縮低下などをきたす疾患である（図Ⅲ-3-1）．具体的には，急性心筋梗塞，狭心症（安定狭心症，不安定狭心症），冠攣縮性狭心症などがある．中でも，急性心筋梗塞（AMI）と不安定狭心症（unstable angina）とを合わせ，急性冠症候群（ACS）と言い，緊急性を伴い早期入院加療が必要な状態である．一方，安定狭心症（stable angina）（主に労作性狭心症［effort angina］）は病態が比較的安定しており，急性冠症候群と区別されて用いられる．

ACS：acute coronary syndrome

1 急性心筋梗塞

A 病態

AMI：acute myocardial infarction

急性心筋梗塞（AMI）とは

急性心筋梗塞（AMI）とは，心筋に栄養を送っている冠動脈が急に閉塞す

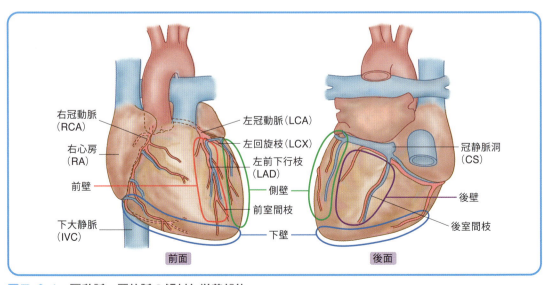

図Ⅲ-3-1　冠動脈・冠静脈の解剖と栄養部位
右冠動脈は主に，右心室と左心室の下壁・後壁を養っているが，心室中隔へも血液供給をしている．左冠動脈の前下行枝は主に，心室中隔，左心室の前壁・側壁を養い，回旋枝は左心室の側壁・後壁を養っている．

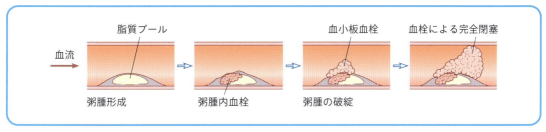

図Ⅲ-3-2 冠動脈粥腫（プラーク）

ることにより，血流不足から心筋が壊死してしまう病態である．壊死により壁運動低下，心不全，致死性不整脈，心筋破裂等の合併症を起こすことがある．

疫学

1990〜2000年における日本の6地域の調査からの検討より，急性心筋梗塞の発症は男性30〜60人/10万人・年（標準人口），女性10〜20人/10万人・年（標準人口）であることが報告されている[1]．急性心筋梗塞の主な危険因子として脂質異常症，喫煙，糖尿病，高血圧，家族歴などが知られており，急性心筋梗塞が疑われる患者にはこれらのリスクがないかどうか問診することが大事である．

発症機序（図Ⅲ-3-2）

動脈硬化などにより冠動脈に粥腫（plaque，プラーク）が形成され，粥腫が突然破綻し，血小板凝集が起こり血栓を生じ，冠動脈が閉塞することで発症する．閉塞にいたるまで比較的時間があると他の血管から閉塞部を補完する血管が現れることがあり，側副血行路（通称「コラテ」）とよばれる．側副血行路がある場合は近位部の閉塞でも比較的重症化しない場合が多い．

症状

突然の胸痛・胸部圧迫感で発症する．多くの例では交感神経の興奮から冷汗を伴う．その他，背部痛，上腹部痛，歯痛，肩の痛みなどを訴える場合もある（p.36参照）．また糖尿病患者では強い症状を自覚せず，無症候性に経過することもある（p.36参照）．

> **メモ**
> 側副血行路：collateral flow
> 冠動脈間には胎児期に存在したが成人になるにつれ退縮した吻合路が潜在的に存在する．この吻合路が心筋虚血において再度出現，または血管新生により新たに形成され側副血行路として機能する．

B 診断

どのような症状から本疾患を疑うか

上述したように突然かつ持続する胸痛・胸部圧迫感で発症し，多くは冷汗を伴う場合にまず鑑別にあげる．背部や頸部，上腹部の痛み（関連痛，p.38「臨床で役立つ知識」参照）を訴えることもある．大動脈解離やその合併症としての発症の鑑別には注意を要する．

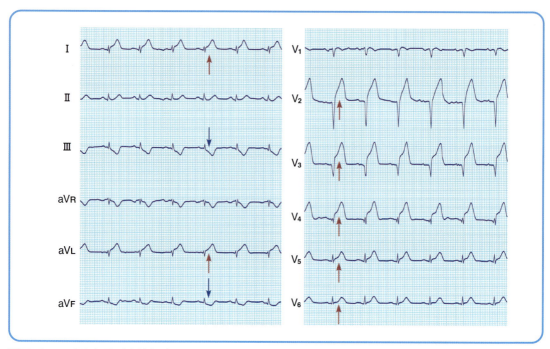

図Ⅲ-3-3　ST上昇型心筋梗塞の心電図
当院で搬送された実際の症例（70歳代男性）．V_{2-5}，Ⅰ，aVL（赤矢印）でST上昇を認め，Ⅲ，aVF（青矢印）でST低下を認める．

診察の進め方・確定診断の方法

臨床的には胸部症状，心電図のST変化，心筋逸脱酵素の上昇により診断される．

1）心電図

典型的には12誘導心電図でST-T変化を伴う（図Ⅲ-3-3）．後述するように，ST上昇がみられるとST上昇型心筋梗塞の診断となり，早期に冠動脈の血流改善が求められる．またST上昇型心筋梗塞ではST上昇自体が梗塞部位・重症度判定に有用である．また，遅れて異常Q波（貫壁性梗塞）が出現し，ST回復とともに陰性T波および冠性T波が出現する．

> **メモ**
> ST上昇型心筋梗塞（ST-elevation acute myocardial infarction：STEMI，通称"ステミ"）

2）血液検査所見

心筋逸脱酵素の上昇（CK，CK-MB，WBC，AST，トロポニンT/I）が認められる．クレアチニンキナーゼ（CK）のピーク値は心筋梗塞の重症度を表すため，入院後も継時的な血液検査のフォローが必要である．

3）心エコー検査

心筋虚血部位に一致して壁運動低下・消失（慢性期には壁の非薄化と線維化）が認められる．心不全が合併すると左心室拡張不全による肺高血圧所見を認めたり（p.277参照），僧帽弁閉鎖不全の所見が認められる．後述する機械的合併症の有無をチェックする．

> **メモ**
> 壁運動低下（hypokinesis：ハイポキネシス），壁運動消失（akinesis：アキネシス）

表Ⅲ-3-1 キリップ（Killip）分類：身体所見に基づいた重症度分類

クラス		身体所見
Ⅰ	心不全の徴候なし	肺野にラ音なく，Ⅲ音聴取しない
Ⅱ	軽度〜中等度の心不全	全肺野の50％未満の範囲でラ音あるいはⅢ音聴取する
Ⅲ	重症心不全，肺水腫	全肺野の50％以上の範囲でラ音を聴取する
Ⅳ	心原性ショック	血圧90 mmHg未満，尿量減少，チアノーゼ，冷たく湿った皮膚，意識障害を伴う

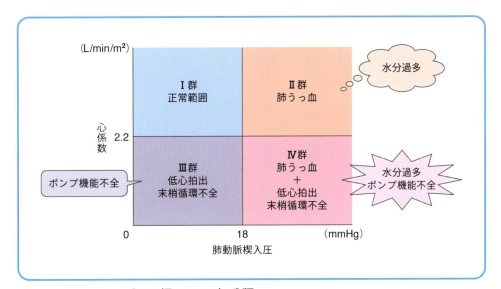

図Ⅲ-3-4 フォレスター（Forrester）分類

4）冠動脈造影検査

急性心筋梗塞における確定診断には冠動脈造影を行う．カテーテル検査により，冠動脈を選択的に造影し病変を同定し，カテーテル治療かバイパス手術の適応を考慮する．

重症判定やステージ・臨床分類など

急性心筋梗塞の心不全分類には，キリップ（Killip）分類（表Ⅲ-3-1）やフォレスター（Forrester）分類（図Ⅲ-3-4）が多く用いられる．どの程度来院時心不全が合併しているかにより分類され，治療法や予後を決定する．

204 第Ⅲ章 循環器疾患 各論

表Ⅲ-3-2 急性心筋梗塞で用いられる主な薬剤

剤形	薬剤名	使用目的
注射剤（点滴, 静注）	ヘパリン	抗凝固薬. 治療中, 治療後の血栓予防に用いられる.
	ニコランジル	硝酸系・ニトロ系とプラスαの冠血管拡張作用をもち冠血流改善効果がある.
	カテコラミン（ドパミン, ドブタミンなど）	β受容体を刺激し心収縮力増強作用がある. 心拍出量の増加, 血圧上昇の作用（主にドパミン）がある.
経口剤	アスピリン, クロピドグレル, プラスグレル, チカグレロル	抗血小板薬. ステント内血栓予防に用いられる.
	スタチン製剤, エゼチミブ, PCSK9阻害薬	LDLコレステロール減少作用, 粥腫を安定させるなど冠動脈イベントを抑える.
	アンジオテンシン変換酵素（ACE）阻害薬/アンジオテンシンⅡ受容体拮抗薬（ARB）	レニン-アンジオテンシン-アルドステロン系の抑制により心筋リモデリング予防など心保護作用がある.
	β遮断薬（ビソプロロール, カルベジロールなど）	交感神経抑制により急性期の不整脈予防や慢性期の心保護作用がある.
	利尿薬（フロセミド, スピロノラクトンなど）	心不全合併例で体液貯留を防ぐ働きがある.

p.120 130も参照.

C 治療

主な治療法

1）カテーテルインターベンション

急性心筋梗塞の治療の中心は心臓カテーテルインターベンションである. 閉塞している血管を早期に再灌流させることが大事である. とくに, ST上昇型心筋梗塞ではdoor-to-balloon time*を90分以内にすることが求められており, 診断からカテーテル治療までの時間をいかに短縮するかが求められる（カテーテル治療は p.104 参照）.

*door-to-balloon time
病院到着からバルーン治療までの時間.

2）冠動脈バイパス術

急性心筋梗塞ではカテーテル治療が中心であるが, カテーテル治療困難例や, 3枝病変の場合は冠動脈バイパス術（CABG）などの外科的治療（p.135参照）を選択する場合がある.

3）薬物療法

カテーテル治療の後もステント血栓予防に抗血小板薬（アスピリン, クロピドグレル, プラスグレル, チカグレロルなど）（p.134 参照）, また合併症予防, 二次予防のためにスタチン, アンジオテンシン変換酵素（ACE）阻害薬/アンジオテンシンⅡ受容体拮抗薬（ARB）, β遮断薬が用いられる（表Ⅲ-3-2）.

合併症とその治療法

1）心不全

　心筋梗塞により広範囲に心筋壊死が進むと，心臓の有意な収縮能低下を招く．それによりポンプ失調を起こし，全身へ送り出す心拍出量が低下してしまい，急性心不全を引き起こす．心不全になった場合は利尿薬や強心薬などの治療のほか，重症化した場合は**大動脈内バルーンパンピング（IABP）**（p.102 参照），Impella（インペラ，p.104 参照），**経皮的心肺補助装置（PCPS，**または VA-ECMO）（p.103 参照）が必要なことがある．

　慢性心不全への移行や心筋のリモデリング（p.127 参照）を防ぐための心筋保護薬（β遮断薬，ACE 阻害薬／ARB）の投与はできるだけ早期から開始する．

2）不整脈

　急性心筋梗塞に伴い，心室頻拍，心室細動といった致死性不整脈を合併することがある．この場合，血行動態が安定していれば抗不整脈薬を投与するが，多くのケースで血行動態が不安定になるため電気的除細動を要する．心房細動も急性心筋梗塞後に合併することがあるが，多くの場合は一過性で洞調律に戻る．持続する場合は抗不整脈薬を投与するが，抗不整脈薬の多くは心室の収縮力を低下させる陰性変力作用を伴うことより使用薬剤が限られる．β遮断薬使用が難しい，もしくは効果不十分な場合アミオダロンが使用される．

3）右室梗塞

　下壁の ST 上昇型心筋梗塞（右冠動脈近位部閉塞）に合併するといわれている．右心室のポンプ失調により低血圧，低心拍出（低灌流）所見を認め，下壁梗塞による徐脈を合併することが多い（p.39 参照）．左心不全と異なり肺水腫が生じないのが特徴である（フォレスターⅢ群，p.203，**図Ⅲ-3-4**）．大量輸液により改善を図るか，カテコラミン投与が必要な場合がある．前負荷や血圧の低下を促すニトロ製剤（硝酸薬）の投与は禁忌であり，まず除外すべき病態である（p.39 参照）．

4）僧帽弁閉鎖不全症（乳頭筋断裂）

　左回旋枝閉塞に伴う下壁梗塞および後壁梗塞にみられるのが典型である．後乳頭筋梗塞に伴う重症僧帽弁閉鎖不全では，梗塞範囲はむしろ小さい場合が多く，一般的に左心室機能は保たれ，過収縮を示すことが多い．下壁梗塞に肺水腫や心原性ショックを合併した場合には乳頭筋断裂が多い．治療には外科的に僧帽弁形成術（p.141 参照）が必要となる．

5）心室中隔穿孔（せんこう）

　左前下行枝と右冠動脈の両方より心室中隔は栄養され，その閉塞の合併症として左心室と右心室の間にある心室中隔の心筋壊死により穿孔を起こす．心室中隔欠損症と同様の汎収縮期性雑音を生じるが，欠損孔が大きい場合は

はっきりしないことがある．心室中隔穿孔により左心室から右心室へ交通ができることで，心不全や心原性ショックなどを引き起こす．治療は穿孔した部位を塞ぐ開胸手術が必要となる．

6）左室自由壁破裂（心破裂，rupture）

初回心筋梗塞，前壁梗塞，高齢者，女性に多くみられる．急性心筋梗塞発症後24時間以内の急性期と3〜5日後の2つのピークがある．急激なショック状態もしくはタンポナーデ症状を呈し，（緊急の）外科的治療が必要となる．

治療経過・予後

緊急PCIの発達した日本では，来院後の経過は一般的に予後良好といわれているが，キリップ分類Ⅳでの死亡率はいまだに40〜70％といわれており，院内死亡の主な原因である．また，上記の機械的合併症（左室自由壁破裂，心室中隔穿孔，乳頭筋断裂）が合併する例も予後が悪い．多くの患者は，入院しカテーテル治療を行った後に上記内服調整および心臓リハビリテーション（p.148参照）を行い，退院を目指す．

退院支援・患者教育

退院後は残存心機能によるリスク評価が必要であり，内服薬継続や心臓リハビリテーションを行っていくことが重要である．また，心筋梗塞を再発させないため二次予防への以下のような指導も大切である．

- 血圧：内服薬を遵守すること，また自宅血圧測定を勧める．
- 脂質：定期的な検査を行い，LDLコレステロール70 mg/dL未満を目標に，食生活を指導する．
- 体重：普通体重（BMI 18.5以上25未満）が望ましい．
- 糖尿病管理：血糖コントロールが不良になると心血管リスクを上昇させるため，食事療法，運動療法を中心とした指導が大切である．
- 運動療法：症状が安定した状態では，適度な運動は運動耐容能を増やす効果があり，心臓リハビリテーションを行うことが望ましい．退院後は重い物を運ぶ作業は控える．
- 睡眠，休息：十分に確保できるように患者にとって望ましい生活の仕方をともに考える必要がある．
- 禁煙指導：喫煙は虚血性心疾患の再発のリスクを上げるため禁煙を徹底する．
- 飲酒管理：過度な飲酒は控える．心機能低下がある場合，塩分・水分制限を検討する．

2 | 狭心症

A 病態

AP：angina pectoris

狭心症（AP）とは

狭心症（AP）とは，心筋に栄養を送っている冠動脈が動脈硬化により狭窄をきたすことで，血流不足になる状態である．心筋梗塞と違い心筋壊死をきたすわけではないが，狭窄部の粥腫（プラーク）（p.201，図Ⅲ-3-2）が不安定化して症状が頻回になる不安定狭心症では，急性心筋梗塞に移行するリスクが高いとされている．狭心症には血管が攣縮して起こす異型狭心症・冠攣縮性狭心症（VSA）もあるが，別項で述べる（p.210 参照）．

疫学

無作為抽出による全国300地区の30歳以上の成人を対象とした循環器疾患基礎調査（昭和55年）では，調査対象 10,897 人のうち労作性狭心症と判定された頻度（有病率）は男性 8.13/1,000 人，女性 9.18/1,000 人であった[2]．

発症機序

動脈硬化などにより冠動脈に粥腫（プラーク）が生じ，冠動脈内に狭窄を起こすことで心筋への血流低下が生じる（p.24 参照）．

症状

典型的には労作時の胸痛・胸部圧迫感・息切れが認められる．これらのほかに背部痛，上腹部痛，歯痛，肩の痛みなど非典型的な症状を訴える場合もある．また糖尿病患者では強い症状を自覚しないこともあり，無症候性に経過することもある．狭心症では，心筋の拡張不全（による肺うっ血）が主体となるため，休むと軽減する労作時の息切れを見逃さないことは重要である（p.38 参照）．

B 診断

どのような症状から本疾患を疑うか

休むと軽減する労作時の胸痛・胸部圧迫感・息切れが認められたときは本疾患を疑う（p.57 参照）．関連痛として，胸痛のほかに背部痛，上腹部痛，歯痛，肩の痛みなど非典型的な症状を訴える場合もある（p.37 参照）．

診察の進め方・確定診断の方法

1）12 誘導心電図（p.85 参照）

安静時に ST 低下や陰性 T 波などの所見を認めることもあるが，発作頻度が高くない場合には安静時所見がないことがあり，下記の運動負荷試験などで疑う．

表Ⅲ-3-3 CCS分類

クラス分類	所見
Ⅰ	日常身体活動では狭心症が起こらないもの. たとえば歩行, 階段を昇るなど. しかし, 激しいか, 急激な長時間にわたる仕事やレクリエーションでは狭心症が起こる.
Ⅱ	日常生活にわずかな制限のあるもの. 早足歩行や急いで階段を昇る, 坂道を上る, 食後や寒冷時, 風が吹いているとき, 感情的にストレスを受けたとき, または起床後数時間以内に歩いたり階段を昇ったりしたときに狭心症が起こるもの.
Ⅲ	日常生活に明らかに制限のあるもの. 1～2ブロック (50～100 m) の平地歩行や自分のペースで階段を昇っても狭心症が起こるもの.
Ⅳ	不快感なしに日常生活できず, 安静時にも狭心症状があるもの.

CCS：Canadian Cardiovascular Society

2) 心エコー検査・負荷心エコー検査 （p.68, p.106 参照）

冠動脈の虚血部分に一致して壁運動低下が認められることがある.

3) 運動負荷試験 （p.91 参照）

> **メモ**
> 循環器医師の監視下で行う.

運動負荷試験にはマスター二階段試験 (運動中の心電図装置がなく, 現在では危険のため施行されない), **トレッドミル検査**がある. 心拍数, 血圧を上げることで虚血を誘発する検査である. 狭心症がある場合, 負荷によりST低下や不整脈が出現する. 異型狭心症・冠攣縮性狭心症 (VSA) 以外に重症な病変を有する場合, STが上昇することがあり要注意である.

4) 核医学検査（タリウムもしくはテクネチウム負荷心筋シンチグラフィ）（p.83 参照）

静脈に放射性同位元素を注射し, 放出される放射線を撮影して, 放射線量を画像化し, 心筋を栄養する血流量を評価する. 運動や薬物 (アデノシン・ジピリダモール) 負荷前後での比較を行う場合は循環器医師の監視下で行う.

5) 冠動脈CT （p.65 参照）

造影剤を使用し心拍に同期して撮像することで冠動脈の形態を評価する. カテーテルよりも低侵襲で行うことができ, 近年は冠動脈CTで狭窄度を評価する頻度が増えている.

6) 冠動脈造影検査 （p.80 参照）

上記検査で狭心症が疑われた場合に冠動脈造影を行い, 確定診断をつける. 体外からカテーテルを動脈に挿入して進めていき, 冠動脈に造影剤を注入することで器質的狭窄を画像化し診断する. 侵襲がある検査のため十分に説明を行う必要がある.

重症判定やステージ・臨床分類など

狭心症の自覚症状による重症度を表す分類として**CCS分類** (**表Ⅲ-3-3**) が用いられる. クラス数が大きいほどより重症が疑われ, 早期介入が必要である.

3　冠動脈疾患（虚血性心疾患）　209

表Ⅲ-3-4　狭心症で用いられる主な薬剤

薬剤名	使用目的
アスピリン	抗血小板薬．ステント内血栓予防に用いられる．
硝酸薬（ニトログリセリン，硝酸イソソルビド）	冠血管拡張作用をもち冠血流改善効果がある．
スタチン製剤	LDL コレステロール減少作用，また粥腫を安定させるなど冠動脈イベントを抑える．
β遮断薬	労作時の脈拍・血圧の上昇を抑え，労作性狭心症の症状出現を抑える．交感神経抑制により不整脈予防や心保護作用がある．
カルシウム（Ca）拮抗薬	血管拡張作用により冠血管血流を保つ働きがある．
アンジオテンシン変換酵素（ACE）阻害薬/アンジオテンシンⅡ受容体拮抗薬（ARB）	レニン-アンジオテンシン-アルドステロン系の抑制により心筋リモデリング予防など心保護作用がある．

p.123 ～ 134 も参照．

C　治　療

主な治療法

1）薬物療法

症状改善，血流改善のため**表Ⅲ-3-4**のような薬剤を用いる．

2）カテーテルインターベンション（p.104 参照）

多くの狭心症の患者でPCIによる治療が行われている．狭窄に対しステント留置をすることで心筋への血流が改善される．

3）冠動脈バイパス術（p.135 参照）

3枝病変，左主幹部を伴う病変，PCIを繰り返す例に対し，冠動脈バイパス術（CABG）が選択される．

合併症とその治療法

狭心症のため心筋の血流低下が生じると，心室拡張機能が障害され，広範囲の虚血では全体としての左心室収縮能が低下する．また，合併症として種々の不整脈（心房細動，心室期外収縮，心室頻拍など）の出現を認めることがある．

治療経過・予後

安定した労作性狭心症に対しては，病変の状況や年齢に応じて薬物療法，PCI，CABGが選択肢となるが，多枝疾患，高齢，腎機能障害，脳血管障害が合併していると予後は悪化する．

退院支援・患者教育

治療後は冠危険因子のリスクコントロールが重要である．急性心筋梗塞の二次予防と基本的には同様である（p.206 参照）．

3 | 冠攣縮性狭心症（異型狭心症）

A 病態

VSA：vasospastic angina

冠攣縮性狭心症（VSA）とは

冠攣縮性狭心症（VSA）とは，上述した急性心筋梗塞，狭心症とは異なり，器質的狭窄を伴わないことが特徴である．血管が攣縮することで狭窄を生じ，冠動脈の血流低下が起こり，狭心症と同様に胸痛をきたしたり，重症化すると心筋梗塞を合併することがある．

疫学

施設間で差があるが，器質性狭窄による狭心症を含む全狭心症患者の約40％に攣縮性要素を合併しているといわれている．冠攣縮性狭心症は通常の狭心症と比較して若年の割合が多い．

発症機序

一過性に冠動脈が攣縮することで狭窄を生じる．誘発因子としてはストレス，寒冷，アルコール，喫煙，過換気などがある．

症状

まれに労作による誘発もあるが，一般に通常の狭心症とは違い労作での胸痛は自覚しない．安静時に多く起こる．典型的には夜間から明け方に多く，ストレス下，アルコール摂取後などに起こることが多い．冷水や冷風に当たることでも誘発される．その他の症状は狭心症に準じる．

B 診断

どのような症状から本疾患を疑うか

上記の症状が再現性をもって認められるとき，また硝酸薬やカルシウム拮抗薬で改善・予防されるときに疑う．

診察の進め方・確定診断の方法

胸痛症状出現時に12誘導心電図を施行し，有意なST変化が確認できれば確定診断となりうる．ただし，必ずしも症状出現時にタイミングよく施行できないことが多く，他の診断機器（modality）が必要となる．非侵襲的な検査ではホルター心電図でST変化をとらえたり，また過換気試験や冷水に手をつけるなどのチャレンジテストがある．侵襲的な検査では心臓カテーテル検査によりアセチルコリン，またはエルゴノビン負荷を行うことがある．ただし通常の冠動脈造影と比べてリスクも高く，検査前に十分な説明が必要である．

表Ⅲ-3-5　冠攣縮性狭心症で用いられる主な薬剤

薬剤名	使用目的
カルシウム（Ca）拮抗薬	血管拡張作用により冠攣縮を予防し冠血管血流を保つ働きがある.
硝酸薬（ニトログリセリン，硝酸イソソルビド），ニコランジル	冠血管拡張作用をもち冠血流改善効果がある. 冠攣縮を予防する働きがある.
β遮断薬（器質的狭窄を合併する場合）	交感神経抑制により急性期の不整脈予防や慢性期の心保護作用がある. 一方では，攣縮を悪化させる可能性がある.
ビタミン	ビタミンC, Eが有効という報告もあり，上記薬剤で治療困難な場合に用いられることがある.
エストロゲン	上記薬剤でも難治性冠攣縮性狭心症の女性にエストロゲン補充が有効な場合がある.

p.123 ～ p.133 も参照.

C　治療

主な治療法

薬物療法による攣縮予防が治療である. 発作時の硝酸薬（ニトログリセリンなど）の頓用やカルシウム拮抗薬の予防的内服が有効である（表Ⅲ-3-5）.

> **メモ**
> β遮断薬はVSA誘発に寄与することがあるため，使用には注意を要する.

合併症とその治療法

多くの例では心機能は良好である. 重症例では急性心筋梗塞を合併したり，致死的な不整脈の合併がある. 基本的には上記の薬剤強化となるが，不整脈合併で難渋した場合，ペースメーカや植込み型除細動器が必要となることがある.

治療経過・予後

多くの場合は生活指導，薬物療法で安定し予後は良好である. 治療抵抗の難治性冠攣縮性狭心症も存在し，その場合，多剤併用が必要となることがある.

退院支援・患者教育

誘引因子を避けるように，禁煙，節酒，ストレスの軽減などを教育する. また，発作が多い患者では忘れずに服薬することや発作時の硝酸薬の使用が重要であることも指導する.

●引用文献
1) Ueshima H, Sekikawa A, Miura K et al：Cardiovascular disease and risk factors in Asia: a selected review. Circulation **118**(25): 2702-2709, 2008
2) 厚生省公衆衛生局（編）：昭和55年循環器疾患基礎調査報告，日本心臓財団，p.110-114, 1983

4 弁膜性疾患

弁膜性疾患とは，心臓の弁に器質的変化が起きて正常に機能しなくなった結果，心室・心房の機能障害や肺血管の障害を起こし，最終的に心不全を引き起こす疾患である．弁の開きが制限されて弁を通過する血流が妨げられる狭窄と，弁の不完全閉鎖によって血液が後戻りしてしまう逆流とがある．

1 大動脈弁狭窄症

A 病態

AS：aortic stenosis

大動脈弁狭窄症（AS）とは

大動脈弁狭窄症（AS）とは，大動脈弁の開放が制限されるために，左心室から大動脈への血液の駆出が障害される疾患である．左心室に高い後負荷*がかかると，心拍出量を保つために，左心室は求心性に肥大し，左心室内腔は狭くなる．心肥大がさらに進行すると，今度は左心室が固くなって拡張しづらくなる（左心室拡張能の低下）．左心室の拡張期圧が上昇し，左心室への血液の流入が障害されると，心拍出量を増やせなくなる．最終的には，左心室収縮能も低下して心拍出量も低下する．また左心房圧の上昇，肺静脈圧–肺毛細血管圧の上昇が起こると，肺うっ血をきたす．

発症機序と疫学

発症機序は大きく分けて，以下の3つがある．

①加齢性変性（図Ⅲ-4-1b）：加齢に伴い弁の硬化および石灰化（カルシウムの沈着）が起こること．弁硬化が進行すると，やがて大動脈弁の開放が制限されて大動脈弁狭窄をきたす．70歳代の高齢者のおよそ3～4%に高度大動脈弁狭窄を認める[1]．高血圧などの動脈硬化危険因子や膠原病などでも弁硬化は進行する．

②先天性の形態異常（図Ⅲ-4-1c）：生まれつき弁の形態異常があることで，ほとんどが二尖弁である．若者の大動脈弁狭窄症の主な原因である．弁への物理的負担が強いため，加齢性変性よりも早く弁膜の硬化・石灰化が進行する．

③リウマチ性変性：A群β溶血性連鎖球菌（いわゆる溶連菌）の感染によっ

＊後負荷
心臓が収縮を始めた後に心筋にかかる負荷のことで，収縮期の壁応力（心臓の内側の壁にかかる力のこと）をさす．これに対して，前負荷は心臓が収縮する直前に心筋にかかる負荷のことで，拡張末期の壁応力をさす（p.23参照）．

心肥大
求心性肥大は心筋重量が増大し，左心室壁厚が均等に厚くなり，左心室内腔が狭くなる病態である．高血圧症や大動脈弁狭窄症などによる圧負荷増大によって起こる．遠心性肥大は左心室壁厚の増厚に相応して，左心室内腔が拡大する病態である．大動脈弁閉鎖不全症や僧帽弁閉鎖不全症などの，主に容量負荷（前負荷）および圧負荷の増大により起こる．

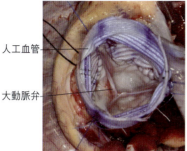
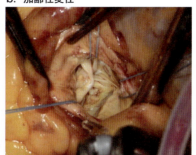
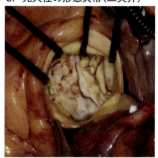

図Ⅲ-4-1　大動脈弁の正常・加齢性変性・先天性の形態異常
a：上行大動脈基部置換術の症例で，大動脈弁は正常である．
b：年齢による弁尖の硬化を認める．
c：大動脈弁二尖弁，左冠尖と右冠尖の癒合と無冠尖の二尖弁である．年齢よりも早く弁膜の硬化を認める．

て発症するリウマチ熱に罹患することで，大動脈弁の変性が起こったもの．リウマチ熱に対する治療（抗菌薬）の進歩によって激減している．

症状

　大動脈弁狭窄は徐々に進行するため，長期間無症状で経過する．大動脈弁狭窄が高度となり，代償しきれなくなると，主に以下3つの症状が出現する．

①狭心症状：心肥大によって増加した心筋の酸素需要量に対して弁狭窄が高度になると，心拍出量は低下して心筋への酸素供給量が低下する．その結果，心筋虚血が起こり，狭心症発作が起こる．
②失神：労作時に心拍出量が増やせないために，脳血流低下による失神を起こすことがある．
③心不全：息切れ，全身疲労感などの肺うっ血による症状をきたす．

> **＊遅脈**
> 頸動脈の拍動の立ち上がりが遅いこと．

> **大動脈弁狭窄に特徴的な所見**
> 大動脈弁の硬化により，正常な場合よりも頸動脈へ血液が流れ込む（拍動の開始）のが遅くなり，また，拍動のピークに達するまでの時間も長くなる（遅脈）．さらに，大動脈弁が狭窄してくると，拍動の開始からピークまでにビリビリ響くような振動（shudder）が加わる．このshudderは大動脈弁狭窄症に特異的な所見で，一度触診すると忘れない印象的な所見である．

B　診断

どのような症状から本疾患を疑うか

　無症状の患者では，健康診断の聴診などで偶然指摘されることが多い．息切れ，胸痛，失神，全身疲労感などの訴えがあり，胸骨右縁第2～3肋間を最強点として頸部に放散する漸増漸減性の収縮期雑音（p.49 参照）を聴取し，頸動脈の触診で遅脈＊および異常振動（shudder）を認めた場合，大動脈弁狭窄症を疑う．

診察の進め方・確定診断の方法

　心電図で左心房負荷，左心室肥大の有無を確認し，経胸壁心エコー検査で確定診断および重症度評価を行う．手術をすることになった場合，臨床症状と心エコー所見が一致しない場合には，冠動脈疾患合併の有無を評価するために心臓カテーテル検査を行うことがある．

表Ⅲ-4-1 大動脈弁狭窄症の重症度評価

	軽症	中等症	重症
大動脈弁通過最高血流速度（m/秒）	<3.0	3.0〜3.9	≧4.0
平均圧較差（mmHg）	<25	25〜39	≧40
弁口面積（cm²）	>1.5	1.0〜1.5	≦1.0

[Bonow RO, Carabello BA, Chatterjee K et al：ACC/AHA 2006 guidelines for the management of patients with valvular heart disease. Journal of the American College of Cardiology 48（3）：e1-148, 2006 より引用]

重症度判定やステージ・臨床分類など

　心エコー検査により**大動脈弁通過最高血流速度，収縮期左心室・大動脈間の平均圧較差*，弁口面積***を計測し，軽症，中等症，重症に分類する（**表Ⅲ-4-1**）.

＊収縮期左心室・大動脈間の平均圧較差

連続波ドプラ法で記録した大動脈弁口部の血流速波形をトレースして，簡易ベルヌーイ（Bernoulli）式「圧較差（mmHg）＝4×V²（※Vは狭窄部の流速［m/秒］）」を用いて瞬時の収縮期左心室・大動脈間圧較差を測定し，それらの平均から平均圧較差を求める（p.70参照）.

＊弁口面積

弁開放時に弁口が最も狭い場所の面積．①プラニメトリ（planimetry）法（経胸壁心エコー検査や経食道心エコー検査で，弁短軸像から弁口の内周をトレースすることで計測する方法）と，②連続の式（左心室流出血流量［1回心拍出量］を狭窄弁通過血流の時間速度積分値で割ったもの）の2つの方法で測定される.

> **もう少しくわしく**
>
> **低心拍出症例での大動脈弁狭窄症の重症度評価**
>
> 重症大動脈弁狭窄によって左室駆出率が低下し始めている症例では，心拍出量が低下するために大動脈弁口を通る血液の流速が低くなり，簡易ベルヌーイ式での圧較差が小さくなってしまう．このため，中等症以下の大動脈弁狭窄症との区別が難しい場合がある．このような場合に，ドブタミン負荷心エコー検査を行い，心拍出量が増加した状態で圧較差や大動脈弁口面積を測定し，真の大動脈弁狭窄症を判断する.

C 治療

主な治療法

1）薬物療法

　手術適応ではない場合（下記参照），左心室内圧（＝血圧＋圧較差）が過剰にならないように，降圧薬による血圧コントロールが重要となる．大動脈弁狭窄症は進行性の疾患のため，経胸壁心エコー検査で定期的にフォローアップし，手術を行うタイミングを逸しないことが重要となる.

2）外科手術

　全身麻酔下で開胸による大動脈弁置換術（機械弁，生体弁）が中心となる（p.139参照）．大動脈弁狭窄症が重症で，かつ狭心症・失神・心不全などの症状がある場合，または無症状でも運動負荷試験で症状がある場合，左室駆出率が50％以下の場合や他の心臓手術が必要な場合には，絶対適応となる．高齢者では活動レベルが低いために，症状を訴えない症例もある．全身状態が

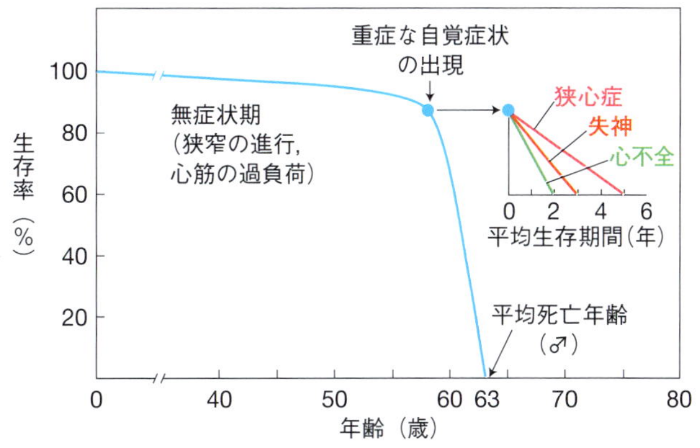

図Ⅲ-4-2　大動脈弁狭窄症の自然歴

[Ross J Jr, Braunwald E：Aortic Stenosis. Circulation **38**(1 Suppl)：61-67, 1968 より筆者が翻訳して引用]

悪い症例には，カテーテルによる大動脈弁位生体弁置換術（TAVI, p.120 参照）を行う．

合併症とその治療法

　主な合併症として，心不全，感染性心内膜炎がある．

①心不全：重症な大動脈弁狭窄が持続すると，最終的に心拍出量が低下し，心不全症状を起こす．この場合には，左室拡張末期圧を上昇することで心拍出量を保っているため，ニトログリセリンなどの前負荷を下げる薬剤を使用すると心拍出量を保てなくなるため使用には注意が必要である．

②感染性心内膜炎（p.299 参照）：とくに二尖弁の症例では，抜歯や歯石除去などによって大動脈弁に感染を起こしやすい．歯の治療などを含め観血的処置の前には抗菌薬の予防投与が必要である．

治療経過・予後

　大動脈弁狭窄は徐々に進行していく．重症大動脈弁狭窄症では，主要症状が出現してからの平均生存期間は，狭心症で5年，失神で3年，心不全で2年と報告されている[2]（**図Ⅲ-4-2**）．大動脈弁置換術の手術死亡率は1.6%[3]で，5年生存率は95%[4]である．

退院支援・患者教育

1）自己管理（自身による症状緩和含む）の支援

● 大動脈弁置換術前のみならず術後も，大動脈弁に対する感染性心内膜炎のリスクがある．観血的処置を行う場合には，抗菌薬の予防内服を行うよう指導する．

● 機械弁に置換した場合には，ワルファリンによる抗凝固療法を継続する必要がある．ビタミンKを多く含む食材（納豆，クロレラなど）はワルファ

リンの効果を減弱させるため，摂取しないように指導が必要である．また，併用によって，ワルファリンの作用を減弱または増強する薬剤があるため，かかりつけ医以外で薬剤を処方されるときには，ワルファリンを内服している旨を伝えることが重要である．また，観血的処置などの前に，ワルファリンを自己判断で中止しないよう指導する．

2) 心理的・社会的配慮，家族支援

- 人工弁置換術後の身体障害者認定を受けることができる．

2 | 大動脈弁逆流症（大動脈弁閉鎖不全症）

A 病 態

AR：aortic regurgitation
AI：aortic insufficiency

大動脈弁逆流症（AR）（大動脈弁閉鎖不全症［AI］）とは

大動脈弁逆流症（AR）（**大動脈弁閉鎖不全症**［AI］）とは，大動脈弁尖自体の病変または大動脈弁が付着している上行大動脈壁の病変によって，拡張期に大動脈弁の閉鎖不全を生じ，上行大動脈から左心室に血液が逆流する病態である．慢性（慢性大動脈弁逆流症）に起こる場合と，急性（急性大動脈弁逆流症）に起こる場合とがある．

1) 慢性大動脈弁逆流症

逆流によって左心室へ容量負荷が加わると，左心室拡大が起こる．左心室拡大は左心室収縮期壁応力を増大させるため（**ラプラース**［Laplace］**の法則***による），左心室の（遠心性）肥大（p.212 参照）で壁応力増大を代償する．この代償機構によって心拍出量は保たれる．しかしながら，この代償が破綻（はたん）すると，さらに左心室が拡大し左心室壁厚も薄くなり，左室駆出率が低下し，左室拡張末期圧が上昇し，肺うっ血および低心拍出量をきたす．

2) 急性大動脈弁逆流症

急激な容量負荷に対して，左心室の代償機構が働かないため，肺うっ血および心拍出量の低下をきたして，心原性ショックになることもある．

発症機序および疫学

リウマチ性，動脈硬化性，大動脈二尖弁などの先天異常，感染性心内膜炎等による**弁自体の原因**と，大動脈解離やマルファン（Marfan）症候群などの結合組織病などによる**大動脈壁の原因**とに分かれる．軽度の大動脈弁逆流は人口の約10％に認められ，高度の大動脈弁逆流は人口の約0.5％に認められる．

1) 慢性大動脈弁逆流症

大動脈二尖弁（**図Ⅲ-4-3**）などの先天性大動脈弁構造異常や大動脈弁輪拡大などが主な原因である．

容量負荷

心拍出量には，左心室に戻っていく血流量（逆流量）も含まれるため，左心室はより多くの血液を貯め込んで拍出することになる．すなわち前負荷が大きくなる．この前負荷が上昇することを容量負荷とよんでいる（p.23, p.50 参照）．

---

*ラプラース（Laplace）の法則

心室の壁応力は，心室内圧（圧負荷の指標）と心室内径（容量負荷の指標）に比例し，壁の厚さに反比例する．肥大とは壁の厚さを増して壁応力を低下させる生体の適応ともいえる．
「壁応力＝（心室内圧 × 心室内径）÷ 壁の厚さ」

メモ

日本人に多い大動脈弁下の未治療の小さな心室中隔欠損症は時に大動脈右冠尖を吸い込み，急性大動脈弁閉鎖不全を生じる．

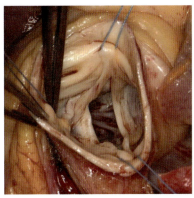

図Ⅲ-4-3 大動脈二尖弁による大動脈弁逆流
左冠尖・右冠尖が癒合した弁と無冠尖の間に閉鎖不全を認める.

2）急性大動脈弁逆流症

感染性心内膜炎，大動脈解離や外傷が主な原因である．

症状

急性大動脈弁逆流症では，**肺うっ血による起坐呼吸**（p.35 参照）や，**血圧低下**（心原性ショック）を起こす．慢性大動脈弁逆流症の場合，逆流の重症度が低く，左室拡張末期圧が正常でいる期間（代償期）は，無症状のまま経過する例が多い．逆流が進行すると，左室拡張末期圧が上昇（非代償期）し，肺うっ血や血圧低下が起こる．

B 診断

どのような症状から本疾患を疑うか

労作時息切れなどの自覚症状があり，**脈圧の増大**（とくに**拡張期血圧の低下**に注意する），心尖拍動の左方偏位（左心室拡大を疑う），拡張早期逆流性雑音を聴取した場合には，慢性大動脈弁逆流症を鑑別診断の1つにあげる．また，上行大動脈の大動脈解離，感染性心内膜炎を疑う患者が肺うっ血や血圧低下を認めた場合には，急性大動脈弁逆流症の存在は常に頭に入れておく必要がある．

診察の進め方・確定診断の方法

身体所見，既往歴などから疑い，経胸壁心エコー検査にて大動脈弁逆流症の原因と重症度判定および左心室機能の評価を行う．経胸壁心エコー検査で観察が不明瞭なときや，外科手術前などには，弁の詳しい構造を観察するために経食道心エコー検査を行う．また，冠動脈病変の合併を疑う場合には，冠動脈造影検査を行うが，急性の場合には病因が大動脈解離などの可能性も考え心臓カテーテル検査のリスクもあるため，冠動脈CT検査で総合的評価を行うほうが安全かもしれない．

拡張期血圧の低下
拡張期血圧が低下しすぎると，冠灌流圧が低下するため，心筋虚血が起こる（p.11参照）．

拡張早期逆流性雑音
高度な逆流ほど減衰が早い（p.50参照）．

表Ⅲ-4-2　大動脈弁逆流症の重症度評価

	軽症	中等症	重症
逆流量（mL/拍）	<30	30〜59	≧60
逆流率（%）	<30	30〜49	≧50
有効逆流弁口面積（cm^2）	0.10	0.10〜0.29	≧0.3

逆流量：左心室流出血流量（1回心拍出量）—左心室流入血流量
逆流率：（大動脈弁逆流量/左心室流出血流量）×100
［吉川純一（監）：大動脈弁逆流，弁膜疾患の手術適応と至適時期，今日の心臓手術の適応と至適時期，文光堂，p.108-112，2011より引用］

重症度判定やステージ・臨床分類など

　経胸壁心エコー検査で，**逆流量***，**逆流率***，**有効逆流弁口面積***，腹部大動脈において全拡張期逆流の持続の有無などによって，重症度判定を行う（表Ⅲ-4-2）．

*大動脈弁逆流量
逆流した血液量．

*大動脈弁逆流率
（大動脈弁逆流量/左心室流出血流量［または1回心拍出量］）×100

*逆流弁口
弁閉鎖時に，弁尖がぴったり閉じずに隙間が生じると，弁逆流が起こる．この隙間を逆流弁口という．

> **もう少しくわしく**　**運動負荷心エコーによる手術適応の確認**
>
> 重症大動脈弁逆流症だが症状がない症例では，手術適応を判断するために，運動負荷心エコー検査を行う．運動負荷によって左心室収縮能が低下する場合には，大動脈弁置換術後の予後が悪いことが知られている．

C　治療

主な治療法

1）薬物療法

　手術適応でない場合，左室拡張期圧と血圧との差が小さいほうが逆流量は少なくて済むため，降圧薬による血圧コントロールが重要となる．左心室機能は徐々に低下していくため，経胸壁心エコー検査で定期的にフォローアップし，手術を行うタイミングを逸しない（左心室機能低下が進行する前に手術する）ことが重要となる．

2）外科手術

　全身麻酔下で開胸による大動脈弁置換術（機械弁，生体弁）が中心となる（p.139参照）．重症大動脈弁逆流症で，症状がある場合，無症状だが左心室収縮能低下（左室駆出率50%以下）がある場合，他の心臓手術（冠動脈バイパス術や他の弁膜症手術）が必要な場合は，外科手術の絶対適応である．急性大動脈弁逆流症の場合には，血行動態が破綻していることが多いため，緊急で外科手術となることもある．

合併症とその治療法

大動脈弁尖や逆流した血流が当たる僧帽弁は，抜歯などの観血的処置によって感染を起こしやすい．弁置換術後も含め，観血的処置の前には抗菌薬の予防投与が必要である．

治療経過・予後

左心室収縮能が保たれている重症大動脈弁逆流症の場合，術後の10年生存率は，術前の症状が軽度なほど良好である．術前症状が軽度の場合（NYHA機能分類Ⅰ～Ⅱ度）（p.234参照）は78％前後と比較的良好なのに対し，症状が高度の場合（NYHA機能分類Ⅲ～Ⅳ度）は45％前後で不良である．また，術前左心室収縮能が低下していても，術後に左心室収縮能は改善するため，薬物療法よりも外科手術が勧められる．

退院支援・患者教育

自己管理（自身による症状緩和含む）の支援や，心理的・社会的配慮，家族支援など，大動脈弁狭窄症の項（p.215）を参照されたい．

3 僧帽弁狭窄症

A 病態

MS：mitral stenosis

僧帽弁狭窄症（MS）とは

僧帽弁狭窄症（MS）とは，弁尖，腱索や乳頭筋などの病変により，僧帽弁の開放が制限され，左心房から左心室への血液の流入が障害された状態である．

疫学

ほとんどは幼少期に罹患したリウマチ熱の後遺症であり，先進国では減少している．高齢者や透析患者では，僧帽弁輪石灰化による僧帽弁狭窄症が起こる．その他，先天性僧帽弁狭窄（パラシュート僧帽弁*），左心房内腫瘍（左心房粘液腫）でも起こりうる．

＊パラシュート僧帽弁
一方の乳頭筋に偏って腱索が収束している病態．腱索の短小や交連癒合により僧帽弁狭窄を呈することがある．

発症機序

A群β溶血性連鎖球菌の感染によって発症するリウマチ熱に罹患することで，僧帽弁弁尖の肥厚，石灰化および交連部*の癒合，弁下組織（腱索，乳頭筋）の肥厚，短縮によって僧帽弁口が狭小化する．

＊交連部
弁尖の端，かつ，隣の弁尖の合わさる部分．大動脈弁では，隣同士の弁尖の大動脈壁への付着部が合わさる部分をさす．

症状

僧帽弁狭窄が軽度の場合には，症状はあまりない．進行すると，心拍出量を保つため，左心房圧が上昇し，肺静脈圧の上昇および肺高血圧（2群肺高血圧症，p.285参照）をきたす．肺高血圧による右心室圧負荷が高度になると，右心室拡張末期圧が上昇し，右心房圧や静脈圧も上昇し，右心不全症状

表Ⅲ-4-3　僧帽弁狭窄症の重症度評価

	軽症	中等症	重症
平均圧較差（mmHg）	<5	5～10	>10
収縮期肺動脈圧（mmHg）	<30	30～50	>50
弁口面積（cm^2）	>1.5	1.0～1.5	<1.0

［Bonow RO, Carabello BA, Chatterjee K et al：ACC/AHA 2006 guidelines for the management of patients with valvular heart disease. Journal of the American College of Cardiology **48**（3）：e1-148, 2006 より引用］

（下腿浮腫や肝腫大など，p.31，p.231 参照）が生じる．また，左心房圧上昇によって左心房が拡大すると，心房細動を合併しやすくなり，左心房および左心耳内血栓が生じやすい．時に洞調律でも左心房内血栓を認めることがある．左心房圧が上昇すると，肺静脈圧が上昇し，労作時息切れが出現する（p.33 参照）．弁狭窄がさらに進行し，肺うっ血がさらに進行すると，安静時の息切れや起坐呼吸が出現する（p.35 参照）．

B　診断

どのような症状から本疾患を疑うか

前述のような心不全症状を呈し，聴診でⅠ音の亢進，Ⅱ音直後の僧帽弁開放音（opening snap），心尖部拡張中期ランブルを認めた場合には本疾患を疑う（p.50，表Ⅱ-1-2 参照）．また，心房細動の場合には，原因疾患の1つとして本疾患を疑う．

診察の進め方・確定診断の方法

聴診所見が最も威力を発揮し，症状，既往歴（リウマチ熱）などから僧帽弁狭窄症を疑い，心電図で左心房拡大の有無，心房細動の有無を確認する．胸部Ｘ線で左心房拡大による左第3号突出，気管支分岐角開大，左第2号突出（肺動脈拡大），肺うっ血の有無を確認する．最終的には経胸壁心エコー検査で診断および重症度判定を行う．

重症度判定やステージ・臨床分類など

僧帽弁狭窄症の重症度は，心エコーおよび心臓カテーテル検査により，僧帽弁の弁口面積，左心房左心室間の平均圧較差および収縮期肺動脈圧等で分類される（表Ⅲ-4-3）．

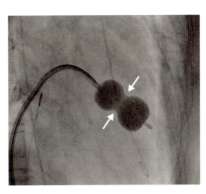

図Ⅲ-4-4 経皮的僧帽弁交連切開術（PTMC）
経静脈的に右心房から心房中隔穿刺して左心房までカテーテルを運び，僧帽弁輪でバルーンを拡張させて交連の癒合を切る．矢印部分が僧帽弁口．

C 治療

主な治療法

1）薬物療法

心不全症状軽減のための塩分制限，利尿薬投与や心房細動の合併例に対する血栓塞栓症予防（**抗凝固療法***，ワルファリン使用）および心拍数コントロールを行う．

2）外科手術

①経皮的僧帽弁交連切開術（PTMC）（図Ⅲ-4-4）：経静脈的に右心房から心房中隔穿刺して左心房までカテーテルを運び，僧帽弁輪でバルーンを拡張させて交連の癒合を切る（裂く）手技である（p.121参照）．NYHA機能分類Ⅲ度以上の症状のある重症僧帽弁狭窄症や無症状でも超重症の僧帽弁狭窄症の症例で，弁尖の形態が適している場合に適応となる．中等症以上の僧帽弁逆流症や左心房内血栓の合併がある場合には，不適応となる．

②直視下交連切開術（OMC）：心停止，体外循環下に僧帽弁交連部および弁下組織の癒合を切開する．弁尖の形態が適している場合に行われる．

③僧帽弁置換術：心停止，体外循環下に僧帽弁を切除し，人工弁（機械弁または生体弁）に置換する．NYHA機能分類Ⅲ度以上の症状があり，重症僧帽弁狭窄症で経皮的僧帽弁交連切開術や直視下交連切開術の適応とならない症例や，重症僧帽弁狭窄症で他の心臓手術が必要な症例等で適応となる．

合併症とその治療法

①心房細動：頻拍性心房細動によって拡張期が短くなると左心室が十分に充満できないため，心拍出量が低下する．したがって心拍数が速くなりすぎないような治療が必要となる．心拍数の増加および血圧低下に注意して観察する．

②左心房内血栓：心房細動でも洞調律でも左心房内血栓を形成することがある．全身の塞栓症状に気をつけて，ワルファリンによる抗凝固療法を行

***抗凝固療法**
凝固因子を抑制することで，血栓をできにくくする．弁膜症性心房細動および人工弁に対する薬剤は現在ワルファリンのみであり，直接経口抗凝固薬（DOAC，p.134参照）は使用できない．

PTMC：percutaneous transvenous mitral commissurotomy
OMC：open mitral commissurotomy

メモ
弁膜症性の心房細動の抗凝固には必ずワルファリンを使用する．

い観察する.

③巨大左心房：巨大左心房によって周辺臓器が圧排される．食道圧排による嚥下障害や上気管支分岐部開大による呼吸機能障害などがある.

④感染性心内膜炎：抜歯などの予定がある患者には注意が必要である.

治療経過・予後

経皮的僧帽弁交連切開術，直視下交連切開術，僧帽弁置換術の術後 7 年生存率はそれぞれ 95％，98％，93％前後と良好である．経皮的僧帽弁交連切開術では術後の再手術率はやや高い.

退院支援・患者教育

僧帽弁置換術後遠隔期の合併症として，人工弁への感染性心内膜炎，全身性血栓塞栓症，抗凝固療法の副作用としての出血などがある．大動脈弁狭窄症（p.215）を参照されたい.

4 僧帽弁逆流症（僧帽弁閉鎖不全症）

A 病 態

MR：mitral regurgitation

僧帽弁逆流症（MR）（僧帽弁閉鎖不全症）とは

僧帽弁逆流症（MR）（僧帽弁閉鎖不全症）とは，弁尖，弁輪，腱索，乳頭筋や左心室の形態的・機能的な異常によって，収縮期に僧帽弁の閉鎖不全が起こり，左心室から左心房へ血液が逆流する病態である．僧帽弁が収縮期に左心房側へ落ち込む僧帽弁逸脱症も原因の 1 つである（p.59 参照）.

発症機序および疫学

弁尖や腱索の形態的異常によって逆流が起こる一次性僧帽弁逆流症と，左心室拡大による乳頭筋の外方移動や僧帽弁輪拡大などによって二次的に僧帽弁の逆流が起こる二次性僧帽弁逆流症とがある.

1）一次性僧帽弁逆流症

左心室から左心房への逆流により，左心室は心拍出量＋逆流量を駆出することになり，左心室への容量負荷の増加（p.216 参照），左心房圧の上昇が起こる．急性僧帽弁逆流症と慢性僧帽弁逆流症とに分かれる.

①急性僧帽弁逆流症：外傷や感染性心内膜炎による弁穿孔や腱索断裂や心筋梗塞時の乳頭筋断裂などにより起こる．左心室に急激な容量負荷がかかると，左心房および左心室の代償性拡大が間に合わないため，肺うっ血および心拍出量低下が起こり，ショック状態に陥ることがある.

②慢性僧帽弁逆流症：容量負荷によって，左心房・左心室の代償的拡大が起こるため，最初は左心房圧の上昇はみられない．また逆流によって左心室の後負荷（p.212 参照）が低下するために，見かけ上の左室駆出率は正常以

上となる（下記「もう少しくわしく」参照）．容量負荷が持続すると，左心室機能が低下して，心拍出量の低下および左心房圧の上昇から肺うっ血をきたす．

> **もう少しくわしく**
>
> ### 僧帽弁逆流症における左室駆出率のトリック
>
> 本来，左心室は収縮期に高圧である大動脈へ血液を駆出する．重症僧帽弁逆流があると，低圧の左心房へも血液が駆出されるため，左心室の後負荷（収縮期の壁応力）が低下する．その結果，左心室の収縮は，本来よりも亢進する．僧帽弁逆流があっても左室駆出率が60％以下となっている場合は，すでに左心室機能低下が存在していると推測される．

2）二次性僧帽弁逆流症

心筋梗塞や拡張型心筋症による左心室拡大の結果，乳頭筋の外方移動によって，弁尖や腱索が左心室側に引っ張られて，弁の閉鎖不全が起こる．または心房細動などで左心房拡大が起きた結果，弁輪が拡大して弁の接合不全が起きることもある．

> **メモ**
>
> これをテザリング（tethering）と表現する．

症状

急性僧帽弁逆流症では，肺うっ血による起坐呼吸（p.35参照），低心拍出量によるショックとなることがある．慢性僧帽弁逆流症では，左心房および左心室の代償機構が働くため，逆流が高度であっても，症状が出ないことがある．長期間逆流が持続し，左心室機能が低下してくると，労作時息切れが出現し，進行すると安静時にも息切れが生じる．

B 診断

どのような症状から本疾患を疑うか

前述のような症状を呈し，聴診でⅠ音の減弱，**心尖部全（汎）収縮期雑音**（p.49，**表Ⅱ-1-1**参照）とⅢ音を聴取する場合には，本疾患を疑う．心房細動などの心房性不整脈を認めた際には，原因疾患の1つとして本疾患が鑑別にあがる．

診察の進め方・確定診断の方法

聴診所見がスクリーニングに重要で，症状，既往歴などから僧帽弁逆流症を疑い，心電図で左心房拡大の有無，心房細動の有無を確認する．胸部X線で左心房拡大による左第3弓拡大や気管支分岐角開大，左心室拡大による左第4弓拡大の有無を確認する．肺うっ血の有無を確認する．診断および重症度評価には経胸壁心エコー検査が必須である．

表Ⅲ-4-4 僧帽弁逆流症の重症度評価

	軽症	中等症	重症
逆流量（mL/拍）	<30	30 ～ 59	≧60
逆流率（%）	<30	30 ～ 49	≧50
有効逆流弁口面積（cm²）	<0.20	0.20 ～ 0.39	≧0.4

逆流量：左心室流入血流量―左心室流出血流量（1回心拍出量）
逆流率：（僧帽弁逆流量/左心室流入血流量）×100
［Bonow RO, Carabello BA, Chatterjee K et al：ACC/AHA 2006 guidelines for the management of patients with valvular heart disease. Journal of the American College of Cardiology **48**（3）：e1-148, 2006 より引用］

重症度判定やステージ・臨床分類など

　僧帽弁逆流症の重症度は，心エコー検査で求めた僧帽弁逆流量，逆流率および有効逆流弁口面積によって**表Ⅲ-4-4**のように分類される．

C 治療

主な治療法

1）薬物療法

　感染性心内膜炎や急性心筋梗塞による乳頭筋断裂等が原因の急性僧帽弁逆流症の場合，心臓の代償機構が働かないために，薬物療法では心不全コントロールがつかない場合が多い．このような場合には，外科手術が必要となる．慢性僧帽弁逆流症では，逆流量を軽減させて，心不全症状を改善するために降圧薬や利尿薬の投与や塩分制限を行う．左心室機能低下が進行する前に外科手術をすることが重要となるため，経胸壁心エコー検査による定期的な心機能の評価が必要となる．

2）外科手術

①**僧帽弁形成術**✎：自己弁を温存する方法で，外科手術の中心となる治療法である（p.141参照）．形成術が可能かについて，術前に経食道心エコー検査で弁の形態や弁輪径の評価を行う．全身状態が悪く，僧帽弁の形態が適している症例は，カテーテルによる経皮的僧帽弁接合不全修復術（TMVr，p.122参照）が行われる．

②**僧帽弁置換術**：形成術が困難な場合に考慮される．自己弁を切除し，人工弁（機械弁または生体弁）への置換術を行う．

合併症とその治療法

①**心房細動**：左心房負荷および左心房拡大が進行すると心房細動の合併が起こる．血栓塞栓症の合併を予防するため，ワルファリンによる抗凝固療法（p.133参照）を行う．

②**感染性心内膜炎**：抜歯などの観血的処置がある場合には，抗菌薬予防投与

よく使用する英語

形成術と置換術
● 形成＝plasty
● 置換＝replacement

を勧める.

治療経過・予後

術前の左室駆出率が 60％以上に保たれている場合, 軽度低下している場合
（50 ～ 60％）, 50％以下の場合の 10 年生存率はそれぞれ 72％, 53％, および
32％と報告されている[5]. 心機能が低下する前に手術をすることが重要である.

退院支援・患者教育

僧帽弁置換術後遠隔期の合併症として, 人工弁への感染性心内膜炎, 全身
性血栓塞栓症, 抗凝固療法の副作用としての出血などがある. 大動脈弁狭窄
症（p.215）を参照されたい.

5 | 三尖弁狭窄症

A 病 態

TS：tricuspid stenosis

三尖弁狭窄症（TS）とは

三尖弁狭窄症（TS）とは, 弁尖, 腱索, 乳頭筋, 弁輪部などの病変によ
り, 三尖弁の開放が制限され, 右心房から右心室への血液の流入が障害され
た状態である.

疫 学

ほとんどすべてが幼少期に罹患したリウマチ熱の後遺症であり, 僧帽弁狭
窄と同様な弁変化を認める. この場合, 僧帽弁狭窄（ならびに大動脈弁膜症）
を合併している可能性を考慮して診断を進める. その他, 頻度はまれである

SLE：systemic lupus
erythematosus

が, 先天性三尖弁狭窄症, 全身性エリテマトーデス（SLE）, 右房粘液腫, カ
ルチノイド症候群, 心外腫瘍による圧迫といった原因がある.

発症機序

リウマチ性の場合, 僧帽弁狭窄症に準じた弁の変化がみられるが石灰化は
少ない.

症 状

軽度の場合症状は乏しいが, 進行とともに右心房圧上昇による静脈うっ血
症状と右心室充満不全に伴う心拍出量低下による症状が出現する. すなわ
ち, 頸静脈怒張, 肝腫大, 下腿浮腫, 腹水といった臓器うっ血の所見である.
ほとんどがリウマチ性であるので, 僧帽弁狭窄症による症状が前面に出ると
考えてよい.

B 診 断

心エコー検査にて診断される. 弁尖の性状（三尖弁の硬化や可動性の低

下）・三尖弁弁口面積の狭小化・三尖弁流入血流圧較差半減時間（pressure half time）の遷延など，僧帽弁狭窄と同様のエコー所見を三尖弁に認める．

C 治 療

塩分制限と利尿薬が基本となる．外科的治療はきわめてまれであるが，リウマチ熱に伴う僧帽弁や大動脈弁の病態，そして心機能を加味して生体弁置換を考慮する．バルーンによる経皮的三尖弁交連切開術も考慮されるが，合併症である三尖弁逆流を生じる危険がある．

6 三尖弁閉鎖不全症

A 病 態

TR：tricuspid regurgitation

三尖弁閉鎖不全症（TR）とは

三尖弁閉鎖不全症（TR）とは，弁尖，弁輪，腱索，乳頭筋の異常，エプスタイン（Ebstein）奇形など先天的異常のほか，右心室の形態的・機能的な異常による二次的な影響で生じる．収縮期に三尖弁の閉鎖不全により右心室から右心房へ血流が逆流し，進行すると全身の静脈うっ血・右心不全症状を生じる．

発症機序および疫学

正常心においても少量の三尖弁逆流は少なからず認められる．病的三尖弁逆流の多くは右心室の異常（拡大など）による二次的（機能的）な三尖弁逆流で，右心室正常化に伴い軽快・消失することもある．

B 診 断

右心室圧上昇がない場合は三尖弁逆流音を聴取するのは難しく，心エコー検査により存在・程度が評価され，三尖弁逆流速度を測定することで推定右心室収縮期圧が測定される（p.70参照）．近年は心臓MRIの普及により，正確に三尖弁逆流率を測定することが可能となっており，弁逆流の重症度評価に大変重要である．

C 治 療

三尖弁逆流による右心不全は薬物治療によく反応することが知られているが，内科治療が無効の場合に，外科的に三尖弁形成術や弁置換を考慮する．

また近年は三尖弁逆流に対する低侵襲治療に注目が集まっており，三尖弁の弁尖をクリップでつまむ経カテーテル治療（Triclip®）が海外ではすでに施行されており，今後国内での普及が期待されている．

7 肺動脈弁狭窄症

A 病 態

PS：pulmonary valve stenosis

肺動脈弁狭窄症（PS）とは

肺動脈弁狭窄症（PS）とは，肺動脈弁自体の狭窄により右心室圧が上昇する．重症の場合，右心室肥大・右心不全を生じることがある．

発症機序と疫学

先天性肺動脈弁狭窄症が多くを占め，無症状のまま経過することも珍しくない．ヌーナン（Noonan）症候群，ファロー（Fallot）四徴症などの先天性心疾患，カルチノイド症候群でもみられるが，リウマチ性に生じることは少ない．

> **メモ**
> 肺動脈弁狭窄症は，より詳細に，弁上（supravalvular）狭窄，弁性（valvular）狭窄，弁下（subvalvular）狭窄と分けることができる．

B 診 断

聴診による心雑音がきっかけで，最終的には心エコー検査にて診断・評価される．

C 治 療

重症化した場合は，バルーンカテーテルにより経皮的に狭窄部を拡張する．カテーテル治療は，拡張後の肺動脈弁逆流症の出現に注意を要するが，高い治療効果をあげている．カテーテル治療の困難例・不成功例に対して外科治療（弁置換術）の適応となる．近年は，肺動脈幹にステントを留置したうえで経カテーテル的に生体弁を留置するという治療法も海外では行われている．

8 肺動脈弁逆流症

A 病 態

PR：pulmonary valve regurgitation

肺動脈弁逆流症（PR）とは

肺動脈弁逆流症（PR）とは，肺動脈弁の閉鎖不全により右心室に容量負

荷を生じ，重症化すると右心不全・三尖弁逆流から右心不全症状を呈してくる．

発症機序と疫学

多くが肺動脈拡張による肺動脈弁輪拡大から弁閉鎖不全を生じることで発症する．肺高血圧のほか，ファロー四徴症では修復術後5〜10年の経過で40〜85%の患者にPRを発症するとも言われている．

B 診断

心雑音，感染性心内膜炎，肺高血圧，ファロー四徴症など先天性心疾患の定期的なフォローにて診断・評価されることが多い．心エコーに加えて，心臓MRIによる逆流程度の評価・右心室の形態学的評価が，診断後の治療方針の決定に有用である．

C 治療

まずは利尿薬が使用される．肺動脈弁置換の適応について日本のガイドラインでも基準は明記されていないが，右心室拡大や右心機能，その他の合併症など含め総合的に評価して方針を決定する．適切なタイミングで，開胸による外科的手術，あるいは近年急速に広まりつつある経カテーテル治療TPVI（Harmony™ valve あるいは SAPIEN 3 valve）を行う．

> **メモ**
> 経カテーテル肺動脈弁留置術（TPVI：transcatheter pulmonary valve implantation）

●引用文献

1) 日本循環器学会，日本胸部外科学会，日本血管外科学会ほか：2020年改訂版 弁膜症治療のガイドライン．〔https://www.j-circ.or.jp/cms/wp-content/uploads/2020/04/JCS2020_Izumi_Eishi.pdf〕（最終確認：2024年4月19日）
2) Paul Sorajja, Brian Whisenant, Nadira Hamid, et al.：Transcatheter Repair for Patients with Tricuspid Regurgitation. N Engl J Med. 2023 May 18；**388**(20)：1833-1842
3) Jelle P G van der Ven, Eva van den Bosch, Ad J C C Bogers, Willem A Helbing：Current outcomes and treatment of tetralogy of Fallot. F1000Res. 2019 Aug 29；8：F1000 Faculty Rev-1530
4) Matthew J Gillespie, Doff B McElhinney, Thomas K Jones, et al.：1-Year Outcomes in a Pooled Cohort of Harmony Transcatheter Pulmonary Valve Clinical Trial Participants. JACC Cardiovasc Interv. 2023 Aug 14；**16**(15)：1917-1928

5 | 心不全，心筋疾患

心不全は，「なんらかの心臓機能障害，すなわち，心臓に器質的および/あるいは機能的異常が生じて心ポンプ機能の代償機転が破綻した結果，呼吸困難・倦怠感や浮腫が出現し，それに伴い運動耐容能が低下する臨床症候群」と定義される[1]．簡単には，「心臓が原因で静脈うっ血を伴い，全身臓器へ十分な血液が供給できない状態」である．心臓内圧が上昇し，臓器うっ血が生じるために呼吸困難，息切れ，動悸，浮腫，体重増加など心不全に伴う症状を呈する．心不全の原因としては虚血性疾患（冠動脈疾患），弁膜症，心室の拡張機能障害，不整脈（徐脈あるいは頻脈），心筋障害（心筋症），先天性心疾患などがあげられる．本項では心不全の主な病態を左心不全と右心不全に分けて説明する．また，心不全の原因となりうる心筋症の特徴について述べる．

1 | 左心不全と右心不全

A 左心不全の病態 （p.33 参照）

左心不全とは

心臓は静脈血が流れる右心系と動脈血が流れる左心系に分けることができる（図Ⅲ-5-1）．左心（左心房・左心室）の機能低下とそこから派生する心不全状態が左心不全である（図Ⅲ-5-2a）．左心の機能低下により，左心の拍出量低下と，肺うっ血をきたす病態である．

左心機能低下により，左心室から全身に送られる心拍出量が低下する．すると，左心室の拡張末期圧が上昇し，左心房に貯められた血液が左心室にうまく送り出せなくなるため，左心房圧が上昇する．その結果，肺から左心房に入る血液がうっ滞して肺静脈圧が上昇する．肺の血液もうまく送り出せなくなり，肺うっ血から肺水腫をきたす．

疫 学

心不全は先進諸国の主要な死因である．米国では約500万人の心不全患者がおり，毎年55万人が新規に心不全を発症している．欧州心臓病学会（ESC）によれば心不全の有病率は2〜3%である．日本においては明確なデータは存在しないものの約1〜2%の有病率と推察されている．

ESC：European Society of Cardiology

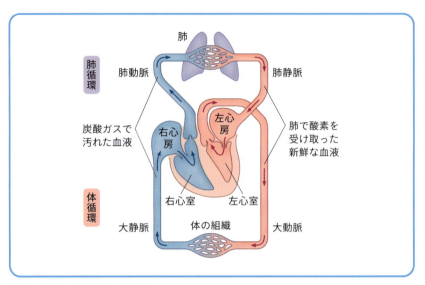

図Ⅲ-5-1　右心系と左心系

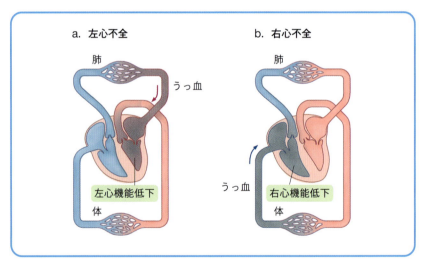

図Ⅲ-5-2　左心不全と右心不全

症状

　心拍出量低下によるものとして，息切れ・動悸，易疲労性，四肢の（末梢性）チアノーゼ（p.25 参照），冷感，低血圧，意識障害，乏尿などがある．

　肺うっ血の進行によるものとして，労作時の息切れから次第に安静時の呼吸困難へ，頻呼吸，肺野での断続性の副雑音，喘鳴，咳，発作性の夜間呼吸困難，起坐呼吸，ピンク色の泡沫状痰（肺水腫による），などがある（p.33 参照）．

B 右心不全の病態 （p.31，32 参照）

右心不全とは

右心不全とは，静脈血が流れる右心系（右心房，右心室と三尖弁・肺動脈弁）の機能低下・障害により，右心の拍出量低下と，**体静脈うっ血**をきたす病態である．

右心機能が低下すると，右心の拍出量低下が起こる．すると，右心房圧が上昇し，中心静脈の血流もうっ滞するため，中心静脈圧が上昇する．全身の静脈も心臓に戻りづらくなるため，全身の静脈圧が上昇し，体静脈うっ血を起こす（**図Ⅲ-5-2b**）．

原因となる病態・疾患

右心機能の低下は左心不全に続発することが多い．右心不全を単独できたす疾患としては，肺疾患（慢性閉塞性肺疾患，間質性肺疾患，肺高血圧症，肺梗塞，肺塞栓症）などがある．これらの疾患では，右心室負荷から右心不全を発症し，**肺性心**[*]とよばれることもある．

症 状

右心不全は左心不全に続発することが多いが，右心不全が悪化すると左心不全の病態・予後は著明に悪くなる．右心系のみが原因の場合（右室梗塞［p.205 参照］など），体静脈系のうっ血による症状（右心不全症状）のみが前面に現れる．

体静脈うっ血による症状として，**頸静脈の怒張**，食欲不振・悪心・嘔吐，腹部膨満感（腹水）・便秘，**肝腫大**，**体重増加・浮腫**などがある（p.31 参照）．

C 診 断

どのような症状から本疾患を疑うか

心臓のポンプ機能の低下，それによるうっ血または末梢主要臓器の低灌流による症状，所見を呈することが診断のポイントである．現在，診断に際して最も汎用されているのは**フラミンガム**（Framingham）**心不全診断基準**（**表Ⅲ-5-1**）である．

診察の進め方・確定診断の方法

心不全の診断は，症状や身体所見，X 線検査，血液検査，心エコー検査などの検査所見の情報を総合して行う．

1）身体所見

労作時息切れ症状が基本的に認められる．身体所見としては頸静脈怒張，心雑音の有無や程度，肺の聴診所見，末梢浮腫の有無，末梢冷感の有無に着目する．頸静脈怒張や末梢浮腫は体静脈うっ血の症状である．顔面や手背，前脛骨部，足背部などの浮腫をチェックする．同時に体重増加の推移を聴

---

[*] **肺性心**

肺実質または肺血管の障害から低酸素血症による高心拍出・肺高血圧を引き起こすことにより，右心室負荷が生じた結果，右心室に機能的な障害をきたした状態と定義される．「平均肺動脈圧 25 mmHg（近年では 20 mmHg）以上」により定義される肺高血圧症と多くの部分で重複するが，先天性心疾患や左心疾患による二次的な右心室不全とは区別される（肺高血圧症に関する詳細は p.277 参照）．その発症形式により急性，慢性に分類される．原因疾患としては，肺気腫や慢性気管支炎などの慢性閉塞性肺疾患が最も多い．急性肺性心の原因としては肺塞栓症に注意する（たとえばエコノミークラス症候群）．

浮腫のチェック

浮腫は心不全以外の疾患でも生じ，圧痕性浮腫である．チェック方法としては，脛骨前面末梢側 1/3 付近あるいは足背を母指で約 10 秒圧迫した後の圧痕の深さを評価する方法がある．

表Ⅲ-5-1　フラミンガム（Framingham）研究における心不全の診断基準

大基準	大または小基準	小基準
発作性夜間呼吸困難		下腿浮腫
頸静脈怒張		夜間咳嗽
肺ラ音		労作性呼吸困難
胸部X線での心拡大		肝腫大
急性肺水腫	治療に反応して5日間で4.5 kg以上の体重減少（これが心不全治療による効果なら大基準1つ，それ以外ならば小基準1つとみなす）	胸水貯留
拡張早期性ギャロップ（Ⅲ音）		肺活量減少（最大量の1/3以下）
中心静脈圧上昇（>16 cmH$_2$O）		頻脈（≧120拍/分）
循環時間延長（25秒以上）		
肝・頸静脈逆流		
（剖検での肺水腫，内臓うっ血や心拡大）		

2つ以上の大基準，もしくは1つの大基準と2つ以上の小基準を満たす場合に心不全と診断する.
（Mckee PA, Castelli WP, McNamara PM et al：The natural history of congestive heart failure：the Framingham study. The New England Journal of Medicine **285**：1441-1446, 1971 より改変）
［日本循環器学会，日本心不全学会：急性・慢性心不全診療ガイドライン（2017年改訂版），p.17，〔https://www.j-circ.or.jp/cms/wp-content/uploads/2017/06/JCS2017_tsutsui_h.pdf〕（最終確認：2024年7月2日）より引用］

取することも心不全発症時期推定の手立てとなる.

　心雑音の中では拡張早期ギャロップ（Ⅲ音）の確認をする（p.50, 51参照）. また，原因疾患の病態を反映して大動脈弁狭窄症による心基部の駆出性雑音や僧帽弁閉鎖不全症による汎収縮期雑音を聴取しないか注意深く聴診する（p.49参照）.

　肺聴診では，軽症では坐位にて吸気時に下肺野の湿性ラ音・水泡音（coarse crackles）を聴取し，心不全の進展に伴い肺野全体で聴取される. 急性肺水腫に陥ると，喘鳴，副雑音を伴う起坐呼吸となる. 四肢冷感や冷汗は末梢循環不全の指標になる.

　以上の身体所見は非常に重要であるが，時に主観的になるため客観的なデータも併せての評価が必要である.

2）X線検査

CP angle：costophrenic angle

　胸部X線写真では心胸郭比，肺血管陰影，肋骨横隔膜角（CP angle）を観察する.

3）血液検査

BNP：brain natriuretic peptide

　脳性ナトリウム利尿ペプチド（BNP）を測定する. BNPの心不全診断の

カットオフ値は 100 pg/mL（NTproBNP では 400 pg/mL）といわれているが，心房細動や腎機能低下患者ではそれのみでも軽度～中等度高値となるため注意が必要である．

4）その他

心不全の原因疾患の診断として，心電図異常の有無，心エコー検査での左心室収縮能評価，三尖弁逆流の程度，下大静脈の拡大と呼吸性変動の有無，弁膜性疾患などの評価を行う．診断がつかない場合には心臓カテーテル検査などの観血的検査を施行する必要がある．

重症度判定やステージ・臨床分類など

心不全の重症度判定には運動耐容能を使用するとよい．運動耐容能評価には心不全 NYHA 機能分類（表Ⅲ-5-2）を使用するのが基本である．身体活動能力質問表（METs）（表Ⅲ-5-3）を用いて評価することもある．

重症心不全患者における心臓移植の適応には，運動負荷試験の1つである心肺機能テストにおいて，最大酸素摂取量（peakVo$_2$）＜14 mL/kg/分が用いられる（p.91 参照）．

心不全では米国心臓病学会財団/米国心臓協会（ACCF/AHA）ガイドラインに基づくステージ分類がなされており，ステージに応じた治療指針が決められている（図Ⅲ-5-3）．

D 治療

主な治療法

心不全の治療方針は急性心不全（あるいは慢性心不全の急性増悪）と慢性心不全とで大きく異なる．

1）急性心不全の治療

急性心不全とは，「心臓に器質的および/あるいは機能的異常が生じて急速に心不全になった状態」である．

急性心不全の初期治療の第一の目標は血行動態の迅速な安定化である．治療後，心機能障害が残存した場合，慢性心不全治療を行う．

① 病態評価と治療：近年，来院時の収縮期血圧による簡便な初期治療の指針がクリニカルシナリオ（CS）として提唱され（表Ⅲ-5-4），身体所見によるノーリア・スティーブンソン（Nohria-Stevenson）分類*（図Ⅲ-5-4）と合わせて評価する．治療は図Ⅲ-5-5に基づき施行し，呼吸状態・循環動態の改善を治療目標とする．

② 右心カテーテルを行った場合のフォレスター（Forrester）分類（p.203 参照）と対比して解説する．

● 肺うっ血が主体の場合（フォレスター分類Ⅱ，wet-warm に相当）：利尿薬＋血管拡張薬（硝酸薬）．利尿薬としてはフロセミドの静脈内投与．硝酸

メモ

日常生活≒4 METs と覚えるとよい．

ACCF：American College of Cardiology Foundation
AHA：American Heart Association

クリニカルシナリオ（clinical scenario：CS）

血圧により左心室の収縮力をイメージして，どういった心不全が生じている可能性が高いかを解説している（表Ⅲ-5-4の CS1～3）．加えて，知っておくべき特殊な2つの病態を解説している（CS4, 5）．

＊ノーリア・スティーブンソン分類

ノーリアらによって 2003 年に提唱された心不全の病態分類の1つであり，うっ血（wet/dry）と低灌流の有無（cold/warm）を身体所見から判断し，心不全の病態を4つに分類したものである．非侵襲的に心不全の病態を分類できるため臨床の場において有用である．うっ血所見は，起坐呼吸，頸静脈圧の上昇，浮腫，腹水，湿性副雑音などで評価され，wet か dry に分け，低灌流所見は，小さい脈圧，四肢冷感，傾眠，低 Na 血症，腎機能悪化で評価され，warm か cold に分けられる．warm & dry の Profile A は，フォレスター分類のⅠ型に相当する症例が多く，重症度は低い．

表Ⅲ-5-2 NYHA 機能分類

Ⅰ度	●心疾患はあるが身体活動に制限はない. ●日常的な身体活動では疲労,動悸,呼吸困難,失神あるいは狭心痛(胸痛)を生じない.
Ⅱ度	●軽度から中等度の身体活動の制限がある.安静時または軽労作時には無症状. ●日常労作のうち,比較的強い労作(たとえば,階段上昇,坂道歩行など)で疲労,動悸,呼吸困難,失神あるいは狭心痛(胸痛)を生じる.
Ⅲ度	●高度の身体活動の制限がある.安静時には無症状. ●日常労作のうち,軽労作(たとえば,平地歩行など)で疲労,動悸,呼吸困難,失神あるいは狭心痛(胸痛)を生じる.
Ⅳ度	●心疾患のためいかなる身体活動も制限される.心不全症状や狭心痛(胸痛)が安静時にも存在する. ●わずかな身体活動でこれらが増悪する.

NYHA：New York Heart Association

表Ⅲ-5-3 身体活動能力質問表(METs)(心不全重症度評価用)

身体活動能力質問表 (Specific Activity Scale)

●問診では,下記について質問してください.
(少しつらい,とてもつらいはどちらも「つらい」に○をしてください.わからないものには「?」に○をしてください)

1.	夜,楽に眠れますか?(1MET 以下)	はい	つらい	?
2.	横になっていると楽ですか?(1MET 以下)	はい	つらい	?
3.	1人で食事や洗面ができますか?(1.6METs)	はい	つらい	?
4.	トイレは1人で楽にできますか?(2METs)	はい	つらい	?
5.	着替えが1人でできますか?(2METs)	はい	つらい	?
6.	炊事や掃除ができますか?(2~3METs)	はい	つらい	?
7.	自分で布団を敷けますか?(2~3METs)	はい	つらい	?
8.	ぞうきんがけはできますか?(3~4METs)	はい	つらい	?
9.	シャワーを浴びても平気ですか?(3~4METs)	はい	つらい	?
10.	ラジオ体操をしても平気ですか?(3~4METs)	はい	つらい	?
11.	健康な人と同じ速度で平地を100~200m歩いても平気ですか?(3~4METs)	はい	つらい	?
12.	庭いじり(軽い草むしりなど)をしても平気ですか?(4METs)	はい	つらい	?
13.	1人で風呂に入れますか?(4~5METs)	はい	つらい	?
14.	健康な人と同じ速度で2階まで昇っても平気ですか?(5~6METs)	はい	つらい	?
15.	軽い農作業(庭掘りなど)はできますか?(5~7METs)	はい	つらい	?
16.	平地で急いで200m歩いても平気ですか?(6~7METs)	はい	つらい	?
17.	雪かきはできますか?(6~7METs)	はい	つらい	?
18.	テニス(または卓球)をしても平気ですか?(6~7METs)	はい	つらい	?
19.	ジョギング(時速8km程度)を300~400mしても平気ですか?(7~8METs)	はい	つらい	?
20.	水泳をしても平気ですか?(7~8METs)	はい	つらい	?
21.	なわとびをしても平気ですか?(8METs 以上)	はい	つらい	?

症状が出現する最小運動量 ＿＿＿＿＿ METs

MET：metabolic equivalent(代謝当量)の略.安静坐位の酸素摂取量(3.5 mL/kg体重/分)を1MET として活動時の摂取量が何倍かを示し,活動強度の指標として用いる.

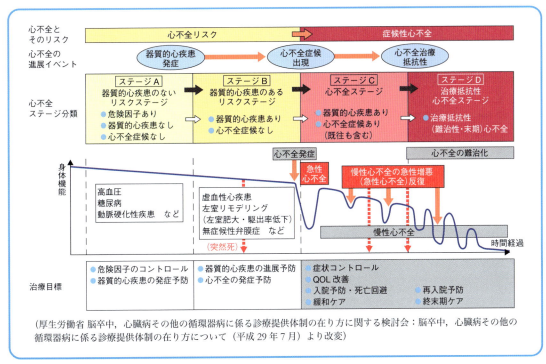

図Ⅲ-5-3　慢性心不全とそのリスクの進展ステージ

〔日本循環器学会，日本心不全学会：急性・慢性心不全診療ガイドライン（2017年改訂版），p.12，〔https://www.j-circ.or.jp/cms/wp-content/uploads/2017/06/JCS2017_tsutsui_h.pdf〕（最終確認：2024年7月2日）より引用〕

表Ⅲ-5-4　急性心不全に対する初期対応におけるクリニカルシナリオ（CS）分類

分類	CS 1	CS 2	CS 3	CS 4	CS 5
主病態	肺水腫	全身性浮腫	低灌流	急性冠症候群	右心機能不全
収縮期血圧	>140 mmHg	100〜140 mmHg	<100 mmHg	—	—
病態生理	●充満圧上昇による急性発症 ●血管性要因が関与 ●全身性浮腫は軽度 ●体液量が正常または低下している場合もある	●慢性の充満圧/静脈圧/肺動脈圧上昇による緩徐な発症 ●臓器障害/腎・肝障害/貧血/低アルブミン血症 ●肺水腫は軽度	●発症様式は急性あるいは緩徐 ●全身性浮腫/肺水腫は軽度 ●低血圧/ショックの有無により2つの病型あり	●急性心不全の症状・徴候 ●トロポニン単独の上昇ではCS 4に分類しない	●発症様式は急性あるいは緩徐 ●肺水腫なし ●右室機能障害 ●全身的静脈うっ血徴候

（Mebazaa A, Gheorghiade M, Piña IL et al：Practical recommendations for prehospital and early in-hospital management of patients presenting with acute heart failure syndromes. Critical Care Medicine **36**：S129-S139，2008より改変）
〔日本循環器学会，日本心不全学会：急性・慢性心不全診療ガイドライン（2017年改訂版），p.75，〔https://www.j-circ.or.jp/cms/wp-content/uploads/2017/06/JCS2017_tsutsui_h.pdf〕（最終確認：2024年7月2日）より引用〕

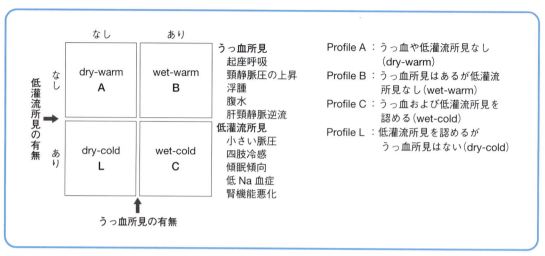

図Ⅲ-5-4　ノーリア・スティーブンソン（Nohria-Stevenson）分類
[Nohria A, Tsang SW, Fang JC et al：Clinical assessment identifies hemodynamic profiles that predict outcomes in patients admitted with heart failure. Journal of the American College of Cardiology 41：1797-1804，2003 より引用]

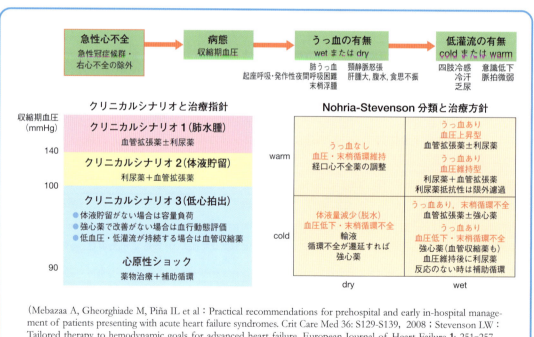

図Ⅲ-5-5　急性心不全の初期対応から急性期病態に応じた治療の基本方針
[日本循環器学会，日本心不全学会：急性・慢性心不全診療ガイドライン（2017年改訂版），p.81，〔https://www.j-circ.or.jp/cms/wp-content/uploads/2017/06/JCS2017_tsutsui_h.pdf〕（最終確認：2024年7月2日）より許諾を得て転載]

薬の静脈内持続投与を行う．利尿薬と血管拡張作用を併せもつヒト心房性ナトリウム利尿ペプチド（hANP）製剤も治療選択肢の１つである．

- 低心拍出状態が主体の場合（フォレスター分類Ⅲ，dry-cold に相当）：まず補液を行うが，血圧が低く左室駆出率が低ければ少量のカテコラミン（ドブタミン）の投与を開始する．カテコラミン投与で改善が乏しい場合にはホスホジエステラーゼⅢ阻害薬の使用を考慮する．それでも改善しない場合には大動脈内バルーンパンピング（IABP）（p.102 参照），経皮的心肺補助装置（PCPS）（p.103 参照），補助人工心臓（VAD）（p.145 参照）などの補助循環による管理を行う．

- 肺うっ血と低心拍出状態を合併している場合（フォレスター分類Ⅳ，wet-cold に相当）：重症例である．心原性ショックを呈している場合もある．カテコラミン投与で血圧が維持できない場合にはノルアドレナリンで血圧を維持する．カテコラミンの効果が不十分な場合には前述と同様にホスホジエステラーゼⅢ阻害薬の使用を考慮する．薬物療法に反応しない重症心不全の場合には前述の補助循環を用いる．

2）慢性心不全の治療（各薬剤については p.123 ～ p.133 参照）

慢性心不全治療の第一目標は心不全の原因となっている障害の進行を抑制し生命予後を改善させることである．心不全の多くは心臓ポンプ機能の低下に基づく心臓収縮不全である．一方，心不全患者の 30 ～ 40％は左心室収縮能が保持されていることが最近知られてきた．「左室駆出率が 40％未満に低下している心不全（HFrEF，通称「ヘフレフ」）」と「左室駆出率が 40 ～ 50％以上に保持されている心不全（HFpEF，通称「ヘフペフ」）」（p.34 参照）とでは治療方針が異なる．また，心不全の表現型として左室駆出率を基に HFrEF と HFpEF の２者いずれかに明確に分けてしまうことは難しいという認識から，左室駆出率が軽度低下した心不全（HFmrEF，通称「ミッドレンジ EF」，左室駆出率が 40％以上 50％未満）という概念もでている．

このように，HFrEF，HFmrEF，HFpEF の３つの分類があるが，治療の考え方はシンプルである．

心不全の原因となっている原疾患（時に２つ以上ある）の治療（ステージ A，B の治療の継続も含む）．すなわち，高血圧や糖尿病といった虚血性心疾患の危険因子や結果生じた虚血性心疾患への冠動脈治療や，弁膜症なら弁形成や弁置換などを考える．

次に重要であるのが，原疾患により病的に再構築（リモデリング：remodeling）された不全心筋細胞ならびに心筋構造の正常化（リバース・リモデリング：reverse remodeling）を目指す治療である（ステージＣの治療，図Ⅲ-5-3，図Ⅲ-5-6）．慢性心不全では，原疾患による長期の直接的ストレスと２次的に亢進したレニン・アンジオテン系および交感神経系（もしくはカテコラミン製剤への長期の曝露）により心室筋細胞自体ならびに心筋組織の

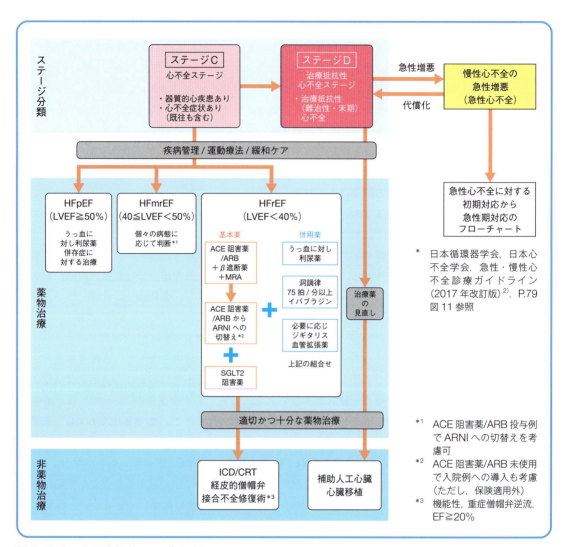

図Ⅲ-5-6　心不全治療アルゴリズム

[日本循環器学会，日本心不全学会：2021年JCS/JHFSガイドライン フォーカスアップデート版急性・慢性心不全診療，p.13，〔https://www.j-circ.or.jp/cms/wp-content/uploads/2021/03/JCS2021_Tsutsui.pdf〕（最終確認：2024年7月2日）より許諾を得て転載］

構造変化が生じ，収縮機能および拡張機能が障害されている．したがって，この亢進した系をブロックすることが心筋細胞ならびに心筋構造を正常化させることにつながる．ACE（アンジオテンシン変換酵素）阻害薬・ARB（アンジオテンシンⅡ受容体拮抗薬）といったレニン・アンジオテンシン系上流の阻害薬に加えて，ミネラルコルチコイド受容体拮抗薬/ブロッカー（MRA/MRB）といったその下流に位置するアルドステロン（ミネラルコルチコイド）の阻害薬を使用する．加えて，β遮断薬はこういった治療意義のもと漸増的に使用するのである．これらの薬剤は，降圧作用ならびに陰性変力作用から患者の血圧を初期には低下させてしまい，過量な投与は血圧の過度の低下か

ARNI：angiotensin II receptor antagonist-neprilysin inhibitor
SGLT2：sodium-glucose cotransporter 2

メモ

さらに近年，vericiguat（ベルイシグアト）という可溶性グアニル酸シクラーゼ刺激薬が収縮不全を伴う心不全（HFrEF，HFmrEF）治療薬として開発された．果たしてその長期効果がどうであるのか，拡張機能（HFpEF）への効果も期待されるところである．

DT：destination therapy

長期在宅補助人工心臓治療（DT）

重症心不全であるが心臓移植の不適応となる条件がある患者を対象に，恒久的な人工心臓治療を容認した治療である．つまり，心臓移植を最終目的とした人工心臓の植込みでない，人工心臓が最終的な治療となる可能性が高い治療とも言える．基礎疾患は，拡張型および拡張相肥大型心筋症，虚血性心疾患，弁膜症，先天性心疾患，薬剤性心筋症，心筋炎後，心サルコイドーシス，などが含まれる．2021年から保険収載されている．

ら心不全の急性増悪を招くおそれがある．少量から開始して漸増的に投与するのが基本で，心機能の回復と血圧低下がないこと（むしろ血圧上昇があること）を確認しながら十分量の投与まで漸増することを心がける．こういった従来薬に加え，ANP/BNP（p.128参照）といったナトリウム利尿ペプチド分解酵素（ネプリライシン）阻害薬が開発され，ARB の一種であるバルサルタンとの合剤（ARNI，通称「アーニー」）が近年登場した（図Ⅲ-5-6の HFrEF を参照）．ACE 阻害薬単独よりも心不全治療効果が高いとされ積極的に使用されている．

また一方では，尿細管からのグルコース再吸収阻害薬（SGLT2阻害薬）が心臓の拡張機能障害を改善すると報告された．その作用機序自体は解明されてはいないが，これまで利尿薬やニトログリセリンにより心室の容量負荷を軽減させるという対症的な拡張機能への治療しかなかったが，この SGLT2 阻害薬は尿中へのグルコース排出に伴う浸透圧利尿効果に加えて，心室の拡張機能自体も改善するとの報告がある薬剤である．いままで明らかに HFpEF に対して効果がある薬剤がないなか，期待されている薬剤である．

これらミネラルコルチコイド受容体拮抗薬/ブロッカー（MRA/MRB），β遮断薬，ARNI，SGLT2 阻害薬の4薬剤は**ファンタスティック4**（Fantastic 4）と命名され，心不全治療薬の新たな標準薬剤とされた（図Ⅲ-5-7）．

これらの治療に十分に反応せずステージ D 心不全（図Ⅲ-5-6）となった場合には，心臓移植登録から補助人工心臓の移植による移植待機もしくは長期在宅補助人工心臓治療（DT）の適応を考慮することになる．

合併症とその治療法，観察点，注意点

1）不整脈

心機能障害から不整脈を引き起こすこともあるし，頻脈性，あるいは徐脈性不整脈が心不全増悪の原因となることもある．詳しい薬物投与法などは不整脈の項（p.130，p.258）に譲る．心機能を抑制する（陰性変力作用）薬物（Ⅰa 群，Ⅰc 群の抗不整脈薬）の使用は避ける．心機能低下例にはアミオダロンの投与が有用な場合が多いが，間質性肺炎などの重篤な副作用の出現に注意して使用する（各薬剤については p.130 参照）．致死性不整脈が出現する場合には ICD（p.118 参照）あるいは CRT-D 植込みを考慮する．心房細動に対しては，医療技術や機器の進歩によりカテーテルアブレーションの有効性と安全性は向上しており，心房細動を併発した心不全患者に対するカテーテルアブレーションも推奨される（p.112 参照）．

2）臓器障害

低心拍出量症候群（LOS，p.35 参照）による腎血流低下あるいは腎うっ血から腎機能障害をきたすことが多い．また，うっ血から肝機能障害をきたすことがある．臓器障害が心不全と相互に連関して悪循環をきたす．また，臓器障害が進行すると心移植適応外になるなど，治療への影響もあるので臓

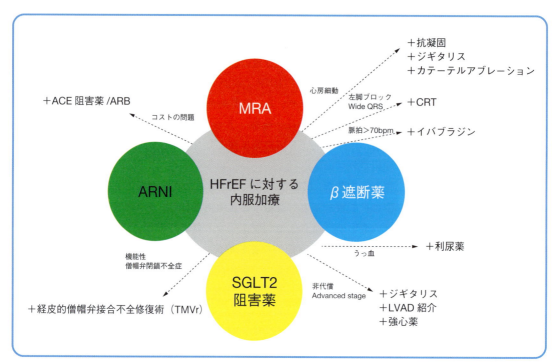

図Ⅲ-5-7　HFrEF治療のFantastic 4
[Bauersachs J：Heart failure drug treatment：the fantastic four. *European Heart Journal*, 2021；**42**(6)：681-683 を参考に作成]

障害が進行する前にカテコラミンの使用を開始し，移植適応（人工心臓使用）の検討を行う．

3）血栓塞栓症

　拡大し，収縮力の落ちた左心室の内腔や心房細動時の心房内腔（とくに左心耳）には血栓が形成されやすい．また，入院での心不全治療時には安静にして利尿薬等の投与を行うので安静により下肢静脈血栓症が惹起されやすい．これらの血栓は全身ないし肺の塞栓症の原因となり予後やQOLを悪化させるため，心不全治療時には血栓予防のため抗凝固療法を行うことが多い．

4）貧血

　貧血が存在すると，末梢組織への酸素運搬能低下や末梢血管抵抗の低下に伴う心拍出量増加による心負荷から心不全は増悪する．貧血は心不全の予後不良因子であることも知られている．原因に応じて鉄剤投与，エリスロポエチン製剤投与で貧血を補正することが望ましい．

5）睡眠時無呼吸症候群

　睡眠時無呼吸症候群（SAS，通称「サス」）が心不全に合併することが多く，心不全に合併すると予後が悪化することが知られている．そのため睡眠時無呼吸を治療することで心不全の予後を改善できる可能性がある．治療法としては閉塞性無呼吸の場合は持続的気道陽圧法（CPAP），中枢性無呼吸

SAS：sleep apnea syndrome
CPAP：continuous positive airway pressure

メモ
睡眠時無呼吸症候群は睡眠中にみられる10秒以上の呼吸の停止と定義される．気道の閉塞に伴う閉塞性無呼吸と呼吸ドライブの停止による中枢性無呼吸があり，いずれも心不全の予後を悪化させる．

ASV：adaptive servo ventilation

の場合は CPAP のほか，サーボ制御型感知型人工呼吸器（ASV）などの陽圧治療，夜間酸素吸入がある．

> **もう少しくわしく**
>
> ## CPAP と ASV の比較
>
> - 持続的気道陽圧法（CPAP）は主に閉塞性無呼吸症候群の患者に対して，睡眠時に鼻マスクを使用し，気道に適切な一定の圧力を加えた空気を持続的に送り込むことによって，気道の閉塞を防いで無呼吸・低呼吸をなくす治療法である（p.177 参照）．
> - サーボ制御型感知型人工呼吸器（ASV）は中枢性無呼吸の治療法として開発され，その抑制効果があることが報告されている．吸気時気道陽圧（IPAP）と呼気時気道陽圧（EPAP）を供給するとともに，無呼吸時にバックアップ換気を行うものである．直近の患者の呼吸状態を評価し，それに応じて IPAP を変化させ，IPAP と EPAP の差である pressure support（PS）が一呼吸ごとに自動調節されるしくみになっている．一定の圧を持続的に加える CPAP に比べてストレスが少なく，交感神経活性を低下させやすいと考えられる．

IPAP：inspiratory positive airway pressure
EPAP：expiratory positive airway pressure

治療経過・予後

治療効果判定には，自覚症状のほか，血圧，動脈血酸素飽和度（SpO$_2$），体重，浮腫の程度，胸部 X 線写真での心胸郭比，BNP の値などが有用である．

退院支援・患者教育

1）自己管理の指導

慢性心不全患者においては退院後の自己管理が非常に重要になる．食事管理（塩分制限），体重測定，血圧脈拍測定を行い手帳につけるなどして適正体重などを自覚させる必要がある．体重が 2 kg/日以上増加するような場合には急性増悪を示唆する．増悪が疑われた場合には活動制限や塩分に加えて水分制限を厳しくするとともに，速やかに受診するように指導する．また，心不全増悪の徴候として息切れや下腿浮腫，起坐呼吸などを説明し，患者，患者家族に理解してもらう．パルスオキシメータを購入し，SpO$_2$ を家庭でモニタすることも有用である．

2）服薬指導

服薬の中断は増悪因子の 1 つである．患者および家族に薬剤名，投与量，投与回数，副作用を指導し，退院後も訪問看護師や訪問介護士等とも連携しコンプライアンスのチェック，アドヒアランス向上のための教育をすることが必要である．自己管理能力が十分でない高齢者や独居の患者は心不全増悪のハイリスクであり，家族への教育とともに訪問看護等の積極的活用が求められる．

3）日常生活の指導

- 仕事：重症心不全では無理はよくないが，患者が社会的・心理的に隔離さ

れないように活動能力に応じた仕事は続けられるようサポートする.

● 食事：塩分6〜7g/日以下の減塩食とする（味噌やしょう油,だし汁も塩とみなす）.必要時,水分制限をすることもある.

● 喫煙：喫煙はあらゆる心疾患の危険因子であり禁煙を勧める.

● アルコール：アルコール性心筋症が疑われる場合には禁酒が必要である.他の患者においては適切な飲酒習慣に努め大量飲酒は避けるように指導する.

● 運動：心不全増悪時には運動は禁忌であり安静が必要である.しかし,安定した慢性心不全では適度な運動は運動耐容能を増やしてQOLを改善することが明らかになっているため,心臓リハビリテーション（p.148参照）をはじめとし,有酸素運動を勧める.

● 入浴：入浴は慢性心不全患者において禁忌ではない.熱い湯に深くつかると交感神経緊張をもたらすことなどから,温度は40〜41度,鎖骨下までの深さにつかる程度がよいとされる.また,入浴前後の温度差が交感神経緊張や血圧上昇,血管攣縮などの誘因となることがあり,更衣室を温めるなどの工夫をするとよい.

● 排泄：心不全で利尿薬を服用していると,便が硬くなり便秘気味になる.硬便で排便時に力むと血圧や脈拍が上昇し,心臓に負担がかかるので便通のコントロールすることは重要である.食物繊維を多くとるような食事を心がけていただく.

4) アドバンス・ケア・プランニング（ACP）

心不全では急性増悪による入院と退院を繰り返し,緩和ケア導入の時期を見極めることがしばしば困難になるため,終末期を含めた将来の状態の変化に備えるためのACPを事前に行うことが重要である.

もう少しくわしく　ACP

ACPの目的は,意思決定能力が低下する前に,患者や家族が望む治療と生き方を医療者が共有し,事前に対話しながら計画することで,終末期に至った際に,納得した人生を送ってもらうことである.まず,病状説明と治療・ケアの目標の話し合いを必要な患者すべてに実践することが望ましい.具体的には,①病名と病状,②予想される今後の経過と見通しを患者と共有したうえで,③患者の価値観,大切なこと,希望,生活状況や家族関係などについて話し合い,④今後の治療とケアの目標について話し合うことが必要になる.ACPの1つの側面として,終末期における事前指示（advance directive）がある.具体的には,蘇生のための処置を試みない（Do Not Attempt Resuscitation; DNAR）,終末期においてペースメーカ,ICDなどを停止するかどうかなどに関しての意思決定である.多職種チームによる意思決定支援を行う.

2 | 心筋症

2008 年に発表された欧州心臓病学会（ESC）のガイドラインでは，**心筋症**の定義は「冠動脈疾患・高血圧・弁膜症・先天奇形によるものではない，構造的・機能的異常を伴う心筋疾患」とされた．この分類では**①肥大型心筋症，②拡張型心筋症，③不整脈原性右室心筋症，④拘束型心筋症**，⑤その他の 5 つに大別する（**図Ⅲ-5-8**）．また，それぞれにつき遺伝性か非遺伝性かという概念を導入している．ここでは心筋症として代表的な拡張型心筋症，肥大型心筋症について詳細を述べる．

2-1 | 拡張型心筋症

A 病態

DCM：dilated cardiomyopathy

拡張型心筋症（DCM）とは

拡張型心筋症（DCM）は，「**①左心室のびまん性収縮障害と②左心室拡大を特徴とする疾患群**」と定義されている．診断の確定には基礎疾患ないし全身性の異常に続発し類似した病態を示す「**特定心筋疾患**」を除外する必要がある．特定心筋疾患とは，虚血性心筋疾患・弁膜性心筋疾患・高血圧性心筋疾患・炎症性心筋疾患・代謝性心筋疾患・神経筋疾患に伴う心筋疾患など，原因または全身疾患との関連が明らかな心筋疾患の総称である（**表Ⅲ-5-5**）．これらを除外した，原因不明の特発性心筋症を拡張型心筋症とよぶことが多い．

疫学

無症状の心筋症患者についての詳細は不明だが，心不全症状を呈する心筋症の有病率は人口 1,000 人あたり 4 ～ 5 人といわれている．家族性の拡張型心筋症は日本の調査では約 5% との報告がある．

発症機序

かつては特発性（＝原因不明）とされていたが，近年では**家族性（遺伝性），ウイルス性，自己免疫***による原因が考えられている．

> ***自己免疫**
> 免疫系が自分の生体成分や組織を誤って異物と認識して攻撃してしまうこと．

症状

自覚症状は，不整脈によるものと心不全によるものがある．不整脈としては洞性頻脈，心室不整脈，心房細動が多くみられ，動悸，脈拍欠滞として自覚される．心室頻拍あるいは徐脈性不整脈はめまいや失神をもたらし，**突然死**もまれではない．心不全における症状としては**息切れ**・呼吸困難や浮腫などの**臓器うっ血**による症状と，全身倦怠感，易疲労感・息切れなどの**心拍出量低下**に基づく症状がある．

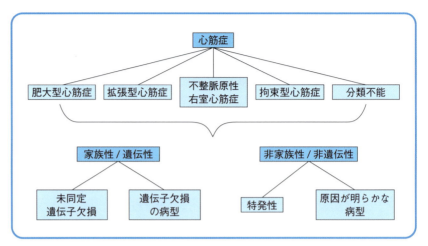

図Ⅲ-5-8 心筋症の分類（欧州心臓病学会）
[Elliott P, Andersson B, Arbustini E, et al. Classification of the cardiomyopathies: a position statement from the European Society Of Cardiology Working Group on Myocardial and Pericardial Diseases. European heart journal 29(2): 270-276, 2008 より引用]

表Ⅲ-5-5 特定心筋疾患

虚血性心筋疾患
弁膜性心筋疾患
高血圧性心筋疾患
炎症性心筋疾患（心筋炎など）
代謝性心筋疾患
内分泌性—甲状腺中毒性，甲状腺機能低下症，副腎皮質不全，褐色細胞腫，末端肥大症，糖尿病など
蓄積性—ヘモクロマトーシス，アミロイドーシス，グリコーゲン蓄積症（ハーラー [Hurler] 病，ハンター [Hunter] 病），レフスム（Refsum）病，ニーマン・ピック（Niemann-Pick）病，ハンド・シュラー・クリスチャン（Hand-Schuller-Christian）病，ファブリー（Fabry）病，モルキオ・ウールリッヒ（Morquio-Ullrich）病など
欠乏性—カリウム欠乏，マグネシウム欠乏，栄養失調（貧血，脚気，セレニウム欠乏），家族性地中海熱など
全身性心筋疾患—膠原病，サルコイドーシス，白血病，肺性心など
筋ジストロフィー—デュシェンヌ（Duchenne）型，ベッカー（Becker）型，強直性筋萎縮症など
神経・筋疾患—フリードライヒ（Friedreich）失調症，ヌーナン（Noonan）症候群など
過敏性，中毒性疾患—アルコール性心筋症，薬剤性，放射線性など
産褥性心筋疾患

[Richardson P, McKenna W, Bristow M et al：Report of the 1995 World Health Organization/International Society and Federation of Cardiology task force on the definition and classification of cardiomyopathies. Circulation 93(5)：841, 1996 より筆者が翻訳して引用]

B 診断

どのような症状から本疾患を疑うか

既知の心疾患では説明のつかない心拡大とうっ血性心不全，びまん性壁運動低下をみたときに本症を疑う．症状としては心不全の項と同様に，心臓のポンプ機能の低下，それによるうっ血または末梢主要臓器の低灌流による症

状・所見を呈することが診断のポイントである．初期には自覚症状に乏しく，集団検診で発見されることも多い．自覚症状は**労作時の息切れ**・呼吸困難，動悸，易疲労感の訴えで始まり，進行すると安静時呼吸困難，起坐呼吸を呈するようになる．動悸，頻脈など不整脈が初発症状となることもある．

診察の進め方・確定診断の方法

　拡張型心筋症と診断するためには，特定心筋疾患（**表Ⅲ-5-5**）を除外する必要がある．これらの特定心筋疾患は全身性の異常に続発することがあるため，内科疾患の基本的な診断が必要である．そのため問診による病歴聴取が重要である．

1）問診

　主訴，現病歴のほか，既往歴，家族歴（突然死や心筋症の家族歴，遺伝性疾患の有無），薬剤使用歴，生活歴（職業歴，アルコール，食事摂取の有無）を詳細に聴取する．

2）12誘導心電図（p.85参照）

　12誘導心電図でのST-T変化，伝導障害，左心室肥大所見，胸部X線写真の心胸郭比の拡大が診断のきっかけになる．

3）心エコー検査（p.68参照）

　拡張型心筋症の診断に心エコー検査は必須である．心エコー検査で左心室内腔の拡大とびまん性壁運動低下を認め，特記すべき弁膜症がない場合，本疾患を疑う．鑑別として虚血性心疾患の除外が必須であり，冠動脈造影検査あるいは冠動脈CTで虚血性心疾患を除外する．

4）心筋生検

　心サルコイドーシスや**心アミロイドーシス**などの特定心筋疾患の除外には心筋生検所見が必要となるため，カテーテル検査とともに心筋生検を行う．拡張型心筋症の心筋組織では広範な心筋の変性（心筋細胞の大小不同，核の不整など）と線維化を認める．錯綜配列が高度な場合には肥大型心筋症拡張相が鑑別にあがる．

5）遺伝学的検査

　拡張型心筋症の約20〜30％は家族性であり，ラミン遺伝子，タイチン遺伝子などの遺伝学的検査が予後予測にかかわる．遺伝学的検査を行う際には，遺伝カウンセリングを行うことも重要である．

6）その他

　心臓MRI検査や核医学検査も特定心筋疾患と特発性の拡張型心筋症を見分ける手段となる．肥大型心筋症が進行した結果，左心室内腔の拡張と収縮不全をきたし拡張型心筋症様の病態を呈することもあり，過去の心電図や心エコー検査のデータ収集や，肥大型心筋症の家族歴の有無を聴取することも必要である．

重症度判定やステージ・臨床分類

重症度判定，臨床分類については心不全の項（p.235，**図Ⅲ-5-3**）を参照のこと．

C 治療

主な治療法

急性期，慢性期ともに心不全の治療法と同様である（p.233 参照）．

合併症とその治療法

基本的には，心不全の合併症と同様である（p.239 参照）．

治療経過・予後

すべての拡張型心筋症例が予後不良なわけではない．男性，高齢，家族歴，NYHA Ⅲ度以上の心不全，心胸郭比＞60％，左心室内腔の拡大，左室駆出率の低下は予後の悪化と関連する．5 年生存率は 76％との報告があるが，ACE 阻害薬/ARB や β 遮断薬の効果などが基本的には期待できるので，ステージに応じて治療を進める．

退院支援・患者教育

基本的には心不全の項で述べた管理と同様である（p.241 参照）．

2-2 肥大型心筋症

A 病態

HCM：hypertrophic cardiomyopathy

肥大型心筋症（HCM）とは

肥大型心筋症（HCM）とは，心肥大をきたす要因（高血圧，弁膜疾患など）がなく心室壁の肥厚をきたす心筋疾患である．不均一な心肥大を呈するのが特徴で，心尖部のみ肥厚するケースもある．通常，左心室内腔の拡大はなく，左心室収縮は正常かむしろ亢進している．心肥大に基づく左心室拡張能低下が本症の基本的な病態である．

疫学

肥大型心筋症の有病率に関しては，10 万人あたり 19.7 人から 1,100 人まで，対象や調査方法の違いによりばらつきが大きい．調査対象者全員に心エコー検査を行うスクリーニング法による有病率は，日本で人口 10 万人あたり 374 人，米国で 170 人であり，決してまれな疾患ではない．

発症機序

収縮タンパク（ミオシン，トロポニンなど）の異常による収縮力低下に対する代償反応や心筋収縮におけるカルシウム感受性の亢進が考えられている．約半数は遺伝性でありサルコメアタンパク遺伝子*変異による．常染色体

＊サルコメアタンパク遺伝子

サルコメアは心筋細胞内にある筋原線維であり心筋の収縮弛緩を司る最小単位である．主にミオシンというタンパク質でできた棒（フィラメント）が中央に固定され，その棒の間にアクチンのフィラメントが両側から入り込んでいる（p.17 参照）．サルコメアを構成するタンパク質（アクチン，ミオシン重鎖，トロポニン C，I，T など約 10 種類のタンパク）を作る遺伝子がサルコメアタンパク遺伝子である．

優性遺伝形式をとることが多く，家族歴聴取は診断上非常に重要である．

症状

心筋の肥大，左心室重量の増加に伴い，心筋の弛緩，伸展性に障害がみられ（拡張能障害），心不全症状を呈することがある．左心室流出路狭窄*を合併すると，収縮期に心拍出が急に途絶するため心内圧が著明に上昇し，胸痛，動悸，息切れ，めまい，失神などの症状が出現する．不整脈を高頻度に合併し突然死のリスクがある．

臨床分類など

肥大型心筋症では，肥大部位と閉塞の有無による分類が一般的に最もよく用いられる．左心室流出路狭窄の有無により閉塞性肥大型心筋症（HOCM）と非閉塞性肥大型心筋症（HNCM）に分けられる．また，心尖部の肥厚がとくに著しい例は心尖部肥大型心筋症（APH）として扱う．

重症な病型として，拡張相肥大型心筋症（D-HCM）があげられる．肥大型心筋症の経過中に肥大した心室壁厚が減少し菲薄化し，心室内腔の拡大を伴う左心室収縮能低下をきたし，拡張型心筋症様病態を呈した症例をさす．

B 診断

どのような症状から本疾患を疑うか

胸痛，動悸，息切れ，めまい，失神など非特異的な症状の訴えが多いが，失神を主訴に来院した患者では鑑別診断の1つとして肥大型心筋症を疑う．左心室流出路狭窄を認める閉塞性肥大型心筋症では症状を伴うことがあるが，肥大部位（たとえばAPH）によってはほとんど無症状で心電図異常のみ呈する場合も多い．

診察の進め方・確定診断の方法

1）問診

約半数は遺伝性のため，家族歴を聴取する．

2）聴診

聴診所見でⅣ音（心房収縮音）を聴取することがある．閉塞性肥大型心筋症例では駆出性収縮中期雑音（頸部に放散しない）を認める．

3）心電図

心電図では左心室高電位，ST-T変化や巨大陰性T波を認める．心房細動，心室頻拍を認める例が多く，ホルター心電図も適宜施行する．

4）心エコー検査（p.68参照）

心エコー検査にて心室壁の肥厚，拡張障害（E/A，E/E'など．p.75参照）をチェックする．心室拡大はなく収縮は保たれる．左心室流出路狭窄の有無のチェックは重要である．閉塞性肥大型心筋症では心エコー上で非対称性中隔肥厚（ASH）や僧帽弁前尖の収縮期前方運動（SAM）を認めることがある．

＊左心室流出路狭窄
肥大した心筋により左心室内腔，とくに左心室から大動脈へ血液を駆出する通り道である左心室の出口が狭くなっていること．心エコー検査で僧帽弁の異常運動，流出路の血流速度の増加などを認める．

HOCM：hypertrophic obstructive cardiomyopathy
HNCM：hypertrophic nonobstructive cardiomyopathy
APH：apical hypertrophy
D-HCM：dilated phase of hypertrophic cardiomyopathy

ASH：asymmetric septal hypertrophy
SAM：systolic anterior motion

心尖部肥大型など肥厚部位の観察が困難な場合には MRI 検査を併用する.

5) 心臓カテーテル検査

心臓カテーテル検査では左心室流出路圧較差を評価することができる．同時に心筋生検を行う．組織像では心筋細胞肥大と錯綜配列，間質の線維化を認める．心筋生検は**アミロイドーシス**やファブリー（Fabry）病，その他の特定心筋疾患の除外診断に役立つ.

6) 遺伝学的検査

肥大型心筋症の約半数は家族内発症であり，家族性肥大型心筋症の多くは心筋サルコメアタンパクの異常である．肥大型心筋症が疑われる患者では遺伝学的検査，および遺伝カウンセリングが推奨されている.

> **コラム**　**心アミロイドーシス**
>
> 肥大型心筋症と類似の病態を呈する二次性心筋症の1つに心アミロイドーシスがある．^{99m}Tc ピロリン酸シンチグラフィがとくにトランスサイレチン（TTR）による心アミロイドーシスで高い感度で陽性になることが近年報告され，本法を用いた診断の広がりにより，稀少疾患と思われてきたアミロイドーシス，とくに野生型トランスサイレチンアミロイドーシスは従来想定されていたより頻度が高く，日常臨床において比較的遭遇することの多い疾患であることが明らかになってきた．アミロイドーシスでは新規治療薬も進歩しているため，二次性心筋症の適切な診断は重要である.

C 治療

主な治療法

日常生活では激しい運動を禁止し，また脱水にならないようにする（サウナは禁忌）.

薬物療法としてはまず過度の心筋収縮の抑制（陰性変力作用）と心拍数の減少（陰性変時作用）を期待して β 遮断薬を投与する．β 遮断薬の使用により肥大型心筋症患者の左心室心筋障害を抑制（拡張相肥大型心筋症への移行を抑制）し生命予後を改善するというエビデンスはないが，過収縮が左心室内圧較差の増加に関連している閉塞性肥大型心筋症患者への β 遮断薬の使用は非常に有効である．Ca 拮抗薬（ベラパミルなど）も同様の効果を期待して使用する．Ⅰa 群抗不整脈薬であるジソピラミドやシベンゾリンでも陰性変力作用から左心室流出路圧較差軽減効果が報告されている．また，閉塞性肥大型心筋症では血管拡張作用を有する薬剤（たとえば，ニトロ製剤）は左心室流出路狭窄を増強させる可能性が高いことから，これらの薬剤の使用はとくに注意が必要である.

安静時に 30 ～ 50 mmHg 以上の左心室流出路圧較差を認める閉塞性肥大型

PTSMA：percutaneous
transluminal septal
myocardial ablation

**＊経皮的中隔心筋焼灼術
（PTSMA）**
左心室の出口（流出路）を
圧排する肥大心筋に流れ
る冠動脈左前下行枝の枝
である中隔枝にカテーテル
を使用してエタノールをご
く少量注入して，肥大心筋
を焼灼壊死させ，薄くする
ことによって左心室内圧較
差を減らす治療法である．
外科的中隔心筋切除術と
比較して低侵襲である．

心筋症で薬物療法を行ってもNYHAⅢ度以上の心不全症状を呈する例では，非薬物療法（**経皮的中隔心筋焼灼術（PTSMA）**＊や外科的中隔心筋切除術）の適応である．

合併症とその治療法，観察点，注意点

1）不整脈

拡張不全による左心房圧上昇などの誘因から，心房細動をしばしば合併する．心房細動になると心房内血栓を高率に合併するため抗凝固療法を行う．心房細動を合併すると血行動態が破綻することも多いため積極的に除細動やカテーテルアブレーションを行うが，再発率は高い．閉塞性肥大型心筋症における頻脈は失神や突然死の原因にもなり，脈拍コントロールが重要になる．

2）突然死

若年者の突然死のリスクとなる．非持続性心室頻拍，持続性心室頻拍，失神や心停止の既往例，肥大型心筋症による突然死の家族歴，流出路圧較差，著明な左心室肥大，運動時の血圧低下症例は突然死のハイリスク群とされる．ホルター心電図は経過中の不整脈チェックに有用である．ハイリスク群の場合にはアミオダロン，β遮断薬の投与とともに植込み型除細動器（ICD）の植込みが推奨される．

3）感染性心内膜炎

とくに閉塞性肥大型心筋症患者では感染性心内膜炎のハイリスクであるため抜歯，出産時や非心臓手術の際に抗菌薬の予防投与が必要である．

治療経過・予後

5年生存率91.5％，10年生存率81.8％[2]．死因として若年者は突然死が多く，壮年〜高齢者では心不全死や塞栓症死が主である．

拡張相肥大型心筋症へ移行する例は2〜16％と報告されており，その予後は悪い．拡張相肥大型心筋症ではACE阻害薬/ARBやβ遮断薬の反応性は低く，補助人工心臓や心臓移植の考慮が必要となることが多い．心尖部肥大型心筋症は予後良好である．

退院支援・患者教育

激しい運動を制限する．また脱水にならないように指導する．閉塞性肥大型心筋症においては少量のアルコール摂取により収縮期血圧の低下，SAM（僧帽弁前尖の収縮期前方運動）の増強，左心室流出路圧較差の上昇が認められ，さらにアルコールは利尿作用による脱水・血管拡張による血圧低下から交感神経系の反射性亢進をきたし心拍数を増加させる（頻脈を生じる）ので，閉塞性肥大型心筋症ではとくに好ましくないとされる．

2-3 | その他の心筋症

その他の心筋症について簡潔に述べる.

1）拘束型心筋症

心室の拡張や肥大を伴わず，心収縮能も正常であるにもかかわらず，心臓が硬くて広がりにくいため心不全としての症状をきたす疾患である．病態は著明な左心室拡張障害であり，2群の肺高血圧（p.285 参照）を呈する．①硬い左心室の存在，②左心室拡大や肥大の欠如，③正常または正常に近い左心室収縮能，④原因（基礎心疾患）不明の4項目が診断基準となる．予後不良の疾患であり心臓移植を考慮する必要がある．

2）不整脈原性右室心筋症（ARVC）

ARVC：arrhythmogenic right ventricular cardio-myopathy

右心室優位の心拡大と心機能低下，右心室起源の重症心室不整脈を基本病態とする．左心室収縮能は正常なことが多い．病理学的には主に右心室自由壁における脂肪浸潤と心筋細胞の脱落ならびに線維化を認める．臨床的には右心室起源の左脚ブロック型の心室期外収縮の頻発や心室頻拍がみられることが多い．若年者の突然死の原因となることもあるため早期診断が重要である．

●引用文献

1）日本循環器学会，日本心不全学会，日本胸部外科学会ほか：2021 年 JCS/JHFS ガイドラインフォーカスアップデート版　急性・慢性心不全診療, p.9, 2021.〔https://www.j-circ.or.jp/cms/wp-content/uploads/2021/03/JCS2021_Tsutsui.pdf〕（最終確認：2024 年 2 月 26 日）

2）厚生省特発性心筋症調査研究班昭和 57 年度報告集

6 心膜・心嚢疾患，心臓腫瘍

心膜とは

　心臓は，**心膜**とよばれる膜の層によって覆われ，保護されている（図Ⅲ-6-1）．最も外側には線維性心膜という丈夫な膜があり，これは**心嚢**ともよばれる．線維性心膜の内側および心筋の外側には，薄くしなやかな心膜（漿膜性心膜）が付着しており，それぞれ壁側心膜，臓側心膜（心外膜）とよばれる．壁側心膜と臓側心膜に囲まれた領域を心膜腔とよび，正常でも数10 mLの**心嚢液**が存在する．心臓は，この心嚢液を潤滑液とすることで，心嚢内でスムーズに収縮・拡張することができる．

1 収縮性心膜炎

A 病態

収縮性心膜炎とは

　収縮性心膜炎（constrictive pericarditis，通称「コンストリクション」）とは，心膜が，慢性的な炎症によって徐々に厚みを増して硬く変性し，しなやかさを失った状態である（図Ⅲ-6-2）．心室の拡張が妨げられることで拡張

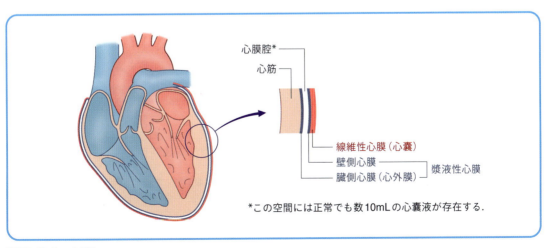

図Ⅲ-6-1　心膜

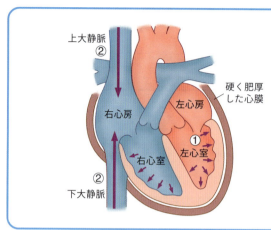

図Ⅲ-6-2 収縮性心膜炎

期の心内圧が上昇し，静脈から心臓への血液の流入が制限され，結果として心臓のポンプ効率（1回心拍出量および心拍出量）が低下する．

　心膜に炎症を生じる原因は多岐にわたり，心臓手術や放射線照射（放射線治療），外傷，膠原病，および細菌・結核等の感染症があげられる．ただし原因がわからないことも多く，それらは**特発性収縮性心膜炎**とよばれる．

疫学

　正確な発症率や患者数は不明だが，比較的まれな疾患である．原因別では特発性が最も多く，心臓手術がそれに次ぐ．心臓手術を受けた患者の0.2～0.4％に収縮性心膜炎を生じることが報告されている．また，細菌性や結核性の急性心膜炎の症例は，約20％の高率で収縮性心膜炎に移行する危険性がある．

症状

　心臓に流入できない血液は主に静脈にうっ滞し，**頸静脈怒張**，**胸水・腹水**の貯留，**下肢浮腫**，**うっ血肝**，**タンパク漏出性胃腸症**＊などの**右心不全症状**を生じる．このほか，全身疲労感や，**呼吸困難**等を訴えることがある．心房細動・粗動などの頻脈性不整脈を合併することも多い．

＊**タンパク漏出性胃腸症**
腸管のむくみが原因で，血液の中のタンパク質，なかでもアルブミンが消化管内に異常に漏出し，低タンパク血症をきたす症候群である．浮腫の悪化や，低栄養に伴う免疫能低下により，全身状態を悪化させる．

> **もう少しくわしく　収縮性心膜炎に特徴的な身体所見**
>
> 収縮性心膜炎における頸静脈怒張は，吸気時に増強する特徴があり，これをクスマウル（Kussmaul）徴候とよぶ．また，胸部聴診ではⅡ音の直後に心膜ノック音を聴取することがある．これは，心室が拡張するときに心室壁が硬い心膜に接触することによって発生する，過剰な心音である．

B 診断

どのような症状から本疾患を疑うか

以下のような症例において右心不全による症状を認めた場合，常に収縮性心膜炎の可能性を念頭に置く必要がある．

①心臓手術の施行歴を有する症例．

②細菌性や結核性の急性心膜炎に罹患後の症例．

③心臓の構造や収縮能等に大きな異常がないにもかかわらず右心不全を呈する症例．

診察の進め方・確定診断の方法

「一見，心不全症状としては軽いのに顕著な下腿浮腫と腹水がみられる」といった右心不全中心の症状や身体所見，因果関係のある病歴などから収縮性心膜炎を疑うことが診断の端緒となる．最初に行う精密検査は心エコー検査であり，それにより収縮性心膜炎の疑いが強まれば，確定診断のために心臓カテーテル検査を実施する．心臓カテーテル検査では，収縮性心膜炎に特徴的な各種心内圧所見✎が得られる．このほか，CT・MRI 検査では心膜の肥厚や石灰化の状況を詳細に観察できる．胸部 X 線写真でも心膜の石灰化を認めることがある．

> **収縮性心膜炎に特徴的な各種心内圧所見**
>
> 左右の心室の拡張期における圧波形が一致し，ディップ・アンド・プラトー（dip and plateau）波形となる．

収縮性心膜炎の重症度

多くの症例で慢性的な経過をたどり，少しずつ病態・症状が悪化する．**低アルブミン血症**や**低栄養**の出現，肝機能障害の悪化などは，病態の重症化を示唆する重要な所見である．

C 治療

主な治療法

塩分制限や利尿薬の投与，腹腔穿刺による腹水の除去といった対症的な内科的治療が試みられるものの，治療抵抗性である．1 回心拍出量が制限されるので心拍数は少し速め（80〜120/分）に維持することが望ましい．唯一の根治的な治療法は**外科的治療（心膜切除術）**である．

治療経過・予後

内科的治療単独での予後は不良である．病状の進行に合わせて利尿薬の増量を行うものの，その効果は限定的である．病態の重症化が懸念される場合には，心膜切除術による根治的治療を積極的に考慮するが，周術期死亡率が数％に及ぶことから，効果と危険性を十分に検証したうえで，慎重に方針を決定する必要がある．

退院支援・患者教育

1）自己管理の支援

　患者教育の目標は，心不全の再増悪やそれによる入院を予防することである．体液貯留の増悪を予防するため，塩分制限や服薬の徹底を指導する．また，日々の体調管理の重要性を説明し，自宅での体重や血圧に急激な変化を生じた場合や，下肢浮腫，食思不振，呼吸苦，倦怠感等の症状が出現・増悪した際には，できるだけ早めに受診することを促す．

2）心理的支援

　内科的治療には限界がある一方で，根治的治療（心膜切除術）の死亡率が比較的高いことから，治療方針の決定にあたってはインフォームド・コンセントが重要である．治療や生命予後に対する強い不安により，患者・家族の適切な意思決定が妨げられることがないよう，病態の理解を助けるとともに，精神的なサポートを行うことが望ましい．

> **メモ**
>
> 収縮性心膜炎の患者は，心不全が増悪した場合や，カテーテル検査を実施する場合，および心膜切除術を実施する際などに入院となる．

2　心タンポナーデ

A　病態

心タンポナーデとは

　心臓と心囊の間にある心膜腔とよばれる領域には，正常でも数10 mLの心囊液が貯留している（p.251，**図Ⅲ-6-1**）．この心囊液が，何らかの原因で急速かつ多量に増加すると，心房・心室が極端に圧迫されて拡張できなくなり，心臓のポンプ機能に重大な影響を及ぼす（**図Ⅲ-6-3**）．この状態を**心タンポナーデ**（cardiac tamponade）とよぶ．原因は，急性型・慢性型を含めて多彩であるが（**表Ⅲ-6-1**），一般に急性型のほうがより重篤であり，救命のために緊急対応が必要となることが多い．

> **もう少しくわしく　心囊液の量と心タンポナーデの関係**
>
> 慢性型心タンポナーデの場合，心囊液が時間をかけて貯留するために心膜が徐々に拡張し，1,000 mLを超える多量の心囊液が貯留していることも珍しくない．一方，急性型心タンポナーデでは，心膜が拡張する余裕がないため，比較的少量の心囊液（100 mL程度）でも心タンポナーデを発症しうる．

症状

　典型的な症状・所見として，**血圧低下（ショック）**，**頸静脈怒張**（中心静脈

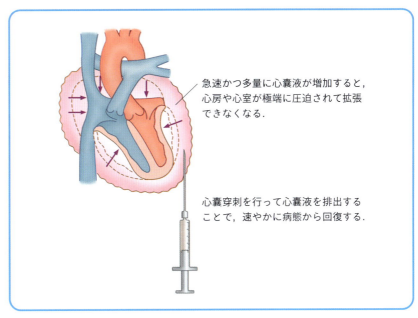

図Ⅲ-6-3 心タンポナーデ

表Ⅲ-6-1 心タンポナーデの原因

急性型	慢性型
● 胸部外傷 ● 急性大動脈解離 ● 心筋梗塞後の心破裂 ● 医療行為（カテーテル検査・治療，アブレーション後，ペースメーカ植込み）の合併症	● 悪性腫瘍の心膜転移・浸潤 ● 自己免疫性疾患 ● 尿毒症 ● 感染症

圧の上昇），**心音減弱**があり，これらは「**ベック（Beck）の三徴**」とよばれる．このほか，心拍数増加や，吸気時に血圧が 10 mmHg 以上低下する現象（**奇脈***）を認める．呼吸苦や胸痛等を訴えることもある．

B 診断

急激な血圧低下やショック状態を呈した患者で鑑別にあがる．拡張期血圧は比較的保たれているため，脈圧が狭小化する（小さくなる）のが特徴である．速やかに心エコー検査を行い，心膜腔に多量の液体貯留を認めれば診断が確定する．心タンポナーデと診断された患者はすべて重症と考えてよい．とくに，ショックや意識障害を認める場合は最重症であり，心停止にいたる危険性が高いことから，緊急での対応を要する．

*奇脈
吸気時に，右心室に充満する血液量が増えて左心室の拡張が妨げられることに加え，肺の血管から左心室への血液流入が減少することで，収縮期血圧の低下を生じる．なお，正常でも吸気時には 10 mmHg 未満の収縮期血圧の低下を認める．なお，拡張期血圧は変わらないため脈圧は狭小化する（小さくなる）．

C 治療

主な治療法

血圧低下やショックを認める場合，まずは生理食塩水等の急速補液や，強心薬・昇圧薬を使用することで血圧の維持を図る．心タンポナーデそのものに対する治療方針は，原因疾患によって異なる．外傷や，急性大動脈解離，心筋梗塞後の心破裂による心タンポナーデは，緊急開胸術によってのみ救命が可能である．それ以外の原因による心タンポナーデの場合は，心嚢穿刺（p.99 参照）を行って心嚢液を排出することで，速やかに病態が改善しうる（図Ⅲ-6-3）．

治療経過・予後

急性大動脈解離や心筋梗塞後の心破裂による心タンポナーデは，手術を行ったとしても，しばしば救命は困難である．それ以外の原因による心タンポナーデの場合，多くは心嚢穿刺により血行動態の改善が得られ，その後の治療経過や予後は原因疾患により規定される．

看護上の留意点

心タンポナーデ患者の血行動態はきわめて不安定であり，常に急変の可能性を念頭に置きながら，一刻も早く治療が開始できるように行動する必要がある．一連の過程においては，患者の意識状態やバイタルサイン（血圧，脈拍，SpO_2），呼吸状態，心電図モニタ等を間断なく観察し，病態の変化を見逃さないようにする．患者・家族は緊急の状況に強い不安を抱くため，安心して治療を受けられるように，わかりやすい説明を心がける．

> **心嚢穿刺の合併症**
> 心嚢穿刺では，冠動静脈損傷や心筋損傷，気胸，血胸，不整脈などの合併症のリスクがあり，時に生命にかかわることもある．

> **メモ**
> 種々の病態に加え，アブレーションや各種心臓カテーテル後にバイタルサインからタンポナーデが頭に浮かんだら，速やかに医師に判断を求めることが一番重要である．

3 心臓粘液腫

A 病態

心臓粘液腫とは

心臓そのものに発生する腫瘍（原発性心臓腫瘍）は非常にまれであるが，その中では最も頻度が高いのが心臓粘液腫（cardiac myxoma，通称「ミキソーマ」）である．

症状

約8割が左心房内に発生し，僧帽弁逆流や左心房から左心室への血液流入障害をきたすことで，息切れや起坐呼吸，咳嗽，肺うっ血，末梢浮腫，易疲労感などの心不全症状を呈する．この心不全症状は，体位によって変化する特徴がある．また，剝がれ落ちた腫瘍の一部が血流に乗って，全身の臓器に塞栓症を起こすことがあり，とくに脳梗塞は麻痺などの重大な後遺症をきた

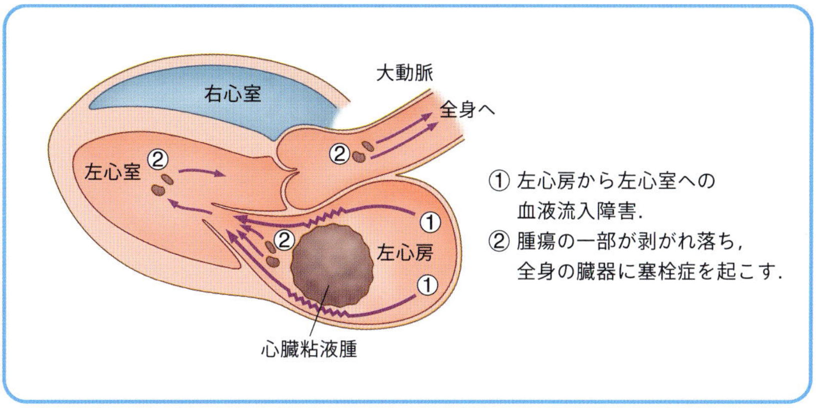
大動脈
右心室
全身へ
左心室
②
①
②
左心房
①
心臓粘液腫
① 左心房から左心室への
血液流入障害．
② 腫瘍の一部が剥がれ落ち，
全身の臓器に塞栓症を起こす．

図Ⅲ-6-4 **心臓粘液腫**

す（**図Ⅲ-6-4**）．

B 診断

心不全や塞栓症などの発症を契機に，心エコー検査を実施することで発見されることが多い．心エコー検査の役割は腫瘍の発見にとどまらず，腫瘍の部位・大きさ・形状等に関するさまざまな情報を，簡便かつ非侵襲的に評価することができる．

C 治療

心臓粘液腫は良性腫瘍であり，腫瘍そのものが生命を脅かすことはない．しかし，未治療のままでは心不全や塞栓症のリスクが残存し，時に致命的な経過をたどることもあるため，原則として全例が腫瘍摘出術の適応となる．手術の成績は良好であり，手術死亡率は5%未満と報告されている．ただし，術後に約2～5%の症例で再発することがある．

第Ⅲ章 循環器疾患 各論

7 伝導系疾患・不整脈

「心拍数 50 〜 100/分の洞調律」以外の調律や心拍を不整脈（arrhythmia）とよぶ．不整脈の原因は主として興奮生成あるいは興奮伝導の異常であり，頻脈（tachycardia）と徐脈（bradycardia）とに大別される（表Ⅲ-7-1）（p.41 参照）．

1 頻脈性不整脈

心拍数が 100/分以上の調律を頻脈または頻拍とよび，頻脈・頻拍にかかわる病態を頻脈性不整脈と総称する．頻拍発作に遭遇した場合，患者の血行動態が安定している限り 12 誘導心電図を記録しなければならない．頻拍中の12 誘導心電図からは頻拍の起源，機序，治療方針に関する数多くの貴重な情報を得ることができる．

表Ⅲ-7-1 **不整脈の分類**

頻脈性不整脈		徐脈性不整脈		
期外収縮	心房期外収縮	洞機能不全	洞徐脈	
	心室期外収縮		洞停止・洞房ブロック	
洞頻脈			徐脈頻脈症候群	
心房細動		房室ブロック	第 1 度房室ブロック	
心房粗動			第 2 度房室ブロック	ウェンケバッハ型（モービッツⅠ型）
上室頻拍・心房頻拍				モービッツ型（モービッツⅡ型）
心室頻拍	持続性		第 3 度房室ブロック	
	非持続性	心室内伝導障害	右脚ブロック	
心室細動			左脚ブロック	
			左脚分枝ブロック	左脚前枝ブロック
				左脚後枝ブロック
			二束ブロック	
			三束ブロック	

1-1 | 期外収縮

　予定（基本心周期）より早期に出現する興奮を**期外収縮**（extrasystole）とよび，起源により**心房期外収縮**と**心室期外収縮**に分類する．洞性心拍と期外収縮が1拍ごとに交互に出現するものを**二段脈**，洞性心拍2拍ごとに期外収縮1拍が出現するものを**三段脈**とよぶ．期外収縮は珍しいものではなく，24時間心電図検査を行うと，ほとんど全症例で期外収縮がみられる．期外収縮は通常，命にかかわるものではないが，他の頻脈性不整脈のトリガー（引き金）となることがある．

PAC：premature atrial contraction

A　心房期外収縮（PAC，通称「ピーエーシー」）

心電図所見

　洞性P波と異なる波形のP波と，それに続く洞性心拍とほぼ同じ形態のQRS波が，予定より早期に出現する（**図Ⅲ-7-1a**）．心房期外収縮が早いタイミングで出現すると，QRS幅が広くなったり（**変行伝導**），QRS波が脱落する（非伝導性心房期外収縮）（**図Ⅲ-7-1b，c**）．

臨床的意義と治療

　予後に影響せず，大部分は無症候性で，治療は必要ない．症状が強く，日常生活に支障が出る場合には，過労，ストレス，カフェイン，飲酒，薬剤などの増悪因子の除去，および基礎疾患のコントロール（とくに高血圧）を行い，効果が不十分であれば薬物療法（抗不安薬，β遮断薬，Ⅰ群抗不整脈薬）を行う．

PVC：premature ventricular contraction

B　心室期外収縮（PVC，通称「ピーブイシー」）

心電図所見

　QRS幅の広い異様な形態のQRS波形が予定より早期に出現する（**図Ⅲ-7-2a**）．期外収縮のQRS波形が1種類のみであるものを**単形性**（monoform）（**図Ⅲ-7-2b**），複数あるものを**多形性**（multiform）（**図Ⅲ-7-2c**）とよぶ．心室期外収縮が早いタイミングで出現し，先行する心拍のT波の頂点にQRS波が重なるものを**R on T型**とよぶ（**図Ⅲ-7-2d**）．以前は心室頻拍へ移行する予兆と考えられていたが，現在ではさほど重要視されていない．

臨床的意義と治療

　基礎心疾患がなければ予後に影響しない．ただし著明な頻発時には心筋症を誘発し，心不全をきたすことがある．治療の第一選択は増悪因子の除去と基礎心疾患のコントロールである．期外収縮による症状が強ければ薬物療法を考慮する．薬剤としては抗不安薬，β遮断薬，Ⅰ群抗不整脈薬（p.130参

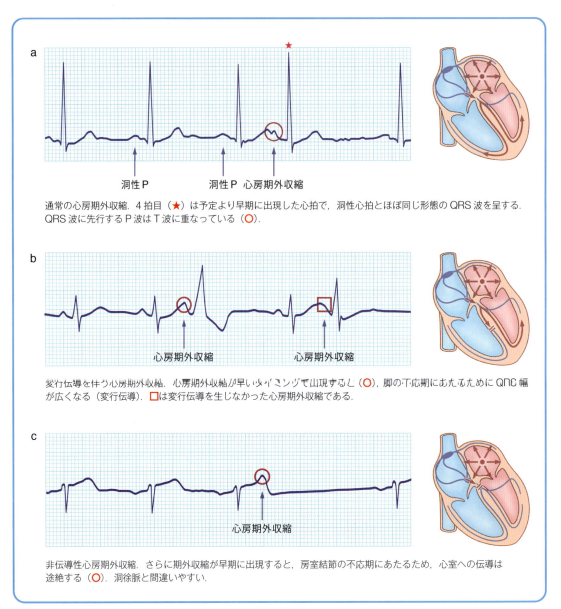

図Ⅲ-7-1 心房期外収縮(PAC)

照)を用いるが，基礎心疾患がある場合，Ⅰ群抗不整脈薬投与は予後を悪化させる危険を伴う．カテーテルアブレーション(p.114参照)を行うこともある．

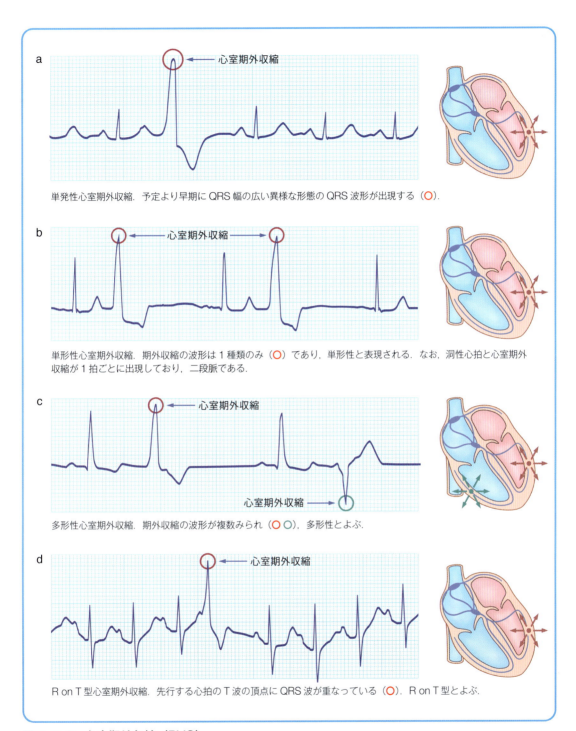

図Ⅲ-7-2 **心室期外収縮（PVC）**

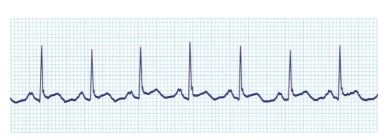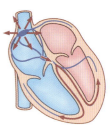

心拍数110/分のRR間隔が整なQRS幅の狭い頻拍である．P波形は洞調律時と同形である．

図Ⅲ-7-3　洞頻脈

1-2　洞頻脈

心電図所見

　心拍数が100/分以上の洞性調律を洞頻脈（sinus tachycardia）とよぶ．ただし，小児では正常心拍数が高いため，成人とは異なる基準を用いる．心拍数が速いこと以外，心電図上は洞調律時と区別できない（図Ⅲ-7-3）．洞結節リエントリー*性頻拍や不適切洞頻脈との鑑別を要する．

*リエントリー
興奮旋回のこと（p.266参照）で，"回帰"と訳されることもある．

臨床的意義と治療

　ほとんどが疼痛，発熱，脱水，出血，精神的緊張，低酸素血症，甲状腺機能亢進症などに対する生理的反応であり，原因の検索と除去が重要である．

> **もう少しくわしく　不適切洞頻脈**
>
> 　誘因なく，あるいはストレスや運動に対する生理的反応の範囲を超えて洞頻脈がみられるものを不適切洞頻脈（inappropriate sinus tachycardia）という．安静時またはごく軽度の労作でも心拍数が90〜100/分以上，ホルター心電図で1日平均心拍数が95/分以上，心電図上P波形は洞調律時と同じで，さらに甲状腺機能亢進，貧血，発熱などによる二次性洞頻脈が否定的であれば不適切洞頻脈の可能性が高い．

1-3　心房細動（AF）

病態と心電図所見

　心房が400〜600回/分の頻度で無秩序に興奮している状態を心房細動（AF，通称「エーエフ」）とよぶ．肺静脈内での異常興奮と心房内での複数のリエントリーが主要なメカニズムである．心電図上P波は消失し，代わりに

AF：atrial fibrillation

不規則な基線の揺れ（**f波**）を認める（**図Ⅲ-7-4a**）．通常 QRS 幅は狭いが，脚ブロックや WPW 症候群（後述）を伴うと広くなる（**図Ⅲ-7-4b, c**）．RR 間隔は完全に不規則（絶対的不整）となるが，完全房室ブロックを合併すると RR 間隔一定の徐脈を呈する（**図Ⅲ-7-4d**）．

7日以内に自然停止するものを**発作性心房細動**，7日以上持続するが薬剤や直流通電で洞調律に復帰するものを**持続性心房細動**，除細動できないものを**永続性心房細動**とよぶ．

臨床的意義

脈不整，頻脈，徐脈による動悸，胸部不快感などの自覚症状の原因となり，心房機能の喪失や頻脈・徐脈による心不全が生じる．とくに問題となるのは**血栓塞栓症**で，とくに脳梗塞発症のリスクが5倍にも上昇する．

心房細動における脳梗塞の重要な危険因子である心不全（congestive heart failure），高血圧（hypertension），75歳以上（age），糖尿病（diabetes mellitus）を有する場合をそれぞれ各1点，脳梗塞・一過性脳虚血発作（stroke）の既往を有する場合を2点として，合計したものを**CHADS$_2$スコア**という．脳梗塞の年間発症率は，スコア0点では1.8%，1点では2.8%，2点では4.0%と，スコアが高いほど上昇する．

治療

基礎心疾患の検索とその治療が最も重要であり，次に**心拍数コントロール**，**調律コントロール**，**血栓塞栓症の予防**の3点について考慮する．

まずは肺炎などの感染症，脱水，アルコール，甲状腺機能亢進症，肺塞栓，うっ血性心不全または心膜炎といった急性の誘発因子や弁膜症，心筋虚血，心筋症，心臓手術の既往といった基礎心疾患の有無を検索し，その治療を行う．

血行動態が不安定か，あるいは症状が強い場合には緊急の電気的除細動を考慮する．血行動態が安定していて，症状が軽微な場合は薬物により心拍数コントロールを行いつつ，抗凝固療法を開始し，心拍数が落ち着いた段階で電気的あるいは薬理学的除細動を検討する．

心拍数コントロールには主にβ遮断薬またはカルシウム拮抗薬（ベラパミルなど）を用いる．心機能低下を伴う場合はジギタリスも用いる．薬剤によるコントロールが困難なときはペースメーカ植込みも考慮される．調律コントロールの手段としては抗不整脈薬（Ⅰ群薬，Ⅲ群薬，β遮断薬）（p.130参照），電気的除細動（p.100参照），カテーテルアブレーション（p.112参照），外科手術（p.141参照）があるが，近年はアブレーションが積極的に行われるようになっている．

血栓塞栓症の予防には抗凝固薬（直接経口抗凝固薬あるいはワルファリン）を用いる（p.133参照）．過去に広く用いられていたアスピリン単独投与は，現在ではほとんど用いられない．

メモ

心房細動では有効な心房収縮が失われるため，心房内血流速度が低下し，血栓が形成されやすくなる．最も血栓が形成されやすいのは左心耳である．

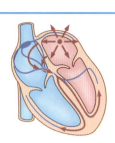
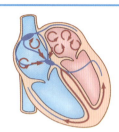

a
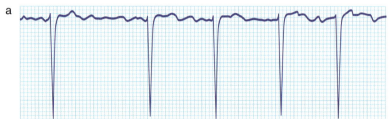

心房細動．心電図上P波は消失し，代わりに不規則な基線の揺れ（f波）を認める．RR間隔は完全に不規則（絶対的不整）となる．

b

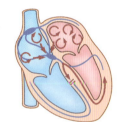

脚ブロックを伴う心房細動．通常QRS幅は狭いが，脚ブロックを伴うとQRS幅が広くなり，心室性と誤解しやすい．

c
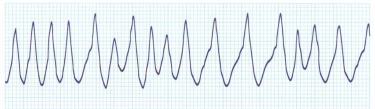
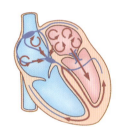

WPW症候群を伴う心房細動．WPW症候群を伴う心房細動では，QRS幅が広く，RR間隔が不規則な頻拍となる．

d
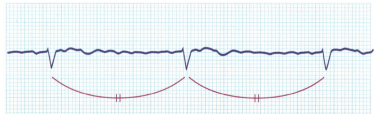
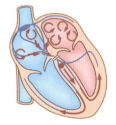

完全房室ブロックを合併した心房細動．心房細動では通常RR間隔はまったく不規則であるが，完全房室ブロックを合併するとRR間隔一定の徐脈を呈する．

図Ⅲ-7-4 心房細動（AF）

> **もう少しくわしく** 直接経口抗凝固薬（p.134参照）
>
> 古くから抗凝固薬として用いられてきたワルファリンはビタミンK類似の構造を有し，ビタミンK依存性凝固因子と結合し，凝固活性のない凝固因子を増加させることによって抗凝固作用を発揮する．一方，近年開発されたダビガトラン，リバーロキサバン，アピキサバン，エドキサバンは血液凝固因子を直接阻害し，直接経口抗凝固薬（DOAC，通称「ドアック」）とよばれる．ワルファリンよりも管理が容易であるが，高度腎不全（クレアチンクリアランス15mL/分未満）では禁忌となる．

DOAC：direct oral anticoagulant

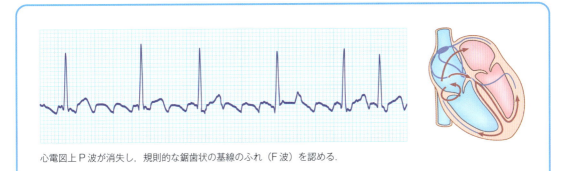

心電図上P波が消失し，規則的な鋸歯状の基線のふれ（F波）を認める．

図Ⅲ-7-5　心房粗動（AFL）

1-4　心房粗動（AFL）

AFL：atrial flutter

病態と心電図所見

　心房が240〜400回/分の頻度で規則的に興奮している状態を**心房粗動**（**AFL**，通称「フラッター」）とよぶ．心電図上はP波が消失し，規則的な鋸歯状の基線のふれ（F波）を認める（図Ⅲ-7-5）．2個ないし4個のF波に対して心室が1回興奮して（2：1または4：1房室伝導），心拍数150/分または75/分の整脈となる場合が多い．QRS幅の狭い規則的な心拍数150/分前後の頻拍をみたときは，まず心房粗動を疑う（p.16参照）．

臨床的意義と治療

　心房粗動の臨床的意義は心房細動とほぼ同様である．治療方針も心房細動に準じるが，薬剤による心拍数コントロールと調律コントロールは心房細動よりも困難である．一方，カテーテルアブレーションの有効性と安全性がきわめて高く，推奨されている（p.112参照）．

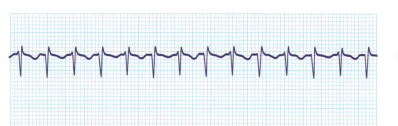

通常は QRS 幅の狭い RR 間隔の整な頻拍である．

図Ⅲ-7-6　上室頻拍・心房頻拍

1-5　上室頻拍・心房頻拍

病態と心電図所見

AT：atrial tachycardia

　心房が100〜240回/分の頻度で規則的に興奮している状態を<u>上室頻拍・心房頻拍</u>（supraventricular tachycardia／AT，通称「エーティー」）とよぶ．心電図では幅の狭い QRS 波が規則的に出現する（図Ⅲ-7-6）．脚ブロックや心室早期興奮（後述）を伴うと QRS 幅は広くなる．基本的に予後は良好であるが，症状が強いことが多く，合併する心疾患と心拍数によっては致死的になることもある．

機序

AVNRT：atrioventricular nodal reentrant tachycardia

AVRT：atrioventricular reciprocating tachycardia

　上室頻拍の機序はリエントリー（興奮旋回）であり，リエントリー回路の部位に応じて命名される．心房頻拍の機序は局所的リエントリーまたは異常自動能である．多くは房室結節リエントリー性頻拍（AVNRT），房室回帰性頻拍（AVRT，p.xii 参照），心房頻拍（AT）のいずれかである．

> **もう少しくわしく**
>
> **房室結節リエントリー性頻拍**
>
> 　心房と心室とを電気的に結合する房室結節は，通常は1本のみだが，10人に3人程度の割合で2本存在する（二重房室結節）．2本の房室結節は伝導速度と不応期が異なるため，リエントリーを生じる原因となる．通常の房室結節リエントリー性頻拍は，心房から房室結節遅伝導路を介して心室へ興奮が伝導し，さらに房室結節速伝導路を上行して心房へ興奮が回帰する．

> **もう少し くわしく** **房室回帰性頻拍**
>
> 心房，心室，房室結節，副伝導路でリエントリー回路が形成される．最も多い リエントリーは心房から房室結節を介して心室を興奮し，さらに副伝導路を上 行して心房へ興奮が回帰する．逆回りの（心房→副伝導路→心室→房室結節→ 心房の順に興奮する）場合には，心室は副伝導路経由で興奮するため，QRS 幅 が広く RR 間隔の整な頻拍となる．

治療

頻拍の停止には，バルサルバ（Valsalva）手技（息こらえ，冷水顔浸）（p.16 参照），抗不整脈薬の静脈内投与（アデノシン 3 リン酸，ベラパミル，Ⅰ群抗 不整脈薬），直流通電を用いる．頻拍予防にはカテーテルアブレーション，薬 物療法（ベラパミル，β遮断薬，Ⅰ群抗不整脈薬）を行う．

WPW 症候群

発作性上室頻拍の半数近くは房室回帰性頻拍（AVRT）であり，房室結節 以外に心房と心室を電気的に連結する「副伝導路」が存在する（図Ⅲ-7-7）．
副伝導路は心房から心室へのみ興奮伝導が可能な場合も，心室から心房への み可能な場合も，両方向ともに伝導可能な場合もある．心房から心室へ興奮 伝導が可能な場合，副伝導路を介する興奮伝導が房室結節を介する興奮伝導 よりも速いために，副伝導路付着部位近傍の心室筋が早期に興奮し，心電 図上 PR 間隔短縮，ゆるやかな QRS 波の立ち上がり（デルタ波），QRS 幅の 延長が認められる．これを WPW（ウォルフ・パーキンソン・ホワイト ［Wolff-Parkinson-White］）型心電図とよび，WPW 型心電図に頻拍発作を合 併するものを WPW 症候群という（図Ⅲ-7-8 参照）．WPW 症候群では上室 頻拍以外に心房粗動や心房細動がしばしば生じる（p.42，p.263，図Ⅲ-7-4c 参照）．副伝導路の伝導能が良好な場合，粗動や細動中の心室応答が 極端に速くなり，心室細動を誘発し，突然死することがある．

> **メモ**
> この現象を「心室早期興奮」とよぶ．

> **メモ**
> 心房細動に WPW 症候群 が合併すると著明な頻脈 になり危険なことがある．

1-6 心室頻拍（VT）

病態と心電図所見

心拍数 100/分以上の心室性調律が 3 拍以上連続するものを心室頻拍（VT，通称「ブイティー」）とよぶ．心電図上は幅の広い異様な形態の QRS 波が 3 個以上連続して出現する．30 秒以上持続するか，あるいは血行動態が悪化す るものを持続性心室頻拍とよび，3 拍から 30 秒までのものを非持続性心室頻 拍とよぶ．QRS 波形は一定のことも，1 拍ごとに変化することもある．前者 を単形性心室頻拍，後者を多形性心室頻拍とよぶ（図Ⅲ-7-9）．

VT：ventricular tachycar-dia

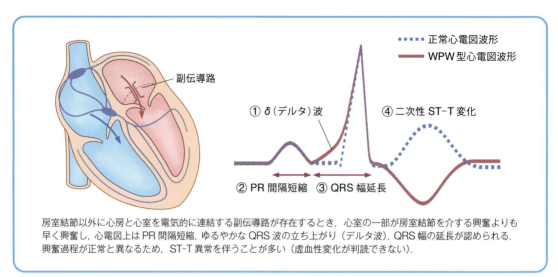

図Ⅲ-7-7　WPW症候群

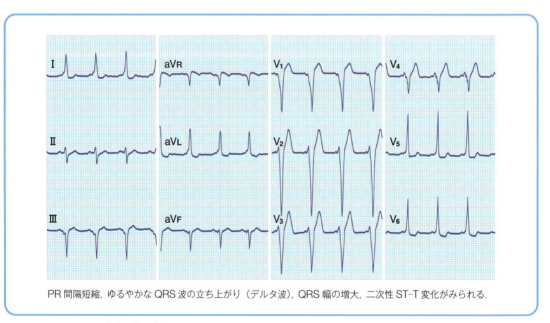

図Ⅲ-7-8　WPW症候群の心電図

臨床的意義

頻拍の心拍数が速く，重篤な基礎心疾患がある場合は低血圧や失神を生じることもあるが，まったく無症状の心室頻拍も多い．心室頻拍は器質的心疾患のある場合に多くみられるが，心疾患がみられない場合（特発性）も多い．

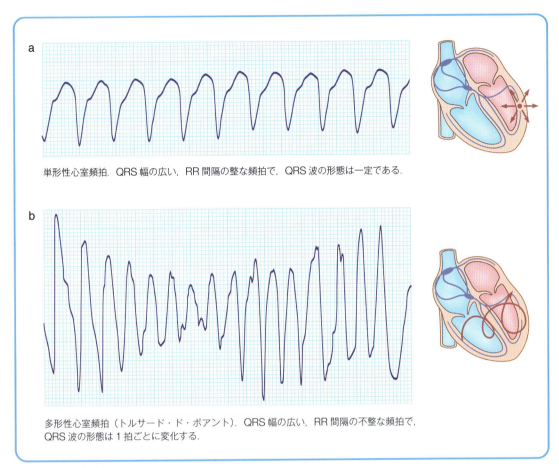

図Ⅲ-7-9　心室頻拍（VT）

a：単形性心室頻拍．QRS 幅の広い，RR 間隔の整な頻拍で，QRS 波の形態は一定である．

b：多形性心室頻拍（トルサード・ド・ポアント）．QRS 幅の広い，RR 間隔の不整な頻拍で，QRS 波の形態は 1 拍ごとに変化する．

治療

予後は基礎心疾患の重症度と心機能によって異なる．一般に，特発性非持続性心室頻拍は予後良好で，症状が強くない限り治療を必要としない．心疾患のある非持続性心室頻拍は，基礎疾患の治療を行う．特発性持続性心室頻拍に対しては，β遮断薬をはじめとする薬物療法あるいはカテーテルアブレーションを行う（p.114 参照）．

基礎心疾患を有する持続性心室頻拍で，血行動態の悪化，あるいは虚血，うっ血性心不全，脳虚血症状がみられるときは電気的カルディオバージョン・直流通電の適応である．血行動態が安定していれば抗不整脈薬の静脈内投与を試みてもよい．慢性期治療としては，多くの場合，植込み型除細動器（ICD）の植込み（p.118 参照）が推奨されるが，薬物療法，カテーテルアブレーション，外科手術を行うこともある．

> **もう少しくわしく　QT延長症候群とトルサード・ド・ポアント**
>
> - QRS波の振幅とRR間隔が1拍ごとに変動しつつ，基線の周囲をねじれながら振動するようにみえる多形性心室頻拍を**トルサード・ド・ポアント**（Torsades de Pointes）（図Ⅲ-7-9b）とよび，**QT延長症候群**に合併する．通常は短時間で自然停止するが，めまいや失神を伴うことが多く，心室細動に移行して突然死することもある．先天性QT延長症候群では10歳前後から失神発作を生じることが多く，突然死もまれではない．てんかんと誤診されていることがまれならずみられるので注意が必要である．後天性QT延長症候群では電解質異常（とくに低カリウム血症と低マグネシウム血症），抗不整脈薬，抗精神病薬，完全房室ブロックなどに起因するものが多い．
> - 治療は第一に誘因の除去，すなわち電解質異常の是正や原因薬剤の中止である．ペーシングやマグネシウム静注，リドカインも有効である．先天性QT延長症候群ではβ遮断薬が治療の中心となる．薬剤抵抗性の場合は植込み型除細動器を植込む．

1-7 心室細動（VF）

病態と心電図所見

VF：ventricular fibrillation

心室細動（VF，通称「ブイエフ」）では，心電図上，基線の不規則な揺れがみられるのみで，P波とQRS波は同定できない（**図Ⅲ-7-10**）．心室のポンプ機能が完全に喪失し，心肺停止となる．

治療

ただちに心肺蘇生を開始し，可及的速やかに電気的除細動・直流通電を行う．慢性期治療は基礎疾患に依存するが，心筋梗塞急性期以外の状況で生じた場合，原則として植込み型除細動器（ICD）の植込みが行われる．

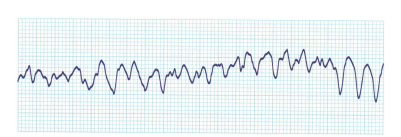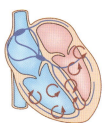

基線の不規則な揺れがみられるのみで，P波とQRS波は同定できない．

図Ⅲ-7-10　心室細動（VF）

2 徐脈性不整脈

　心拍数が 50 〜 60/分以下のときを徐脈とよび，徐脈と関連する病態を徐脈性不整脈と総称する．興奮の生成異常に主に起因する洞機能不全と，伝導異常に起因する房室ブロック・心室内伝導障害がある．

2-1 洞機能不全

病態と予後

　洞機能不全（sinus dysfunction［sick sinus syndrome］）は，正常のペースメーカである洞結節の機能低下あるいは洞結節から心房への伝導障害を原因とする．生命の危険は高くはないが，失神・めまいによる事故はしばしばみられる．症状があるときには原則としてペースメーカを植込む．

A 洞徐脈

　洞徐脈（sinus bradycardia）では，通常の洞調律と同じ形態のP波とQRS波がみられるが，心拍数は 50 〜 60/分以下と遅い（図Ⅲ-7-11a）．睡眠中やアスリートにもみられ，必ずしも病的なものではない．徐脈によるめまいや失神，心不全がみられれば病的である

B 洞房ブロック・洞停止

　洞房ブロック（sino-atrial block）は洞結節から心房への伝導途絶，洞停止（sinus arrest）は洞結節の自動能低下によって生じる．通常の洞調律が突然停止し，RR 間隔が延長する．洞房ブロックでは，延長した PP 間隔が洞調律時の PP 間隔の整数倍となる（図Ⅲ-7-11b, c）．おおよそ2秒以上の PP 延長を異常とする．日中3秒以上の心停止でめまいや失神が生じるようになる．

C 徐脈頻脈症候群

　徐脈頻脈症候群（tachycardia-bradycardia syndrome）とは，頻脈性不整脈と洞機能不全が合併しているものをいう（図Ⅲ-7-11d）．ほとんどは心房細動停止時に洞停止を伴うパターンである．

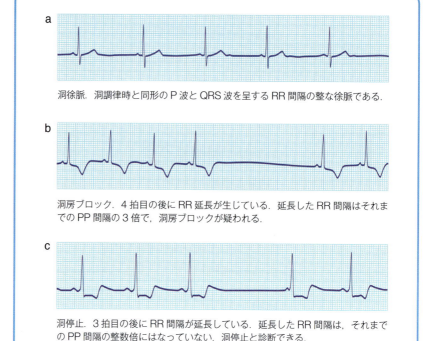

図Ⅲ-7-11 洞機能不全

2-2 房室ブロック

心房と心室を電気的に連結している房室接合部（房室結節およびヒス[His]束）での興奮伝導の遅延および途絶を**房室ブロック**（atrioventricular [**AV**] block）とよぶ．第1度から第3度までに分類される．第2度と第3度の中間に相当するものを高度房室ブロックとよぶことがある．

> **メモ**
> 第1度房室ブロック：1st degree AV block
> 第2度房室ブロック：2nd degree AV block
> 第3度房室ブロック（完全房室ブロック）：3rd degree AV block (complete AV block)

A 第1度房室ブロック

房室接合部での興奮伝導が遅延しているもの．心電図上はPR時間が延長する（図Ⅲ-7-12a）．ほとんどの場合病的な意義に乏しく，無症状で，治療

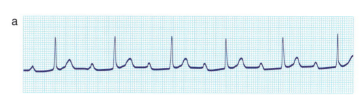
第1度房室ブロック．PR時間が延長している．RR延長はみられない．

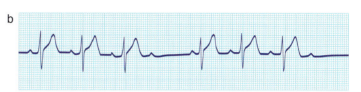
Ⅰ型（ウェンケバッハ型）第2度房室ブロック．PR時間が延長しつつ，QRS波が脱落する（4拍目）．

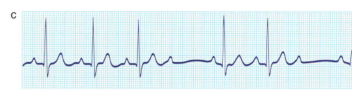
Ⅱ型（モービッツⅡ型）第2度房室ブロック．PR時間が一定のまま突然QRS波が脱落する（4拍目）．

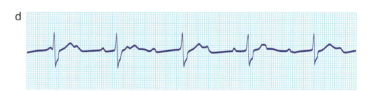
第3度房室ブロック（完全房室ブロック）．P波とQRS波が独立して出現し，P波はQRS波よりも多い．

図Ⅲ-7-12　房室ブロック

を要しない．

B　第2度房室ブロック

　房室接合部での興奮伝導が数拍に1拍途絶するもの．PR時間が延長しつつ，QRS波が脱落するⅠ型（**ウェンケバッハ**［Wenckebach］**型**）第2度房室ブロック（**図Ⅲ-7-12b**）と，PR時間が一定のまま突然QRS波が脱落するⅡ型（**モービッツ**［Mobitz］**Ⅱ型**）第2度房室ブロック（**図Ⅲ-7-12c**）がある．

Ⅰ型（ウェンケバッハ型）第2度房室ブロックは多くの場合，房室結節での伝導途絶で，若年健常者にしばしばみられ，治療を要しないことが多いが，高齢者や心疾患患者ではより高度の房室ブロックへ進展することがあり，注意を要する．

Ⅱ型（モービッツⅡ型）第2度房室ブロックはヒス束以下での伝導途絶であり，第3度房室ブロックへ進展する可能性が高く，無症状であってもペースメーカ植込みが考慮される．

C 第3度房室ブロック（完全房室ブロック）

房室接合部での興奮伝導が完全に途絶しているもの．心電図ではP波とQRS波が独立して出現し，P波はQRS波よりも多い（**図Ⅲ-7-12d**）．QRS波の幅は狭いことも，広いこともある．QRS波の幅が狭いときはブロック部位がヒス束上で，補充調律のレートが比較的高く，症状も軽いことが多い．QRS波の幅が広いときはブロック部位がヒス束下で，補充調律のレートが低く，症状も高度で致死性であり，速やかな対応が必要である．治療可能な原因がなければ，通常はペースメーカが植込まれる．

2-3 心室内伝導障害

心室内刺激伝導系はヒス束を出た後，左脚前枝，左脚後枝，右脚の3本に分かれる（**図Ⅲ-7-13**）．この部位での伝導障害を**心室内伝導障害**（intraventricular conduction disturbance）とよぶ．

A 右脚ブロック

右脚の伝導遅延あるいは伝導途絶により，右心室の興奮が遅延する．心電図ではQRS幅が広くなり，V_{1-2}誘導でrsR'パターン，Ⅰ，V_{5-6}誘導で幅の広いS波を呈する（**図Ⅲ-7-14**）．

基礎疾患としては**虚血性心疾患**，**高血圧症**に加え，右心室負荷をきたす疾患，とくに**心房中隔欠損症**や**肺塞栓症**などが重要である．ただし，右脚は非常に細い筋束で容易に伝導障害を生じるため，健常者でも右脚ブロックは珍しくないが，独特のST上昇を伴ったブルガダ（Brugada）症候群には注意が必要である．

B 左脚ブロック

左脚主幹部の伝導遅延あるいは伝導途絶により，左心室の興奮が遅延す

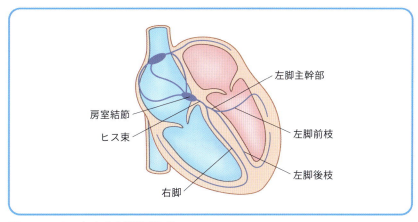

図Ⅲ-7-13 心室内刺激伝導系
心室内刺激伝導系はヒス束を出た後，左脚前枝，左脚後枝，右脚の3本に分かれる．

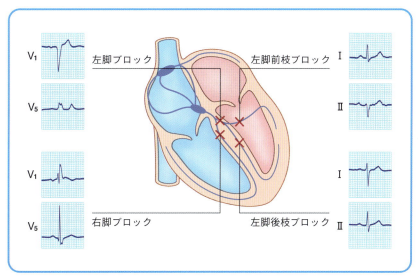

図Ⅲ-7-14 心室内伝導障害
右脚ブロック：QRS幅が広く，V_{1-2}誘導でrsR'パターン，Ⅰ，V_{5-6}誘導で幅の広いS波を呈する．
左脚ブロック：QRS幅が広く，V_{1-2}誘導でQSまたはrSパターン，Ⅰ，V_{5-6}誘導でノッチのあるR波を呈する．
左脚前枝ブロック：QRS幅は正常範囲内で，高度の左軸偏位を呈する．
左脚後枝ブロック：QRS幅は正常範囲内で，高度の右軸偏位を呈する．

る．心電図ではQRS幅が広くなり，V_{1-2}誘導でQSまたはrSパターン，Ⅰ，V_{5-6}誘導でノッチのあるR波を呈する（図Ⅲ-7-14）．右脚ブロックと比べ，基礎心疾患を有する可能性がはるかに高く，精査を要する．

C 左脚分枝ブロック（ヘミブロック）

左脚前枝または左脚後枝の伝導障害である．QRS幅は広くならない．左脚前枝ブロックでは高度の左軸偏位，左脚後枝ブロックでは高度の右軸偏位を呈する（図Ⅲ-7-14）．

D 二束ブロック・三束ブロック

右脚ブロックに左脚前枝ブロックを合併したもの，または右脚ブロックに左脚後枝ブロックを合併したものを**二束ブロック**とよぶ．基礎心疾患の有無にもよるが，房室ブロックへの進展に注意を要する．

心室内刺激伝導系の三束すべてに障害があるものを**三束ブロック**とよぶ．二束ブロックに第1度房室ブロックを合併した場合，完全左脚ブロックに第1度房室ブロックを合併した場合，左脚ブロックと右脚ブロックの両方がみられる場合などがある．完全房室ブロックへの進展が危惧される状況であり，ペースメーカ植込みを考慮する．

> **もう少しくわしく　ブルガダ（Brugada）症候群**
>
> - 1992年にブルガダ兄弟により報告された心室細動を誘起する病態である．心電図で右脚ブロック様波形（rSR'型）に，Coved（入り江のような形）とSaddleback（馬の鞍）と命名される独特のST上昇をV_{1-3}誘導もしくは第3肋間の高位胸部誘導でみられるのが特徴である（下図）．Coved型ST上昇を1型，Saddleback型ST上昇を2型とし，ST上昇が軽度の場合はすべて3型としている．近年，このR'部分は早期再分極によるJ波（p.89参照）であり，右脚ブロック（p.274参照）時のR'とは異なることが示されている．ただ，3型の場合には不完全右脚ブロックと区別がつきにくい．病態の本質は再分極異常による突然の心室細動誘発による突然死で，アジア人の30〜50歳の中高年男性に多く発生するが，心電図から心室細動発症の予見は難しく多くが無症状で経過する．失神の既往や突然死の家族歴がある場合に，著明なCoved型心電図を認めたら，積極的な治療が必要である．Naチャネル（p.18, 図Ⅰ-1-7参照）のαサブユニットをコードしている*SCN5A*の遺伝子異常が指摘されているが，この異常のみで説明できるのは一部である．Naチャネル遮断薬（ピルジカイニドなど）や抗うつ薬は心室細動誘発の危険があり使用禁忌である．心室細動を発症した場合の治療は，ICD（p.118参照）植込みが基本となる．健診などの心電図判読所見で比較的よく遭遇する波形・所見であるため，J波と関連して覚えておきたい．

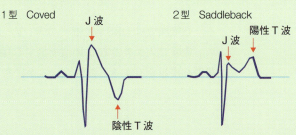

8 肺循環疾患（肺高血圧症）   277

8 肺循環疾患（肺高血圧症）

1 肺高血圧症の概要

1-1 肺循環の特徴

　肺循環とは，右心室から肺を経て左心房に戻ってくる一連の循環のことで，大静脈より右心房へ戻ってきた酸素飽和度の低い静脈血が，右心室により肺動脈へ駆出され，肺毛細血管でガス交換されて酸素飽和度の高い動脈血となり，肺静脈を経て左心房へ流入するまでをさす（p.230，**図Ⅲ-5-1** 参照）．肺循環は大循環と比べて低圧系であり，肺動脈圧は健常者では収縮期圧で 15 ～ 30 mmHg，平均圧で 9 ～ 19 mmHg 程度である．低圧系の肺循環へ駆出する右心室は左心室に比べて心筋量も少なく，したがって左心室ほど高い圧力には耐えられない（p.10 参照）．

1-2 肺高血圧症の病態

A 肺高血圧症とは

PH：pulmonary hypertension
PAH：pulmonary arterial hypertension
mPAP：mean pulmonary artery pressure
PVR：pulmonary vascular resistance

　肺高血圧症（PH）とは，何らかの原因により肺動脈圧が上昇している病態をさし，その定義は平均肺動脈圧（mPAP）が 25 mmHg 以上とされてきた．肺動脈性肺高血圧症（PAH）は PH のうち，その原因が主に肺動脈の狭窄によるものをいう．肺高血圧症では肺動脈や肺静脈の病変による肺血管抵抗（PVR）の上昇や左心疾患による左心房の圧上昇のため，肺に血液が流れにくくなっており，血液を循環させるために高い肺動脈圧が必要な状態といえる．

　肺高血圧症では右心室への慢性的な圧負荷により右室心筋リモデリング（p.127 参照）が生じる．右心室を構成する心筋細胞は肥大し，血管抵抗に抗して高い圧力で駆出できるようになるが，慢性的かつ高度に肺血管抵抗が上昇すると，右心室は拡大して右心室の収縮機能は低下する．拡大した右心室は心室中隔を介して左心室を圧排し，左心室の拡張や拍出にも悪影響を与える．

　肺高血圧症が高度に進行すると，心拍出量は低下するうえに，肺における

> **メモ**
>
> 最新の欧州ガイドラインでは PH の定義が mPAP 20 mmHg 以上に変更されたが，これは正常肺動脈圧から逸脱している状態をすべからく PH と定義することを目的とした変更である．日本ではいまだ旧定義を用いているが，世界基準へ統一すべきとする観点から今後変更になる可能性がある．

酸素供給も不十分となり低酸素血症もきたす．結果的に全身臓器への酸素供給能が減少し，臓器障害をきたすほか，右心系（静脈系）の圧上昇による各臓器のうっ血症状も出現する（右心不全）（p.32, p.231 参照）．肺高血圧症の原因は後述のとおり多岐にわたり多様な病態が含まれるが，重症度に応じて右心不全症状を呈する点は共通している．

肺高血圧症は多くの場合で進行性かつ難治性であり，適切な治療が行われなければ予後不良な疾患である．そのため，早期診断と適切な治療介入が重要である．

B 疫 学

肺高血圧症はまれな疾患で，患者に出会うことは滅多にないと思われがちだが，実際には肺高血圧症はさまざまな全身疾患に合併し，診断がついていない例も含めると決して少なくない数の患者が存在すると思われる．一方で，ニース分類（表Ⅲ-8-1）に示される，特発性肺動脈性肺高血圧症（IPAH）（後述）ならびに遺伝性肺動脈性肺高血圧症（heritable PAH：HPAH）🖍は肺高血圧をきたす全身疾患の合併がない原発性肺高血圧症で，罹患率は人口10万人あたり1人程度と希少である．有効な治療薬の存在しなかった1990年代前半まで，原発性肺高血圧症は診断されてからの5年生存率が30%程度ときわめて予後不良であったが，肺動脈性肺高血圧症（PAH）治療薬が開発されたことにより，現在では5年生存率約80%とその治療成績は大きく改善している．厚生労働省が公表している指定難病受給者証所持者数は年々増加傾向にあり，2020年度末までで肺動脈性肺高血圧症（PAH）は4,230名，慢性血栓塞栓性肺高血圧症（CTEPH）（後述）は4,608名と報告されている．

IPAH：idiopathic pulmonary arterial hypertension

🖍 メモ

遺伝性肺動脈性肺高血圧症（HPAH）も含めて，臨床の現場では特発性肺動脈性肺高血圧症（IPAH）と総称することもある．IPAHとよばれる以前は原発性肺高血圧症とよばれていた．

C 肺高血圧による症状

肺高血圧症では，右心不全に伴ううっ血症状と低心拍出による臓器障害およびガス交換低下による低酸素血症に起因する症状があり，肺高血圧症の背景疾患や重症度により異なる症状を呈する．共通するのは息切れ，胸痛，動悸などの胸部症状であり，顔面・下腿の浮腫もよくみられる．うっ血がひどくなると胸水，心嚢水，腹水の貯留や肝脾腫，腸管浮腫を呈する．心拍出量が低下すると，全身倦怠感やめまいを生じ，重症例では失神・肝腎機能障害を呈する．

1-3 肺高血圧症の疾患分類（ニース分類）

1981年より世界保健機関（WHO）主催による肺高血圧症会議が定期的に

8 肺循環疾患（肺高血圧症） 279

表Ⅲ-8-1　肺高血圧症の分類（2018年ニース分類）

第1群　肺動脈性肺高血圧症（PAH）	第2群　左心性心疾患に伴う肺高血圧症
1) 特発性肺動脈性肺高血圧症（IPAH） 2) 遺伝性肺動脈性肺高血圧症（HPAH） 3) 薬物・毒物誘発性肺動脈性肺高血圧症 4) 各種疾患に伴う肺動脈性肺高血圧症（APAH） 　　1. 結合組織病 　　2. エイズウイルス感染症 　　3. 門脈肺高血圧 　　4. 先天性心疾患 　　5. 住血吸虫症 5) カルシウム拮抗薬に長期反応の肺高血圧症[*] 6) 肺静脈閉塞性疾患（PVOD）および/または肺毛細血管腫症（PCH）に伴う肺高血圧症[*] 7) 新生児遷延性肺高血圧症（PPHN）[*]	1) 駆出率の保たれた心不全（HFpEF）に伴う肺高血圧症[*] 2) 駆出率が低下した心不全（HFrEF）に伴う肺高血圧症[*] 3) 弁膜疾患 4) 先天性後毛細管閉塞病変
	第3群　肺疾患および/または低酸素血症に伴う肺高血圧症
	1) 閉塞性肺疾患 2) 拘束性肺疾患 3) 拘束性と閉塞性の混合障害を伴う他の肺疾患 4) 肺疾患を伴わない低酸素症 5) 発達性肺疾患
	第4群　肺動脈閉塞に伴う肺高血圧症
	1) 慢性血栓塞栓性肺高血圧症（CTEPH） 2) その他の肺動脈閉塞症[*]
	第5群　機序不明な肺高血圧症
	1) 血液疾患 2) 全身性疾患 3) その他 4) 複雑先天性心疾患[*]

〔Simonneau G, Montani D, Celermajer DS et al: Haemodynamic definitions and updated clinical classification of pulmonary hypertension. European Respiratory Journal **53**（1）：108913, 2019 より筆者が翻訳して引用〕

[*]はニース会議2013からの追加・変更項目

PAH：pulmonary arterial hypertension
IPAH：idiopathic PAH
HPAH：heritable PAH
APAH：associated PAH

PVOD：pulmonary veno-occlusive disease
PCH：pulmonary capillary hemangiomatosis
CTEPH：chronic thromboembolic pulmonary hypertension

開催されている．WHO会議では肺高血圧症に関する基礎医学および臨床医学の最新の知見について議論され，診断と治療に関する改訂がなされる．肺高血圧症ではWHO会議が提唱する疾患分類が標準的に用いられており，公開された2018年のニース会議に基づく分類（**ニース分類**）を提示する（**表Ⅲ-8-1**）．

　このニース分類では肺高血圧症の原因となる疾患あるいは病態により，1～5群の5つのグループに大別される．肺静脈閉塞性疾患・肺毛細管腫症と新生児遷延性肺高血圧症は1群ではあるが，臨床像や治療に対する反応性が他の1群PAHと異なることに注意が必要である．

　後述する肺動脈性肺高血圧症治療薬（PAH治療薬）が保険適用とされているのは主に1群：PAHである．4群：CTEPHに対しては外科的血栓内膜摘除術が世界的には標準治療とされているが，肺動脈バルーン拡張術やPAH治療薬の一部が適応となっている．2群・3群・5群についてはPAH治療薬の有効性は証明されておらず，基本的には原疾患の治療をしっかり行うこ

メモ

欧米では間質性肺疾患に伴うPHへのトレプロスチニル吸入薬の有効性と安全性が評価され，適応となっている．

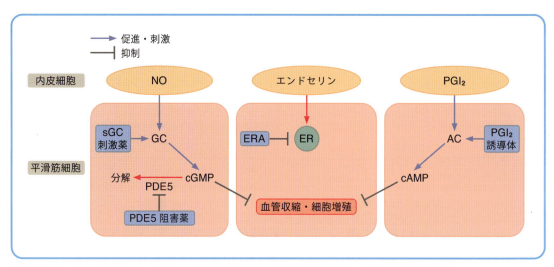

図Ⅲ-8-1　肺高血圧症の病態生理と肺動脈性肺高血圧症（PAH）治療薬の作用機序
AC：アデニル酸シクラーゼ，cAMP：環状アデノシン1リン酸，ER：エンドセリン受容体，ERA：エンドセリン受容体拮抗薬，GC：グアニル酸シクラーゼ，sGC：可溶性グアニル酸シクラーゼ，cGMP：環状グアノシン1リン酸，NO：一酸化窒素，PDE5：ホスホジエステラーゼ5，PGI$_2$：プロスタグランジンI$_2$

と以外に確立した治療法はない．背景疾患を問わず，高度の肺高血圧症の合併は予後不良因子であるため，今後治療法の発展が待たれる．

1-4　肺高血圧症の治療薬（PAH治療薬）

　肺動脈性肺高血圧症（PAH）ではさまざまな原因により，病変が進行性に増悪するが，PAH治療薬により進行を抑制することが重要である．PAH治療薬は，主に肺動脈平滑筋に作用し，血管拡張効果と平滑筋細胞増殖の抑制効果を示す．

　PAH治療薬は大きく分類して，3系統の薬剤がある．肺血管拡張作用をもつ生体物質であるプロスタグランジンI$_2$（PGI$_2$，プロスタサイクリン）の作用を有する**プロスタサイクリン誘導体**，一酸化窒素（NO）の作用点を賦活する**ホスホジエステラーゼ5（PDE5）阻害薬・可溶性グアニル酸シクラーゼ（sGC）刺激薬**と，肺動脈を強力に収縮させ細胞増殖を促すエンドセリンの作用を抑える**エンドセリン受容体拮抗薬（ERA）**である（図Ⅲ-8-1）．新薬が開発されているが，2023年現在，これら3系統計11種類の薬剤が使用可能である（表Ⅲ-8-2）．これらの薬剤を重症度に応じて単剤ないし，2，3剤併用で用いる．

1）プロスタサイクリン誘導体（PGI$_2$誘導体）

　PGI$_2$は内皮細胞で産生され，平滑筋細胞内のアデニル酸シクラーゼを刺激し，cAMPの産生を促すことで血管を拡張し，細胞増殖を抑制する．経口剤

PGI$_2$：prostaglandin I$_2$
NO：nitric oxide
PDE：phosphodiesterase
sGC：soluble guanylyl cyclase
ERA：endothelin receptor antagonist

cAMP：cyclic adenosine monophosphate（p.134参照）

8　肺循環疾患（肺高血圧症）　281

表Ⅲ-8-2　肺動脈性肺高血圧症（PAH）治療薬一覧

種類	薬剤名	投与経路
プロスタグランジン I₂ 製剤（PGI₂）	ベラプロスト	経口
	セレキシパグ	経口
	イロプロスト	吸入
	トレプロスチニル	皮下注・静注・吸入
	エポプロステノール	静注
エンドセリン受容体拮抗薬（ERA）	ボセンタン	経口
	アンブリセンタン	経口
	マシテンタン	経口
ホスホジエステラーゼ 5（PDE5）阻害薬	シルデナフィル	経口
	タダラフィル	経口
可溶性グアニル酸シクラーゼ（sGC）刺激薬	リオシグアト	経口

以外に，静注・皮下注・吸入剤などさまざまな投与経路の薬剤があることが特徴である．トレプロスチニル（皮下注・静注）とエポプロステノール（静注）については専用のポンプで持続投与を行うが，保険上用量に上限がなく，忍容性がある限り高用量の投与が可能である．そのため，WHO 分類Ⅲ度以上の重症例で用いられることが多い．肺動脈以外の血管も強力に拡張するほか，血小板凝集抑制や痛みのシグナル伝達など多彩な作用をもつため副作用も強く，とくに非経口剤を高用量投与した際には，血小板減少，体液貯留に注意が必要である．2023 年，トレプロスチニル吸入薬が PAH 治療薬として適応となった．吸入薬は経気管支的に薬剤を投与することにより肺動脈に効率よく分布されることができ，**換気血流不均衡***や全身副作用を抑えられることが期待される．

　トレプロスチニル，エポプロステノール導入にあたっては，薬剤の調剤，専用ポンプあるいはネブライザーの管理，副作用等トラブルに対する対処法などの患者指導がアドヒアランス獲得には重要であり，患者への多職種による包括的なかかわりが効果的である．

● 主な副作用：頭痛，ほてり，下痢・嘔吐などの消化器症状，紅斑・皮疹，鼻閉，関節痛，血小板減少，低血圧，低酸素血症（換気血流不均衡による）．

2）エンドセリン受容体拮抗薬（ERA）

　エンドセリンは強力な血管収縮物質であり，血管平滑筋の収縮・増殖に関与している．PAH では肺動脈へのエンドセリンの作用が亢進し，病態に深くかかわっている．エンドセリン受容体拮抗薬はエンドセリンの肺動脈に対す

メモ

WHO 分類は NYHA 機能分類と同じと考えてよい．肺高血圧症では WHO 分類と記載することが多い（p.234 参照）．

＊換気血流不均衡

肺の主な機能は肺胞におけるガス交換であるが，肺胞への換気と毛細血管への血流のバランスが保たれているほど換気効率がよいといえる．正常肺では換気のよい肺胞への血管は拡張し，換気の悪い肺胞への血管は収縮することで，酸素化が不十分にならないようガス交換効率を高めている．強力な血管拡張薬投与により，換気の悪い肺胞への血管が拡張することで，肺内でガス交換されない血流（これをシャント血流という）が増加し，動脈血の低酸素血症を引き起こす．これを換気血流不均衡とよぶ．

る病的作用を抑制することで，血管拡張と細胞増殖を抑制する薬剤である．ボセンタンは肝機能障害に注意が必要であり，アンブリセンタンは浮腫などの体液貯留傾向が出やすい．第三世代のマシテンタンはこれらの副作用が比較的少ないが貧血には注意が必要である．

- 主な副作用：頭痛，ほてり，鼻閉，貧血，血小板減少，めまい，肝機能障害（とくにボセンタン），浮腫・体液貯留（主にアンブリセンタン）．

3）ホスホジエステラーゼ5（PDE5）阻害薬・可溶性グアニル酸シクラーゼ刺激薬

正常肺動脈は内皮細胞で血管拡張物質である一酸化窒素（NO）を産生し，平滑筋を弛緩させることで血管を拡張することができる．NO は平滑筋内で可溶性グアニル酸シクラーゼ（sGC）を刺激し，cGMP の産生を促すことで血管を拡張させ，平滑筋細胞の増殖を抑制している．不要な cGMP は PDE5 という酵素により分解される．PAH では内皮細胞での NO 産生の低下，平滑筋細胞内での PDE5 の増加により，血管拡張物質である cGMP が枯渇している．PDE5 阻害薬（シルデナフィル・タダラフィル）は文字どおり PDE5 の働きを抑制し，可溶性グアニル酸シクラーゼ（sGC）刺激薬（リオシグアト）は sGC を直接刺激することで cGMP を増加させる作用がある．著明な血圧低下など重篤な副作用の可能性があることから，PDE5 阻害薬とリオシグアト，NO の産生を促す硝酸薬*の併用は禁忌である．

- 主な副作用：頭痛，ほてり，めまい，鼻閉，消化器症状，血圧低下，色覚異常（主に PDE5 阻害薬）．

cGMP：cyclic guanosine monophosphate

*硝酸薬
ニトログリセリンなど虚血性心疾患でよく使用されるニトロ系薬剤のこと（p.132 参照）．

2 肺高血圧症の診断と治療各論

2-1 1群：肺動脈性肺高血圧症（PAH）

病態

PAH では 500 μm 以下の細動脈を中心に血管の狭窄・閉塞が生じることにより血管抵抗が上昇する．PAH では血管攣縮と血管を構成する内皮細胞や平滑筋細胞の増殖により血管が次第に狭くなり，増殖した細胞により最終的には血管が完全に閉塞する．これまでの肺高血圧基準の平均肺動脈圧 25 mmHg となった際には，すでに肺動脈の 2/3 以上が閉塞しているのと同等の血管床の減少がみられるといわれ，早期発見しても重症ということである．

二次性肺動脈性肺高血圧症は膠原病，先天性心疾患，門脈圧亢進をきたす肝疾患，薬物・毒物，HIV 感染症，住血吸虫症を背景に発症するものをさす．

診断

症状・心電図・胸部 X 線や心エコー検査により推定右心室収縮期圧上昇（p.71 参照）により肺高血圧症が疑われたら，全例右心カテーテルを行うこと

mPAWP：mean pulmonary artery wedge pressure

が望ましい．PAHは原則毛細血管よりも前の肺（細）動脈に主要な閉塞起点があるため，平均肺動脈圧（mPAP）＞25 mmHg かつ平均肺動脈楔入圧（mPAWP）≦15 mmHg を満たすはずである．この条件を満たし，合併症として2群の左心疾患，3群の肺疾患および5群に含まれる全身疾患がなく，4群の慢性血栓塞栓性肺高血圧症（CTEPH）も否定し，除外的に PAH と診断する．PAH を合併しうる全身疾患の存在の有無を詳細に検索し，該当する疾患の関与が考えられる場合を二次性，該当する疾患がなければ特発性肺動脈性肺高血圧症（IPAH）と診断する．このうち肺高血圧症の家族歴や発症に関連する遺伝子異常があれば，遺伝性 PAH（HPAH）と診断されるが，特発性と遺伝性で治療方針に大きな差はない．以後，本項では合わせて特発性と記載することにする．

治療

1）肺動脈性肺高血圧症（PAH）

　PAH の治療には，PAH 治療薬による肺血管抵抗を下げる治療と，生活管理や酸素投与・抗凝固療法等の補助的治療がある．生活管理は肺高血圧症増悪を予防し，右心不全を回避するために不可欠であり，過度の労作やストレスの回避，感染予防，避妊などの項目について，患者教育が必要である．PAH 治療薬は重症度に応じて使用する薬剤の数，種類を決定する．重症例では初期から多剤併用療法やエポプロステノール，トレプロスチニルといった注射薬の導入を検討する．PAH 治療薬は併用や用量増加により強力な肺動脈圧降下が期待できる一方で，副作用も増強する．増量の速度を調節や，副作用に対する緩和に努めることで，忍容性が高まることが期待できるため，治療強化時には自覚症状に気を配るのがよい．

2）特発性肺動脈性肺高血圧症（IPAH）

　IPAH では肺血管抵抗の上昇は進行性であり，PAH 治療薬でいったん血行動態の改善が得られても，多くの症例で PH は増悪することに留意する必要がある．BNP や NT-proBNP などの血液マーカー，心電図・心エコーなどの生理学的検査，6分間歩行距離試験や心肺運動負荷試験による運動耐容能評価，そして右心カテーテル検査による血行動態評価など複数のモダリティーによる評価を定期的に行い，これらのパラメーターが低リスクに収まるように治療強化を行うことが治療上重要である（**表Ⅲ-8-3**）．エポプロステノール，トレプロスチニルといった注射薬の持続投与を行っても，NYHA 分類Ⅲ度以上の心不全症状（p.234 参照）が残存する場合には，肺移植の適応について検討する必要がある．日本では，ドナー不足の問題から，脳死肺移植の登録をしてから実際に肺移植を受けられるまで平均2～3年がかかっているのが実情であり，肺移植登録後の待機期間中の死亡例も少なくない．そのため全身状態に余力があるうちに肺移植登録を検討する必要がある．

表Ⅲ-8-3　重症度に基づいた IPAH/HPAH 予後のリスク分類

予後規定因子 （1年後推定死亡率）	低リスク （＜5%）	中リスク （5〜10%）	高リスク （＞10%）
右心不全の臨床所見	なし	なし（orあり）	あり
症状の進行	なし	緩徐に進行	速く進行
失神	なし	偶発的な失神	繰り返す失神
NYHA/WHO 機能分類	I, II	III	IV
6分間歩行距離	＞440 m	165〜440 m	＜165 m
心肺運動負荷試験	peak $\dot{V}O_2$＞15 mL/分/kg （＞65% 予測値） $\dot{V}E/\dot{V}CO_2$ slope＜36	peak $\dot{V}O_2$ 11〜15 mL/分/kg （35〜65% 予測値） $\dot{V}E/\dot{V}CO_2$ slope 36〜44.9	peak $\dot{V}O_2$＜11 mL/分/kg （＜35% 予測値） $\dot{V}E/\dot{V}CO_2$ slope≧45
BNP 値 NT-proBNP 値	BNP＜50 ng/L NT-proBNP＜300 ng/L	BNP 50〜300 ng/L NT-proBNP 300〜1400 ng/L	BNP＞300 ng/L NT-proBNP＞1400 ng/L
画像（心エコー，心臓 MRI）	右房面積＜18 cm² 心嚢液なし	右房面積 18〜26 cm² 心嚢液なし，または少量	右房面積＞26 cm² 心嚢液あり
血行動態 （カテーテル検査）	平均右房圧＜8 mmHg 心係数≧2.5 L/分/m² SvO_2＞65%	平均右房圧 8〜14 mmHg 心係数 2.0〜2.4 L/分/m² SvO_2 60〜65%	平均右房圧＞14 mmHg 心係数＜2.0 L/分/m² SvO_2＜60%

（Galiè N, et al. 2016[1] を参考に作表）
〔日本循環器学会：肺高血圧症治療ガイドライン（2017年改訂版），p.22〔https://www.j-circ.or.jp/cms/wp-content/uploads/2017/10/JCS2017_fukuda_h.pdf〕（最終確認：2024年7月2日）より許諾を得て転載〕

3）二次性 PAH

　二次性 PAH に対する PAH 治療薬の使い方は，基本的には IPAH と同様であるが，背景疾患によって治療が追加されたり，PAH 治療薬の使用法を工夫したりする．とくに膠原病のうち全身性エリテマトーデス，混合性結合組織病，そしてシェーグレン（Sjögren）症候群に合併する PAH に対しては自己免疫疾患の病勢悪化が PAH 増悪の原因となっている可能性があるため，まずは免疫抑制薬による治療を考慮し，不十分な場合に PAH 治療薬を追加する．また肝硬変で肝機能が低下している症例では薬剤の代謝が低下するため，PAH 治療薬を少量より用いたり，心内シャントが残存している先天性心疾患に合併する PAH では，肺体血流比に留意して薬剤の増量を慎重に行ったりと，背景疾患に応じて治療の工夫が必要である．

肺静脈閉塞性疾患/肺毛細血管腫症（PVOD/PCH）

　肺静脈閉塞性疾患/肺毛細血管腫症（PVOD/PCH）は，1群 PAH に分類されているが，主に毛細血管や細静脈に病変の主体がある．PAH 治療薬の使用で肺水腫をきたしやすく，有効性があまり期待できない．発症頻度は IPAH の 1/10 程度とさらにまれで，男性，喫煙歴が危険因子である．

　呼吸機能検査で肺拡散能（DLco）*の著明な低下がみられ，低酸素血症を

＊肺拡散能（DLco）
気腔である肺胞から毛細血管内の赤血球まで酸素が拡散するにあたって，その能力を示した肺の酸素化能力の指標である．測定の利便性から，一酸化炭素が用いられる．肺間質の肥厚（気体が通りにくい）や著しい血管床減少（拡散すべき血管がない）により肺拡散能は低下する（p.10参照）．

呈しやすいなどの特徴や，高分解能 CT での特徴的な所見，PAH 治療薬の使用により急性肺水腫をきたしたことがあるなどの臨床像を組み合わせて診断されることが多い．

現時点で有効な治療法はなく，肺移植が唯一の治療手段であるため，診断と同時に肺移植登録を検討する．

2-2 2群：左心疾患に伴う肺高血圧症

病態

左心疾患により左心房圧が上昇し肺高血圧症をきたした病態である．肺毛細血管より後ろ側の左心房・左心室に主な原因があるため，平均肺動脈楔入圧（mPAWP）>15 mmHg となる．なかでも肺血管抵抗（PVR）が著しく上昇した症例は高度な肺高血圧症を呈するため予後不良である．

治療

PAH 治療薬を使用すると，肺うっ血（平均肺動脈圧［mPAP］のさらなる上昇）をきたし，状態悪化につながることが多いため，PAH 治療薬の使用は避けるべきである．したがって左心疾患に対する治療を行い，左心房圧（肺静脈圧）を減じることが基本的な治療となる．

2-3 3群：肺疾患・低酸素血症に伴う肺高血圧症

診断

拘束性肺疾患（間質性肺炎など）や閉塞性肺疾患などの慢性肺疾患のほか，睡眠時無呼吸症候群など低酸素血症を呈する疾患に合併した場合に診断するが，時に PAH との区別が難しいこともある．

治療

PAH 治療薬が病態を改善する根拠は今のところ示すことができず，使用することで換気血流不均衡（p.281 参照）を助長し低酸素血症が増悪することもあり，使用は推奨されていない．安静時および労作時の低酸素血症に対して酸素投与が有効であり，在宅酸素療法が基本的な治療になるほか，原病の治療を行う．

2-4 4群：肺動脈閉塞に伴う肺高血圧症

病態

CTEPH：chronic thromboembolic pulmonary hypertension

慢性血栓塞栓性肺高血圧症（CTEPH）は肺動脈が血栓で慢性的に閉塞することで肺高血圧症をきたす疾患で，適切な抗凝固療法を 6 ヵ月以上行っても肺高血圧症の改善がみられない病態をさす．急性肺血栓塞栓症でみられる

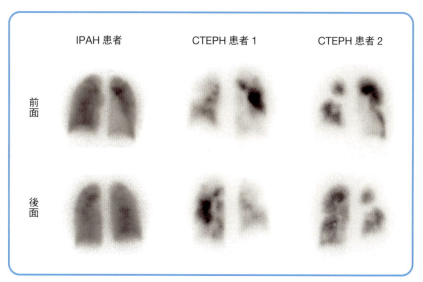

図Ⅲ-8-2 慢性血栓塞栓性肺高血圧症（CTEPH）患者における肺血流シンチグラフィ所見
特発性肺動脈性肺高血圧症（IPAH）患者の肺血流シンチグラフィは正常（左段）であるが，CTEPH患者1,2ともに（楔型を含む）陰影欠損が広範囲にわたり多数みられる．このように広範囲の欠損が肺高血圧を生じるためには必須である．

ように，血栓が抗凝固薬あるいは血栓溶解薬の使用で退縮するのとは異なり，CTEPHにおける器質化した血栓は薬剤での縮小は見込めない．細動脈以下の細い血管を中心に肺動脈が狭窄するPAHと比較して，CTEPHでは中枢から末梢細動脈にいたるまでさまざまな太さの血管で血栓閉塞が生じる．

診断

PAHとの鑑別診断には肺血流シンチグラフィが必須であり，肺高血圧をきたすほどの"広範囲にわたる"多発性の楔形血流欠損（図Ⅲ-8-2）がみられることで診断する．器質化血栓の評価には造影CTやカテーテルによる肺動脈造影が有効であり，画像診断が治療方針決定に重要な役割を果たす．

治療

CTEPHの標準的治療は，**外科的血栓内膜摘除術**である．開胸し，肺動脈を切開して中枢より器質化血栓を肺動脈の内膜ごと剥離する手術であるが，習熟した外科医のみが行うことができる手術であるため，手術可能な施設が限定されている．日本では血管形成用バルーンで狭窄部を拡張する**バルーン肺動脈形成術（BPA）**が専門施設を中心に発達してきており，熟練した施設の治療成績は良好である．

PAH治療薬であるリオシグアト（p.281，表Ⅲ-8-2）はCTEPHでも有効性が証明されており，保険適用がある．

BPA：balloon pulmonary angioplasty

DVT : deep vein thrombosis
PE : pulmonary embolism
VTE : venous thromboembolism

> **もう少しくわしく**
>
> ## 慢性血栓塞栓性肺高血圧症（CTEPH），深部静脈血栓症（DVT），肺塞栓症（PE）の関係
>
> - 深部静脈血栓症（DVT）と肺塞栓症（PE）を合わせて静脈血栓塞栓症（VTE）とよぶのが一般的である．
> - VTE は下肢静脈に血栓が形成され，塞栓子となり静脈血流に乗ってより上流の静脈や肺動脈に詰まる一連の関係がある．VTE の成因にはウィルヒョウ（Virchow）の 3 徴（内皮障害・血流うっ滞・血栓素因）が重要であり，がんや炎症性疾患，先天性凝固異常などの内的な要因と外科手術後，脳血管障害や心不全による長期にわたる臥床，中心静脈カテーテル留置などの外的な要因が複合的に関与する（p.292 参照）．
> - VTE 発症は急性期の高い死亡率と合併症に関与するだけでなく，適切な抗凝固療法が行われなければ，慢性化して CTEPH へ移行するリスクがある．急性 PE の肺動脈内血栓は抗凝固療法で溶けてなくなる一方で，CTEPH の血栓は器質化した硬い線維組織からなり，抗凝固療法で溶けない．適切な抗凝固療法を 6 ヵ月以上継続しているにもかかわらず，器質化血栓が残存し PH を発症する．
> - VTE/PE を発症した患者のうち 3.1％が 1 年後に CTEPH を発症したと報告されているが，VTE が診断されずに CTEPH で見つかる症例も多い．

2-5 5 群：機序不明な肺高血圧症

診断

　骨髄増殖性疾患や溶血性貧血等の血液疾患，サルコイドーシス，ランゲルハンス（Langerhans）組織球症等の全身疾患，甲状腺ホルモン異常等の代謝疾患，慢性腎臓病等に合併する PH は病理学的機序が判明しておらず 5 群に分類される．またがん患者にまれに合併する肺腫瘍血栓性微小血管症（PTTM）も 5 群に分類される．

PTTM : pulmonary tumor thrombotic microangiopathy

治療

　2 群，3 群の肺高血圧症と同様，原疾患の治療が優先される．5 群に関しては背景疾患自体が希少疾患であることが多く，肺高血圧症が先に診断され，原因精査の過程で背景疾患の診断がつくケースが多い．

3 包括的アプローチとチーム医療

　近年 PAH の治療法が進歩し，生存率も大きく改善したとはいえ，重症例や難治例では治療に難渋することもしばしばである．肺高血圧症は進行性疾患である点，感染や過労などのストレスにより急性増悪をきたす疾患である点を医療者と患者が十分に理解する必要がある．ほんの 30 年前まで厳重な生活制限を強いてもなお，数年しか生存できなかった疾患であり，治療薬が進

歩した現在においてもストレスを極力回避する基本姿勢は変わらない.

　若年の女性に多い疾患であり,妊娠は最も大きな死亡リスクであることから,確実な避妊法の選択を徹底する必要がある.予防接種を含めた感染予防や経験豊富なスタッフによる計画的なリハビリテーションも重要である.慢性で致死的な疾患であることから,患者の精神的負担も大きく,家族や医療スタッフが相談相手となりやすいよう良好な関係を築くことが重要であり,必要に応じて精神科チームによる介入もスムーズに行える体制を整える必要がある.状態が不安定であれば,長期安静を必要とすることもあり,家族サポートや社会的配慮を得ることも治療が成功する重要なファクターである.薬剤の調剤,副作用への対処などの指導においては外来・病棟看護師や薬剤師との連携が不可欠である.塩分制限や栄養状態を考慮した食事が重要であることから栄養士による栄養指導も必要である.

　このように,1人の肺高血圧症患者の治療は薬物療法のみでなく多職種が関与する包括的な治療が重要であり,チーム医療の重要性が強調される.

9 静脈性疾患

1 下肢静脈瘤

A 病態

下肢静脈瘤とは

下肢静脈瘤とは，下肢の表在静脈が拡張・蛇行し，目立つようになった状態である．

疫学

静脈性疾患の中で，日常診療において遭遇する頻度が最も高い．男性よりも女性に多く，立ち仕事の人に多い．

発症機序

下肢の静脈には，皮下を走行する表在静脈（太ももからふくらはぎの内側にある大伏在静脈とふくらはぎのうしろ側にある小伏在静脈がある）と，筋膜下・筋肉内を通る深部静脈，および表在と深部をつなぐ穿通枝（交通枝）の3系統がある．おのおのの静脈には弁が多数存在し，下から上には流れるが上から下への逆流をブロックして，上方への一方向の流れをつくっている．また，穿通枝の弁は表在から深部へと流れるようにできている．静脈血を駆出するのは腓腹筋やヒラメ筋などの下腿筋肉群であり，歩行などの運動の際に，筋収縮時に主に深部静脈内の血液が心臓へと押し上げられ，筋弛緩時には表在静脈から穿通枝を介して深部静脈へと血液が流入する（図Ⅲ-9-1）．

このように，静脈弁機能と筋ポンプ作用の双方が働くことにより，立位であっても重力に逆らって心臓へと血液を還流する流れがつくられている．ところが，表在静脈あるいは穿通枝の弁機能が損なわれると血液の逆流，うっ滞が起こり，静脈圧が亢進した状態が長く続くことにより表在静脈が徐々に拡張・蛇行して静脈瘤を生じる．

症状

血液の逆流による静脈うっ滞症状が中心となる．長時間立位後の下肢のむくみやだるさ，鈍重感，皮膚の瘙痒感，夜間睡眠中のこむら返り（下腿筋のけいれん）などがよくみられる症状である．病態が進むと，慢性的な静脈高

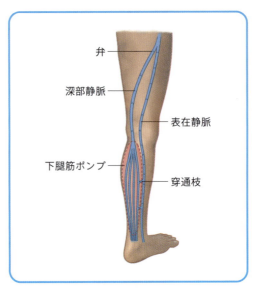

図Ⅲ-9-1　下肢静脈の解剖

血圧に伴う皮膚の循環・栄養障害をきたし，湿疹やうっ滞性皮膚炎，色素沈着，脂肪皮膚硬化などの皮膚変化を呈するようになる．さらに進行すれば難治性の静脈性潰瘍を生じる．潰瘍は足関節部から下腿1/3以下の領域にできることが多い．

B　診断

診断の進め方

1）視診・形態分類

　視診上，皮下の表在静脈の拡張・蛇行が明らかな場合には静脈瘤と診断される．視診では，患者を立位として静脈瘤の性状や局在，範囲を観察する．静脈瘤は形態学的に，径1mm以内の皮内静脈の拡張による**クモの巣状静脈瘤**，径2～3mmの皮下小静脈の拡張を呈する**網目状静脈瘤**，伏在静脈の末梢分枝の拡張である**側枝静脈瘤**，伏在静脈本幹あるいはその主要分枝の拡張を示す**伏在静脈瘤**の4つのタイプに分類される．

　また，深部静脈血栓症の発症後に下肢静脈瘤を生じることがあり，二次性（続発性）静脈瘤とよばれる．これは，深部静脈の閉塞により代償性に表在静脈が拡張し，最終的に瘤化したものであり，表在静脈の弁不全に起因する一次性（原発性）静脈瘤とは成因が異なるため，両者の鑑別は重要である．二次性静脈瘤では，拡張した表在静脈が側副血行路として機能している可能性があり，表在静脈に対する手術（血管内焼灼術や硬化療法）により症状が悪化することもあるため，手術適応は慎重を要する．

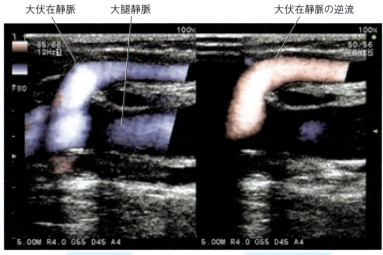

図Ⅲ-9-2　大伏在-大腿静脈接合部のエコー検査画像（下肢静脈瘤）
左は立位で下腿をミルキング（腓腹筋を用手的に圧迫）している際の順行性の血流（青色），右は圧迫を解除した際の大伏在静脈の逆流（赤色）を示している．

2）理学的検査および画像検査

理学的検査法として，トレンデレンブルグ（Trendelenburg）検査*が伏在静脈弁不全の評価に用いられる．弁不全の部位が判然としない複雑な静脈瘤や，手術を前提とした詳細な評価が必要な場合には，エコー検査を行う（**図Ⅲ-9-2**）．逆流の部位や範囲，不全穿通枝の有無，主要分枝の位置などを正確に把握できるので，術前マーキングの際にきわめて有用な検査法である．最近では，血管内焼灼術の術中操作のモニタリング，治療後の効果判定のツールとしても不可欠となっている．

> *トレンデレンブルグ検査
> 下肢静脈瘤患者の静脈弁機能を調べる検査．臥位の状態で患肢を挙上し静脈を空虚にした後，大腿上部に駆血帯を巻き，表在静脈を緊縛した状態で立位とする．起立後には静脈瘤が出現せず，駆血解除直後に静脈瘤が膨隆してくれば大伏在静脈の弁不全が存在することを示す．

重症度判定

上述の静脈瘤の形態分類と臨床所見を総合して臨床的重症度を判定する．重症度分類としてはCEAP分類（**表Ⅲ-9-1**）が広く用いられている．臨床的重症度は，治療方針を決定する際の重要な要素の1つとなる．

C 治療

下肢静脈瘤は，基本的に良性疾患であるため，弁不全の部位や臨床的重症度に加えて，治療法の利点および欠点，さらには患者の希望やライフスタイルも考慮に入れて治療方針を決定する．弾性ストッキングや弾性包帯による圧迫療法は静脈瘤治療の基本であり，広く用いられている．症状進行の予防やうっ滞症状の軽減という点で有用性が高いが，手術療法のような根治性はない．

表Ⅲ-9-1 下肢静脈瘤の臨床的重症度分類（CEAP 分類）

class 0	視触診上，静脈疾患を認めないもの
class 1	クモの巣状・網目状静脈瘤
class 2	静脈瘤（瘤径 3 mm 以上）
class 3	下肢浮腫を伴う静脈瘤（皮膚変化を認めず）
class 4	色素沈着，湿疹などの皮膚変化を伴う静脈瘤
class 5	上記症状に潰瘍瘢痕を認める静脈瘤
class 6	上記症状に加え，活動性のうっ滞性潰瘍を認める静脈瘤

ETA：endothermal ablation
TLA：tumescent local anesthesia
NTNT：non-thermal non-tumescent
CA：cyanoacrylate
CAC：cyanoacrylate closure

　手術療法としては，以前はストリッピング手術（静脈抜去術）が主流であったが，現在では血管内焼灼術（ETA）が伏在静脈本幹に対する標準術式となっている．ETA は熱焼灼により静脈を閉鎖するため，術中に低濃度大量局所浸潤麻酔（TLA）が必要であるが，最近では熱焼灼および TLA 麻酔を用いない NTNT 治療とよばれる，より低侵襲な血管内治療が開発されている．代表的な NTNT 治療の 1 つがシアノアクリレート（CA）系接着材を用いた血管内塞栓術（CAC）であり，糊（glue）を意味するグルー治療ともよばれ，日本でも 2019 年に保険認可され，実臨床でも施行されつつある．

2 深部静脈血栓症

A 病態

深部静脈血栓症とは

　深部静脈血栓症とは，深部静脈系に何らかの原因で血栓を生じ，静脈還流障害を呈する疾患である（p.287 参照）．

発症機序

　静脈に血栓形成をきたす原因として，古くからウィルヒョウ（Virchow）の 3 徴，すなわち血流のうっ滞，血液凝固能の亢進，血管壁の傷害が知られている．具体的には，長期臥床や長時間の坐位姿勢保持，悪性腫瘍や手術後，妊娠・出産，加齢，肥満，外傷，静脈瘤，ホルモン補充療法やピル内服，血栓性素因，深部静脈血栓症の既往などである．

メモ
フライト時や災害避難時に生じるエコノミークラス症候群が有名．

症状

　突然の下肢腫脹や疼痛，色調変化（赤黒い，紫色）を認める．静脈の閉塞が非常に広範で動脈血流にまで影響を及ぼすと，有痛性白股腫や有痛性青股腫とよばれる病態を呈することもあり，注意を要する．

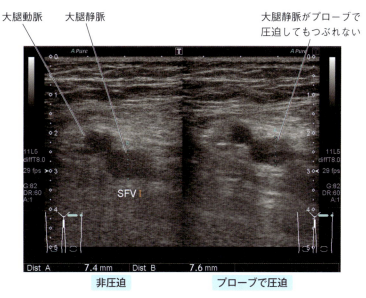

図Ⅲ-9-3　大腿静脈のエコー断層像（深部静脈血栓症）
左が通常，右がプローブで圧迫を加えた画像であるが，圧迫を加えても静脈が圧縮されない場合に血栓ありと診断する．

B　診断

診断の進め方

　下肢腫脹や色調変化について左右を比較して観察する．理学的所見として**ホーマンズ**（Homans）**徴候**（足部の背屈で腓腹部に痛みを生じる所見）が有名であるが，他の疾患でもみられることが多く，特異的ではない．

　血液検査では，二次線溶のマーカーであるDダイマー（D-dimer）の測定が有用である．Dダイマーは，感度が高いことからスクリーニングテストとして用いられるが，特異度は低く，Dダイマーが陽性であるからといって深部静脈血栓症があるとはいえない．

　確定診断のためには，画像検査が必要である．画像診断としては，かつては静脈造影が行われていたが最近ではほとんど行われなくなり，替わってエコー検査が深部静脈血栓症診断の第一選択となっている（図Ⅲ-9-3）．しかし，エコー検査では腸骨静脈や下大静脈の描出が困難な場合もあり，この領域の血栓の診断には造影CTが有用である．

C　治療

　抗凝固療法が治療の基本である．従来より**ヘパリン**，**ワルファリン**が用いられているが，近年開発された**Xa阻害薬の直接経口抗凝固薬**（DOAC, p.134 参照）も使用されるようになってきた．投与方法が簡便で出血性合併症が少ないことから，最近の主要なガイドラインでは初期・維持治療におけるDOAC の使用が推奨されている．血栓の部位や範囲，発症からの期間，症状の強さなどにより経カテーテル的血栓溶解療法も考慮される．必要に応じて，外科的な血栓除去術や下大静脈フィルター留置術も行われる．

3 肺塞栓症

A 病態

肺塞栓症とは

肺動脈内に塞栓子が流入し，肺血管床を閉塞して血流が障害された結果，呼吸や循環に障害をきたす疾患である．その塞栓子の大部分が下肢深部静脈に形成された血栓に由来することから，肺塞栓症（PE）と深部静脈血栓症（DVT）は静脈血栓塞栓症（VTE）として同一の疾患群と認識されている（p.287 参照）．

PE：pulmonary embolism
DVT：deep vein thrombosis
VTE：venous thromboembolism

症状

典型的な症状としては，突然の呼吸困難，胸痛，血痰などがあげられるが，軽微な症状にとどまるものからショック状態に陥り致命的となるものまでさまざまな臨床像を呈する．

B 診断

呼吸困難・胸痛などの臨床症状を認め，ウィルヒョウの３徴（内皮障害・血流うっ滞・凝固能亢進）にあたる静脈血栓症の危険因子を有し，D ダイマーが高値の場合には本症を疑う．確定診断は肺動脈造影CT で行う（図Ⅲ-9-4）．

メモ
重症度の評価として重要であるのが，SpO_2 低下と心エコーによる右心室収縮期圧上昇（肺高血圧疑い）・右心不全の有無である．SpO_2<90%の場合や肺高血圧が疑われる場合は広範囲の重症肺塞栓を示唆する．

C 治療

急性期肺塞栓症における治療の基本は，①肺血管床の閉塞を薬物的あるいは物理的に解除するとともに，②肺動脈内の血栓の進展を抑制することである．まず，禁忌がない限り，重症度によらず診断され次第，可及的速やかに抗凝固療法を開始する．重症例ではウロキナーゼや組織プラスミノゲン活性化因子（t-PA）を用いた血栓溶解療法も併用する．

t-PA：tissue plasminogen activator

上記の内科的治療が奏効しない症例や緊急性がきわめて高い症例においては，外科的肺動脈血栓摘除術あるいはカテーテル的血栓破砕・吸引術を施行

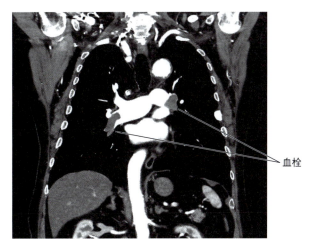

図Ⅲ-9-4　肺動脈造影 CT 画像（肺塞栓症）
左右肺動脈内の血栓が造影欠損として描出されている．

する．また，右心内に浮遊血栓を認める場合には，軽症例であっても手術を考慮するべきである．

> **もう少しくわしく　肺動脈血栓摘除術と肺動脈血栓内膜摘除術**
>
> 重症の急性肺塞栓症においては，肺動脈血栓摘除術（pulmonary thrombectomy）にて外科的に血栓を除去する手術を行う．一方，慢性血栓塞栓性肺高血圧症に対して血栓除去を行う手術は肺動脈血栓内膜摘除術（pulmonary endoarterectomy：PEA）という．名前が非常に紛らわしいが，まったく異なる手技となる．急性肺塞栓に対して行う肺動脈血栓摘除術では，閉塞させている血栓は比較的新鮮なため，血栓自体を単に取り除く手技になるのに対し，慢性血栓塞栓性肺高血圧症における血栓は増殖した内膜・中膜と一塊となり血管壁に固定された器質化した血栓であるため，肺動脈血栓内膜摘除術（p.286 参照）では肺動脈内膜ごと血栓をはがし取って行くことになる．したがって，取れた血栓は内膜の上にくっついた状態で取り除かれるのである．

4　血栓性静脈炎（表在静脈血栓症）

A　病態

血栓性静脈炎とは

血栓性静脈炎とは，表在静脈に血栓閉塞をきたしたものであり，最近では表在静脈血栓症とよばれることが多い．

原因

原因としては，深部静脈血栓症と同様にウィルヒョウの３徴にあたる因子が関与している．下肢に最も多く発症し，下肢静脈瘤を有している症例が多い．上肢や頸部も好発部位の１つであり，この部位では静脈内注射やカテーテル留置による医原性のものが多い．また，乳房や前胸壁に発症するものはモンドール（Mondor）病とよばれている．

症状

表在静脈の走行に沿って発赤，疼痛，熱感，腫脹，索状硬結などを認める．

B 診断

上述の特徴的な臨床症状より，診断は容易である．しかし，臨床所見のみでは血栓範囲の正確な同定は困難であり，この場合はエコー検査が有用である．また，ある程度の頻度で深部静脈血栓症を合併することがわかってきており，表在静脈血栓の長さが長い場合や，血栓が深部静脈との接合部に近い場合には，エコー検査で深部静脈血栓の有無を確認しておく必要がある．

C 治療

多くの場合には，抗炎症薬の投与と局所の安静で比較的短期間で軽快する．四肢の腫脹・浮腫に対しては，弾性包帯や弾性ストッキングによる圧迫療法を併用する．深部静脈血栓症を合併している場合には，その治療（抗凝固療法）に準じる．

5 リンパ浮腫

A 病態

リンパ浮腫とは

リンパ浮腫とは，リンパ系の還流障害により組織間隙に高タンパク質の組織間液が貯留し，四肢に浮腫をきたす疾患である．

原因（発症機序）

リンパ管やリンパ節の先天的な発育不全による一次性リンパ浮腫と，フィラリア感染症などリンパ系の傷害の原因が明らかな二次性リンパ浮腫に分類される．二次性リンパ浮腫の原因としては，悪性腫瘍に対するリンパ節郭清や放射線照射，腫瘍のリンパ節浸潤，感染や炎症などがあげられる．二次性リンパ浮腫の中では悪性腫瘍術後の頻度が最も高く，下肢では子宮がん・卵

巣がん，上肢では乳がんが多い．

症 状

　緩徐に進行するびまん性のむくみが特徴である．むくみ以外の症状としては，患肢のだるさや重さ，易疲労感がある．浮腫が進行して高度となると歩行障害や関節運動が困難になるなど，日常生活に支障をきたす場合もある．

B 診 断

診断の進め方

　診断は，臨床所見と病歴聴取により比較的容易である．多くは片側性であり，両側性の場合でも浮腫に左右差を認めることが多い．皮膚の色調は，初期には正常であるが，病状の進行に伴い皮膚は厚く，やや褐色調を呈し，象皮様となる．皮膚硬化のために皮膚がつまみにくくなる所見をシュテンマーサイン（Stemmer sign）という．

画像所見

　画像所見としては，エコー検査による皮下の敷石状低エコー像や，CTによるハニカム（honeycomb）像などがあるが，いずれもリンパ還流不全を間接的に示す所見である．直接的な画像診断法としては，必要に応じてリンパ管シンチグラフィやインドシアニングリーン（ICG）を用いた蛍光リンパ管造影が行われる．以前はリンパ管造影が行われていたが，皮膚切開が必要で侵襲性が大きいことから現在ではほとんど施行されていない．

臨床病期

　臨床病期は，stage 0〜Ⅲに分類される．stage 0 は臨床的に浮腫を認めない潜在的な状態であり，stage Ⅰ では浮腫は軟らかく指圧により圧痕を生じ，一晩の患肢挙上で寛解する．stage Ⅱ になると浮腫は硬く圧迫で圧痕が残らず，患肢挙上のみでは改善しなくなる．Stage Ⅲ では浮腫は非可逆的となり，皮膚の肥厚が著明で苔癬化や角化がみられ，象皮病とよばれる外観を示す．

C 治 療

　保存的治療と外科的治療があるが，複合的理学療法とよばれる保存的治療が治療の中心である．複合的理学療法とは，①用手的リンパドレナージ，②圧迫療法（弾性ストッキングや弾性スリーブ），③圧迫下の運動，④スキンケアを4つの柱とし，リンパ浮腫に対する標準的治療とされている．また，長時間の立位を避ける，時に患肢を挙上するなどの日常生活指導も重要である．最近では，外科的療法として，顕微鏡下のリンパ管静脈吻合術が行われるようになってきた．

6 リンパ管炎/リンパ節炎

A 病態

リンパ管炎/リンパ節炎とは，皮下組織の炎症がリンパ管に波及したもので，皮膚の細菌感染後に発症することが多い．病原菌は主として溶血性連鎖球菌，ブドウ球菌である．

悪寒戦慄を伴う高熱や全身倦怠感，悪心・嘔吐などの症状をもって急性発症することが多く，患肢に長軸方向に走行し，疼痛を伴った線状発赤を触知する．リンパ行性に領域のリンパ節に炎症をきたし，リンパ節の腫大，圧痛を伴う場合をリンパ節炎とよび，鼠径部，腋窩，頸部のリンパ節に起こることが多い．

B 診断

診断は，上記の臨床所見による．

C 治療

時に敗血症などの重篤な合併症を併発する可能性もあるため，迅速に抗菌薬の投与を行う．一般にペニシリン系あるいはセファロスポリン系の抗菌薬が用いられる．また，急性期には患肢の安静と冷湿布などによる冷却も有効である．

10 心血管系の感染症/心血管系の炎症性疾患・自己免疫疾患

心血管系の感染症/心血管系の炎症性疾患・自己免疫疾患とは，細菌，ウイルスなどによる感染症，自己免疫，原因不明の炎症性疾患をいう．

1 感染性心内膜炎

A 病態

IE：infective endocarditis

感染性心内膜炎（IE）（図Ⅲ-10-1）とは

感染性心内膜炎（IE，通称「アイ・イー」）は心臓の弁膜や内膜，大血管の内膜に細菌の塊を含む疣腫*を形成し，発熱，血管塞栓，弁破壊による逆流による心不全などの臨床症状を呈する全身性敗血症*性疾患である．心室中隔欠損症など先天性シャント性心疾患（p.308参照），僧帽弁逸脱症，人工弁や人工血管を用いた手術後では，感染性心内膜炎を起こしやすい．

原因

原因は不明なことが多いが，齲歯，歯周病，皮膚の損傷後にもみられる．原因菌としては口腔内常在菌の緑色連鎖球菌（*Streptococcus viridans*），皮膚

*疣腫（verruca）
細菌が付着して増殖した，いぼ状の感染巣．疣贅ともいう．

*敗血症
血流中に細菌が存在する状態を菌血症といい，さらに発熱，悪寒戦慄，低血圧，腹痛，悪心，嘔吐，下痢などの消化器症状などの全身的免疫反応が現れる状態を敗血症という．

📝 メモ
違法な薬物の静脈内注射の常用者では三尖弁に起こる．

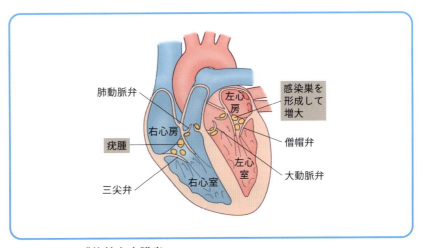

図Ⅲ-10-1　感染性心内膜炎

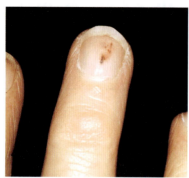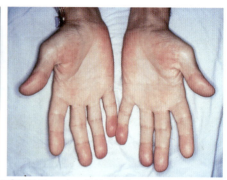

[Copyright © 2001 Massachusetts Medical Society. All rights reserved]

図Ⅲ-10-2　感染性心内膜炎における線状出血（左）とオスラー結節（右）
[Mylonakis E, Calderwood SB：Infective endocarditis in adults. The New England Journal of Medicine 345(18)：1318-1330, 2001 より許諾を得て転載]

常在菌の表皮ブドウ球菌（*Staphylococcus epidermidis*），黄色ブドウ球菌（*Stahylococcus aureus*）などが多く，免疫機能低下状態では真菌によることもある．

症状

敗血症による**高熱**，心不全による**動悸**，息切れ，全身倦怠感が多い．微小血管の塞栓により，爪下，眼瞼結膜，頰部粘膜に**点状出血**が生じる．指頭部の紫から赤色の有痛性の**オスラー**（Osler）**結節**は有名である（**図Ⅲ-10-2**）．脳梗塞，脾梗塞，腎梗塞などをきたすこともある．

B　診断

高熱，動悸，息切れ，全身倦怠感，心雑音，歯科治療歴などから疑われる．デューク（Duke）臨床的診断基準があり，24時間以上にわたり8時間ごとに連続3回以上の血液培養で病原菌を検出することと，心エコーによる弁尖または壁心内膜に付着した可動性腫瘤，弁周囲膿瘍，弁の破壊などがある．経胸壁心エコーと比較し，経食道心エコーは感度，特異度が高く，とくに人工弁の場合は有用である．

弁の破壊による逆流から心不全を起こした例，塞栓症を起こした例は重症である．

C　治療

主な治療法

原則として**血液培養**により原因菌を同定し，感受性試験の結果に合った抗

菌薬を投与する．一般に緑色連鎖球菌，ウシ連鎖球菌（*Streptococcus bovis*）では，ペニシリン G またはアンピシリンを投与し，ゲンタマイシンの追加を考える．ブドウ球菌はペニシリンを分解する β ラクタマーゼを産生することが多いため，第一世代のセフェム系薬にゲンタマイシンの併用を考える．メチシリン耐性黄色ブドウ球菌（MRSA）では，バンコマイシンを投与する．

弁破壊による心不全が合併している場合は，強心薬，利尿薬などを投与するが，急速に心不全が進行してコントロールがつかない場合，疣腫・疣贅が飛びそうな場合（とくに黄色ブドウ球菌）は，弁置換術を考慮する．

全身状態，体温，心音，C 反応性タンパク（CRP），胸部 X 線，心エコーなどを慎重に経過観察する．

合併症

心不全と塞栓症が問題となる．心不全は急速に進行することが多い．塞栓症ではとくに脳梗塞が重要である．

治療経過・予後

早期であれば，血液培養の陰性化後 4 〜 6 週間ほどの抗菌薬による治療で治癒するが，塞栓症を起こしそうな大きな疣腫・疣贅，弁破壊による心不全では手術が必要となる．

予防

VSD：ventricular septal defect

心室中隔欠損症（VSD）などの心血管系に"構造異常"を伴う先天性心疾患やその術後，弁置換術後，免疫機能低下状態であるハイリスク者には，齲歯や歯周病があれば積極的な治療を勧め，口腔内を清潔に保つよう促し，歯科治療前から抗菌薬の予防投与が必要である．

> **コラム** **虫歯（齲歯）や歯周病は放っておくと危険**
>
> - 本書で勉強している人の中で，"虫歯"を放置している人はいないだろうか．バイ菌が血液の中に入り込んでくる（菌血症）と，心室中隔欠損症（VSD）などの先天性心疾患がなく，若い人であっても感染性心内膜炎になる危険性が高まる．なってしまうと大変に厄介なので，積極的に歯科治療を行い，口腔内を清潔に保つことは最も重要である．
>
> VAP：ventilator-associated pneumonia
>
> - なお，人工呼吸器関連肺炎（VAP）など，口腔内常在菌が原因の合併症があることから，最近では外科などの手術前に歯科チェックを行うことは常識となり，保険適用にもなっている．

2 | 心筋炎

A 病態

原因

　心筋炎（myocarditis）は心筋を主とした炎症性疾患であり，心膜にも炎症が起きると心膜心筋炎となる．心筋炎は細菌，ウイルスなどで発症するが，急性心筋炎の原因として，エンテロウイルス，アデノウイルス，パルボウイルス，新型コロナウイルスなどがある．ウイルスの感染により，リンパ球が浸潤し心筋に炎症を起こす．

> **メモ**
> 正式名称は，重症呼吸器症候群コロナウイルス２（SARS-CoV-2と略す）で，その疾患名が Coronavirus Disease19（COVID-19）である．

症状

　先行する症状として，発熱，頭痛，筋肉痛，全身倦怠感，悪寒などのかぜ様症状，悪心，嘔吐，下痢，食思不振などの消化器症状を示す．また心不全症状，不整脈による症状，胸痛などをきたす．

B 診断

　上記症状に加え，発熱，不整脈，左心不全としてⅢ音の出現，湿性ラ音，低血圧，右心不全として頸静脈の怒張，下腿浮腫をきたす．心筋逸脱酵素である AST（GOT），LDH，CK，CK-MB，トロポニンⅠ，トロポニンⅡと炎症マーカーである白血球と CRP の上昇を認める．胸部 X 線では，心拡大と肺うっ血，胸水を認める．心電図では広範囲の誘導で ST-T の上昇を認める．伝導障害がみられることもある．心エコーでは全周性の心室壁の肥厚とびまん性壁運動低下がみられる．心臓カテーテル検査による心筋生検では，多数のリンパ球の浸潤，心筋細胞の壊死，間質の浮腫がみられる．２週間以上の間隔をおいて，急性期と寛解期のペア血清でウイルス抗体値４倍以上の変動があれば原因ウイルスと判定する．

C 治療

　心筋炎の原因となるウイルス自体に対する抗ウイルス薬はない．巨細胞性心筋炎や好酸球性心筋炎ではステロイド治療が行われる．解熱鎮痛薬がウイルス感染を増強する可能性がある発熱に対して使用する際は注意する．心不全に対しては利尿薬やカテコラミンを投与し，房室ブロックなどの伝導障害による徐脈に対しては一時的な体外式ペースメーカを使用する．劇症型心筋炎*のような血行動態が維持できない場合は，大動脈内バルーンパンピング（IABP）（p.102 参照），経皮的心肺補助装置（PCPS，ECMO）（p.103 参照）

> ***劇症型心筋炎**
> 炎症により心臓の収縮が著しく低下もしくは無収縮となる心筋炎．循環動態が保てず，心不全，心原性ショックとなる．

で血行を保つ.

> **コラム　かぜ様症状と急性心筋炎の初期症状**
>
> ● 発熱, 頭痛, 筋肉痛, 全身倦怠感, 悪寒などのかぜ様症状, 悪心, 嘔吐, 下痢, 食思不振であれば, 普通はかぜ, インフルエンザを考えるところであるが, これらは急性心筋炎の初期症状でもある. たまたま血液検査でクレアチンホスホキナーゼ (CPK) が高かったり, 胸部 X 線で心拡大, 胸水があったり, 心電図で ST 上昇が見つかり, 急性心筋炎が発見されることとなる.
> ● いつも心筋炎を考える必要はないが, "かぜ" のはずなのに治りが悪いとき (とくに労作時に息切れや倦怠感が悪化するときなど) には, ただかぜ薬を継続するのではなく, 検査を勧めるべきであろう.

3 | 心膜炎

A 病態

心膜炎 (pericarditis) とは

心膜炎とは, 心臓を包む心膜が炎症を起こし, 急性心筋炎が心膜に及ぶ場合や, 心膜のみに慢性の炎症が起こることがある.

原因

原因不明の特発性, ウイルス性, 結核などの細菌性, 放射線照射によるもの, 開心術後などがある.

症状

心膜と心臓の空間には少量の心囊液 (p.251, 図Ⅲ-6-1 参照) があるが, 炎症により心囊液が増加することにより, 心臓の拡張が制限され心タンポナーデとなり, 心拍出量低下, 呼吸困難, 浮腫, 重症例ではショックとなることがある (p.254 参照). また, 心膜が結核などの慢性炎症により肥厚, 石灰化し, 心室の拡張が制限され, 同様の状態となることがあり, 収縮性心膜炎という (p.251 参照).

B 診断

急性心膜炎では, 鋭い胸痛, 坐位, 前かがみで改善, 心膜の摩擦音 (ゴソゴソと擦れるような音), 白血球の増加, 心電図における広範囲の ST 上昇, 心エコーでの心囊液の存在などから診断される.

心タンポナーデ

心タンポナーデでは，心拍出量の低下による症状（めまい，ふらつきなど），血圧低下，頻脈，呼吸困難，頸静脈の怒張があり，胸部Ｘ線での心拡大，心エコーによる中等度から大量の心嚢液の存在で診断される（p.255参照）．

収縮性心膜炎

収縮性心膜炎（p.251参照）では，心電図での低電位，胸部Ｘ線での心拡大，心エコーでの心膜の肥厚，輝度上昇，CTでの心膜肥厚，石灰化などから疑われ，心臓カテーテル検査で心室内圧曲線が拡張早期に急降下し，その後は平坦となる（dip and plateau）ことで診断される（p.253参照）．

C 治 療

急性心膜炎では，疼痛に対してイブプロフェンなどの非ステロイド抗炎症薬（NSAIDs）を投与し，原因によってはコルヒチン，ステロイドが使用されることがある．心タンポナーデでは，心嚢穿刺（p.99，p.255，**図Ⅲ-6-3**参照）で心嚢液を一般検査，病理検査などに提出し，ドレナージを行い，タンポナーデを解除する．慢性心膜炎では，悪性腫瘍などが原因であれば，原因を治療する．結核性では抗結核薬の投与を行う．少量の利尿薬などで管理できない場合は，心膜切除術や開窓術を行う．

4 大動脈炎症候群

A 病 態

大動脈炎症候群（aortitis syndrome）は**高安動脈炎**，**高安病**，**脈なし病**（pulseless desease）ともいわれる．原因は不明であるが，大動脈，その主要分枝，肺動脈，冠動脈に炎症が起こり，狭窄または拡張をきたす．20歳前後の女性に多いが，中高年でもみられる．初期には微熱，全身倦怠感が続き，不明熱とされることも多い．上肢への血管の狭窄により，脈拍欠損（四肢血圧の一部に優位な低下），冷感，上肢易疲労感，挙上困難がある．病変部位により，脳虚血症状（めまい，頭痛，失神など），眼症状（視力障害），狭心症状，間欠性跛行（p.192参照），下血，腹痛などを生じる．

B 診 断

白血球，赤沈，CRPなどの炎症反応の上昇，免疫グロブリンの増加，血圧の左右差などから大動脈炎症候群が疑われ，造影CT，血管造影により，中〜

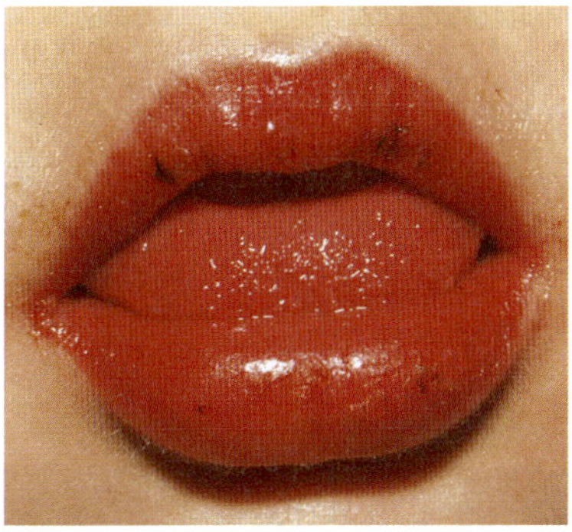

図Ⅲ-10-3　川崎病における苺舌

[Trager JDK：Images in clinical medicine. Kawasaki's disease. The New England Journal of Medicine **333**(21)：1391, 1995 より許諾を得て転載]

[Copyright © 1995 Massachusetts Medical Society. All rights reserved]

大血管の狭窄，閉塞の存在で診断される．最近では炎症部位の探索として，^{18}FDG-PET（p.83 参照）も使用される（保険適用なし）．

C　治療

　ステロイドにより炎症反応を抑え，再燃例では免疫抑制薬も使用される．血栓による合併症予防に抗血小板薬が併用される．重度な大動脈縮窄，腎動脈狭窄，頸動脈狭窄，大動脈弁逆流症などでは十分に炎症を抑えた後に，血管内治療，外科的治療が行われることもある．

5　川崎病

A　病態

　川崎病（Kawasaki disease）は，原因は不明であるが，小児期に全身の中小の血管に炎症を起こし，発熱，発疹，眼球結膜充血，苺舌（図Ⅲ-10-3），手足が発赤し指先から皮膚がむけることを特徴とする．冠動脈に炎症が及ぶと冠動脈瘤が生じ，血栓ができて閉塞すると心筋梗塞をきたす．

B　診断

　近年では小児期に診断され，免疫グロブリン，アスピリンなどの治療を受け，冠動脈瘤が残存する場合は，アスピリン投与で経過観察されていることが多い．狭心症，心筋梗塞の診断目的の冠動脈CT，冠動脈造影などで偶然に冠動脈瘤を発見されたものの，川崎病に罹患の有無がはっきりしないこと

もある.

C 治療

血栓予防にアスピリンを投与する. 冠動脈に狭窄がある場合は, PCI もしくは冠動脈バイパス術を行う.

6 | 梅毒性大動脈炎

A 病態

梅毒性大動脈炎（syphilitic aortitis）は, 梅毒トレポネーマ（*Treponema pallidum*）の感染により, 3週間後に初期硬結, 硬性下疳, 無痛性の所属リンパ節腫脹が起きるが, 数週間で軽快する（第Ⅰ期）. さらに4～10週間後に, 発熱, 倦怠感, 全身の皮疹, 粘膜疹, 扁平コンジローマ, 脱毛を生じるが, 数週間で軽快する（第Ⅱ期）. 無治療のまま潜伏期に入り, 10～25年経過すると, 主に上行大動脈中膜の弾性線維断裂を起こし, 進行性の大動脈拡張をきたし大動脈瘤となる. 炎症が大動脈弁に及ぶと逆流症となり, 冠動脈に及ぶと狭心症となる.

> **メモ**
> 国立感染症研究所のデータによると, 日本における梅毒の感染者数は2000～2012年は500～900人の間で推移していたが, 2015年2,690人, 2023年14,906人と近年急増している.

B 診断

大動脈瘤による気管圧迫による呼吸困難, 左喉頭神経圧迫による嗄声, 大動脈弁逆流症による心不全, 狭心症などで, 梅毒トレポネーマ赤血球凝集反応（TPHA）法が陽性であることから疑われる. CT, MRI, 血管造影検査により大動脈瘤が確認される.

C 治療

ペニシリンを長期間投与する. 増大する大動脈瘤については, 人工血管置換術を行う.

7 | 心臓移植後冠動脈病変

A 病態

心臓移植後は免疫抑制薬を使用し拒絶反応を抑制するが，拒絶反応はなくても何らかの炎症反応が関与し，ゆっくりとびまん性に冠動脈の狭窄が進行することがある．

B 診断

移植心には神経がないため，胸痛などの症状は出現しない（p.36 参照）．心臓移植後の定期的フォローアップにおいて，負荷心電図，負荷心エコーで疑われ，心臓カテーテルによる冠動脈造影や血管内超音波（IVUS）で冠動脈のびまん性狭窄が診断される．

C 治療

予防としてスタチン，mTOR 阻害薬*が投与される．治療として免疫抑制薬の追加が行われ，冠動脈狭窄に対して PCI，冠動脈バイパス術が行われることがある．

*mTOR 阻害薬
mTOR（mammalian target of rapamycin）は，細胞増殖，血管新生，細胞代謝に関与する細胞内シグナル伝達経路である．PI3K/Akt/mTOR経路を構成し，阻害薬は免疫抑制作用，抗がん作用を有する．

11 成人先天性心疾患

先天性心疾患とは

　先天的，すなわち生まれる前から心臓の組織・細胞の構造に異常がある状態をさす．心臓が発生する段階で心臓の構造に異常を生じた場合，①心臓内の部屋の数やサイズの異常，②心臓内の仕切りに欠損孔を生じる，③大血管（大動脈や肺動脈）の位置関係が逆になる，④心室からの出口が狭くなる，などが起こる．その組み合わせはさまざまであり，疾患の種類は無数に存在するが，表Ⅲ-11-1 が主な心臓としての構造異常を伴う先天性心疾患病名である．一般的には約 100 人に 1 人の割合で何らかの先天性心疾患を有していると考えられている[1,2]．心室中隔欠損症が最多とされる[3]．

成人先天性心疾患とは

　成人先天性心疾患とは，先天性心疾患のある子どもたちが成長し，成人期に達した状態をさす．人工心肺がなかった1970年以前は重症な先天性心疾患のある子どもたちは，救命することが困難であった．1970 〜 1990 年代に起こった診断・治療の進歩，とくに心臓外科治療の進歩により，それまで救えなかった多くの命が救えるようになった．現在では先天性心疾患患者の 9 割以上が成人期を迎える時代となっている．

　日本国内でも成人患者数の増加が知られており，1997 年の時点で成人の患者数は小児の患者数と同数（約 30 万人）になり，2007 年の時点で成人患者数は 40 万人に到達し，今後も人口比 1％（＝出生率）へ向けてさらに増加することが予想されている[4]．その中でも生涯にわたり医療機関でフォローする必要のある患者の比率は高く，全般的に行う感染性心内膜炎予防や，女性であれば妊娠・出産といった問題にも適切に対応する必要がある．

成人先天性心疾患患者に必要な診療体制

　これまで先天性心疾患診療の中心は小児科医であり，成人期以降も循環器を専門とする小児科医が中心的な役割を担っていた．しかし小児科医のみで診療を継続することの限界は明らかで，成人の循環器内科医にもこの領域への参画が求められるようになった．しかし，この分野に取り組む成人循環器内科医の数はまだまだ不足しているのが現状である．

　また，先天性心疾患診療には多職種によるチーム医療が必要である．成人期以降に心臓外科手術を必要とする場合や，あるいは心臓以外の臓器に障害を抱える場合がある．精神的な問題を抱える場合には心療内科医や心理療法

11　成人先天性心疾患　309

表Ⅲ-11-1　主要な先天性心疾患に施される主な外科手術ならびに経皮的インターベンション

診断名	主に施行されている外科手術・経皮的インターベンション
大動脈弁上下部狭窄（AS）	● 大動脈狭窄部置換術（修） ● 弁下部組織切除±弁置換術（Ross-Konno 術，modified Konno 術）（修）
大動脈2尖弁 （Bicuspid AV）	● 弁置換術/交連切開術（修） ● Ross 手術（修）
肺動脈弁狭窄（PS）	● 経皮的バルーン拡張術（修） ● 肺動脈弁交連切開術/弁置換術（修）
心房中隔欠損（ASD）	● 直接縫合/パッチ閉鎖術（修） ● 経皮的心房中隔閉鎖術（2次孔欠損）（修）
房室中隔欠損/心内膜床欠損 （AVSD/ECD）	● 中隔パッチ閉鎖＋弁形成術/弁置換（修） ● 肺動脈絞扼術（姑）
大動脈縮窄/大動脈離断 （CoA/IAA）	● 大動脈修復±心室中隔閉鎖±動脈管離断（VSD，PDA などの合併に応じ2期的に行うこともある）（修） ● 肺動脈絞扼術＋動脈管離断（VSD がある場合）（姑）
先天性修正大血管転位 （ccTGA）	● ダブルスイッチ術（以下の2法）（修） 　ⅰ）Jatene 術＋心房スイッチ術（Mustard/Senning 術） 　　＋心室中隔パッチ閉鎖（大動脈左室流出路形成）など合併症修復 　ⅱ）心室中隔パッチ閉鎖（大動脈左室流出路形成）＋肺動脈流出路形成術（Rastelli 術） 　　＋心房スイッチ術（Mustard/Senning 術） ● 心室中隔パッチ閉鎖術など合併シャント閉鎖や合併弁膜症修復術のみ（機修）
動脈管開存（PDA）	● 動脈管結紮術・離断術（修） ● 経皮的動脈管閉鎖術（修）
総動脈管遺残（PTA）	● Rastelli 術＋心室中隔パッチ閉鎖（修） ● 肺動脈絞扼術/Blalock-Taussig シャント形成術（肺血流量に応じて施行）（姑）
肺動脈閉鎖-心室中隔欠損/ ファロー4徴-肺動脈閉鎖 （PA-VSD/TOF-PA）	● Rastelli 術（修） ● Blalock-Taussig シャント形成術（姑）
ファロー4徴（TOF）	● 肺動脈流出路形成術/Rastelli 術＋心室中隔閉鎖術（修）
大血管転位（TGA）	● 心房スイッチ術（Mustard/Senning 術）（機修） ● 大血管転換術（Jatene 術）±心室中隔閉鎖術（修） ● Rastelli 術（修） ● Blalock-Taussig シャント形成術（姑） ● 心房中隔裂開・切開術（姑）
三尖弁閉鎖/単心室（TA/SV）	● Fontan/TCPC 術（右心耳-肺動脈吻合/上大静脈-肺動脈，下大静脈-心外導管-肺動脈吻合＋心房中隔閉鎖術）（単修） ● Glenn 術（上大静脈-肺動脈吻合術）（姑） ● Blalock-Taussig シャント形成術（姑）
肺動脈閉鎖（PA）	● 二心室修復術（修） ● Fontan/TCPC 術（単修） ● one and ½ repair（姑/修） ● Blalock-Taussig シャント形成術（姑）
心室中隔欠損（VSD）	● 心室中隔パッチ閉鎖術（修）
Ebstein 病	● 三尖弁形成術＋右室形成術（右房化右室縫縮術）（Danielson 術，Carpentier 術）（修） ● 三尖弁置換術（修） ● 三尖弁閉鎖術＋TCPC 術（単修）

（修）：解剖学的2心室修復＝正常の血行動態と体肺心室がそれぞれ解剖学的左室右室である（VA concordance）2心室心内修復術.
（機修）：機能的2心室修復＝正常の血行動態ではあるが，体肺心室が入れ替わり（VA discordance）それぞれ解剖学的右室左室である2心室修復.
（単修）：単心室修復/Fontan 循環＝通常の肺体循環直列修復なるも肺循環を駆動する心室が無く，体循環のみが左室/右室にて駆動される単心室循環形式.
（姑）：循環動態を一部サポートするのみの姑息術.
形態学的病名の両大血管右室起始（DORV）は診断名として使用していない.
［八尾厚史：成人でみられる先天性心疾患. 内科学，第11版（矢﨑義雄 総編集），p.586，朝倉書店，2017 より許諾を得て改変し転載］

310　第Ⅲ章　循環器疾患　各論

士が必要となる．この領域を専門とする看護師に期待される役割も大きい．そのような背景をふまえ，2019年4月から認定専門医制度が発足し，さらに日本成人先天性心疾患学会が主導し，全国に総合修練施設・連携修練施設が設置され，診療体制の充実が図られている（p.318参照）．

1 ┃ 心房中隔欠損症

A　病 態

ASD：atrial septal defect

心房中隔欠損症（ASD）とは

心房中隔欠損症（ASD）は，発生段階での心房中隔の形成異常により，心房間に欠損孔が生じた状態である．形態的には，①一次孔欠損，②二次孔欠損，③静脈洞型（上静脈洞型，下静脈洞型），④冠静脈洞型に分類される（**図Ⅲ-11-1a**）．通常は左心房から右心房に短絡血流を生じ，短絡量に応じて右心室の容量負荷（右心室拡大）を生じる．心房中隔欠損症の6〜9%には部分肺静脈還流異常を合併することが知られている．これは通常，左心房に直接還流するはずの肺静脈が，それとは別の無名静脈，上大静脈，右心房，下大静脈に還流する異常である．

疫 学

先天性心疾患は全出生数の約1%の頻度であるが，そのうち心房中隔欠損症は約10〜15%を占める[5)]．小児期であれば自然閉鎖することもあるが，成人期以降に閉鎖することはない．小児期から心房中隔欠損症を指摘される以外に，成人期に初めて発見されることも多い．

血行動態

どの形態の心房中隔欠損症であっても左心房から右心房に短絡血流を生じる．それにより右心室は拡大し，還流量の低下した左心室容積は減少する．短絡量に応じて肺血流量（Qp）は増加し，左心室から駆出される体血流量（Qs）は減少し，結果として肺体血流比（Qp/Qs）は増加する（**図Ⅲ-11-1b**）．長期間の高肺血流状態が続いた結果，肺動脈の閉塞性病変が進行し，肺血管抵抗が上昇することで**肺高血圧症を合併**することがある．この状態が不可逆的になった状態を**アイゼンメンジャー**（Eisenmenger）**症候群**といい，心房間交通が右左短絡優位となり，チアノーゼを生じる．

臨床症状

小児期から長年にわたる右心室容量負荷，肺血流増加により，①**心不全**（息切れ，疲れやすさ，浮腫），②**肺高血圧症**（息切れ，疲れやすさ），③**上室不整脈**（動悸）の症状を呈することがある．

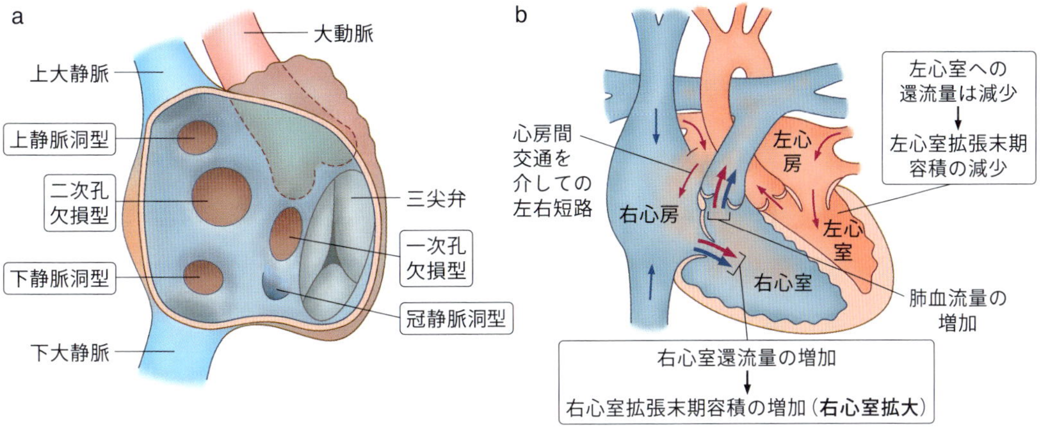

11　成人先天性心疾患　311

図Ⅲ-11-1　心房中隔欠損症の分類，血行動態と病態
a：心房中隔欠損症の分類，b：心房中隔欠損症の血行動態.

B　診 断

診断の進め方

　小児期の診断の有無，身体所見（**Ⅱ音固定性分裂**，p.49 参照），心電図，胸部 X 線（肺動脈拡張），心エコー検査（右心房，右心室の拡大，シャント血流同定など）を行う．そこで心房中隔欠損症の有無，おおよその重症度が判断できる．さらには経食道心エコー，心臓 CT，心臓 MRI，心臓カテーテル検査を行うことでより正確な欠損孔の位置，サイズ，重症度，他の合併心奇形を評価することができる．

C　治 療

治療適応

　以前は肺体血流比（Qp/Qs）>1.5 を閉鎖術適応の判断基準としているが，近年では肺高血圧症のない状況下で右心室や右心房の容量負荷所見（右心室拡大・右心房拡大）を認める場合は，症状の有無にかかわらず治療が推奨される．ただし，奇異性塞栓症が疑われる場合には肺高血圧症や左心系疾患がない限りは欠損孔のサイズや右心室容量負荷の所見の有無によらず治療を考慮すべきである（欠損孔が小さく，右心室容量負荷所見がない場合でも治療適応となりうる）．高度な肺高血圧症（アイゼンメンジャー症候群）を合併している場合には欠損孔の閉鎖が禁忌であるが，肺高血圧治療薬（p.281，**表Ⅲ-8-2** 参照）の進歩により閉鎖が可能であった症例が報告されている．

奇異性塞栓症

通常左右短絡である心房中隔欠損症で，息こらえ（バルサルバ手技，p.16 参照）などをすることで，一時的に短絡血流の向きが逆転し，右左短絡となることがある．下肢深部静脈血栓症では浮遊した血栓により肺塞栓症を発症することが知られているが，右左短絡を有する心房中隔欠損症では，血栓が心房間を通過し左心系に流れ，脳梗塞などの動脈塞栓症を起こすことがある．

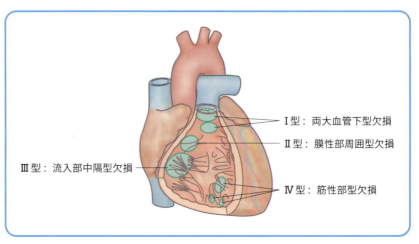

図Ⅲ-11-2 カクリン（Kirklin）分類

薬物療法

利尿薬や強心薬を使用する．対症療法であり根治的な治療ではない．

外科手術

開心手術により欠損孔を閉鎖する．どの型の心房中隔欠損症であっても対応可能である．以前は胸の正中部を切開する胸骨正中切開アプローチで行われていたが，最近では右側胸部を小切開しての修復手術が可能となり，審美性に優れる点で選択されることがある．

カテーテル的閉鎖治療（p.122参照）

2枚のディスクで欠損孔を挟み込む形で閉塞する．手術と比べ低侵襲であるが，二次孔欠損で欠損孔周囲に十分な辺縁（ディスクで挟み込める余地）があるものに限られる．

2 心室中隔欠損症

A 病態

心室中隔欠損症（VSD）とは

VSD：ventricular septal defect

心室中隔欠損症（VSD）とは，心室中隔の一部に欠損孔が生じた状態であり，通常は左心室から右心室への短絡（左右短絡）を有する．欠損孔の部位によりカクリン（Kirklin）分類（図Ⅲ-11-2），東京女子医大分類，Soto分類がある．欠損孔の部位により手術でのアプローチが異なったり，遠隔期合併症に違いがある．

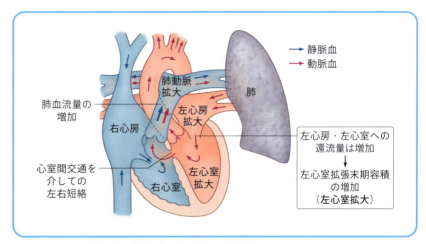

図Ⅲ-11-3　心室中隔欠損症の血行動態と病態

疫学

先天性心疾患の約15〜20%を占める最も頻度の高い疾患である[3].

血行動態

左心室から右心室への短絡により肺血流は増加し，その分左心房・左心室への還流量も増加する（左心室容量負荷）（図Ⅲ-11-3）．乳幼児期に何らかの理由で心内修復術ができずに，長期間の高肺血流状態が続いた場合，心房中隔欠損症よりも早期に肺動脈の閉塞性病変が進行し，肺血管抵抗が上昇することで肺高血圧症を合併し，不可逆性のアイゼンメンジャー症候群への移行も早く，右左短絡からチアノーゼを生じてくる．

もう少しくわしく

心房中隔欠損症は右心室容量負荷 vs 心室中隔欠損症は左心室容量負荷

- どちらも左右の短絡血流が右心室を通過して，肺血流の増加をもたらす．心房中隔欠損症は右心室容量負荷をもたらすのに対して，心室中隔欠損症が右心室容量負荷とならないことを疑問に感じたことはないだろうか？
- 心房中隔欠損症では心房レベルで左右短絡を生じており，増加した右心房への血流は拡張期にすべて右心室に還流し，右心室拡張末期容積の増加をもたらす（右心室容量負荷）．一方で左心房から左心室への還流が減少することで，左心室拡張末期容積は減少する．
- 心室中隔欠損症においては収縮期に心室レベルで左右短絡を生じ，収縮期にそのまま肺動脈へ駆出される．したがって，短絡血流が右心室拡張末期容積には寄与しないため，右心室拡張末期容積を拡大させることはない．
- どちらも短絡血流は右心室を通過するが，心房中隔欠損症では右心室拡大が生じ，心室中隔欠損症では右心室拡大が生じないしくみである．
- ただしアイゼンメンジャー化すると，それぞれ拡張した心室内腔は小さくなる．

臨床症状

欠損孔が大きく短絡量が多い場合には，多くは小児期に心不全症状を発症し，手術されていることが多い．何らかの理由で手術されなかった場合には，成人期以降に心不全症状（息切れ・動悸・疲れやすさなど）を発症することがある．

遠隔期合併症

遠隔期には以下のような合併症が知られている．一部には欠損孔の部位と関連するものがある．

①欠損孔の部位によらず共通するもの

  a）心不全（左心室容量負荷）

  b）肺高血圧（アイゼンメンジャー症候群など）

  c）感染性心内膜炎

②欠損孔の部位と関連が深いもの

  a）大動脈弁右冠尖逸脱・大動脈弁閉鎖不全症　　}肺動脈弁下型や

  b）バルサルバ（Valsalva）洞動脈瘤破裂　　}漏斗部中隔欠損型に合併

  c）右心室流出路狭窄・右心室二腔症：膜様周囲部欠損・流入部筋性部欠損に合併

B 診断

小児期からの病歴聴取，身体所見（**心雑音**），心電図，胸部X線，心エコー検査を行う．そこで心室中隔欠損症の有無，欠損孔のサイズ，おおよその重症度が判断できる．さらには造影心臓CT，心臓MRI，心臓カテーテル検査を行うことでより正確な欠損孔の位置，サイズ，重症度，他の合併心奇形を評価することができる．

C 治療

治療適応

一般的には肺体血流比（Qp/Qs）>1.5で左心室拡大を伴う場合が治療適応となる．また大動脈弁右冠尖逸脱で大動脈弁閉鎖不全症を合併する場合，圧較差50mmHg以上の右心室流出路狭窄を合併する場合にも手術を考慮する．一方，アイゼンメンジャー症候群を合併する場合には欠損孔の閉鎖は禁忌となる[6]．

薬物療法

利尿薬や血管拡張薬（アンジオテンシン変換酵素［ACE］阻害薬・アンジオテンシンⅡ受容体拮抗薬［ARB］）を使用する．

心室中隔欠損症の心雑音と欠損孔のサイズの関係について

一般的に心室中隔欠損症では，欠損孔が小さいほうが，収縮期雑音がより大きく聴取される（p.49参照）．一方で欠損孔が大きい場合や，肺高血圧症を合併し，右心室圧が上昇すると収縮期雑音は小さくなる．聴診所見が顕著なほうが，重症度はむしろ低いことをしばしば経験する．

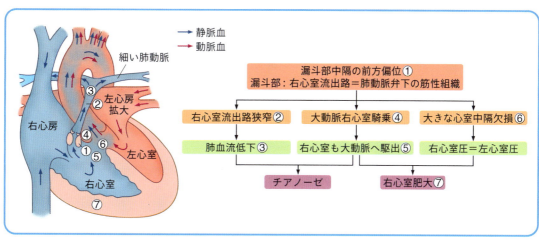

図Ⅲ-11-4　ファロー四徴症の血行動態と病態

外科手術

パッチを用いて欠損孔を閉鎖する心内修復手術が一般的である．その他，合併症に応じた手術を行う．

> **メモ**
> 現在欧米では心房中隔欠損症と同様に心室中隔欠損症に対しても閉塞栓を用いたカテーテル的閉鎖術が行われている．

3　ファロー四徴症

A　病態

基本病態

TOF：tetralogy of Fallot

ファロー（Fallot）四徴症（**TOF**）は，①大動脈右心室騎乗，②心室中隔欠損，③肺動脈狭窄，④右心室肥大の4つを特徴とする，チアノーゼ性心疾患としては最も頻度の高い（全先天性心疾患の約5％）疾患である．四徴症ではあるが，基本的な病態はすべて漏斗部中隔の前方偏位により引き起こされる（図Ⅲ-11-4）．

血行動態

肺動脈狭窄の程度がチアノーゼの程度を決定する．すなわち肺動脈狭窄の程度が軽ければ肺動脈を通じての肺血流が増え，より多くの酸素化された血液が左心室→大動脈へと駆出され，チアノーゼは軽くなる．逆に，肺動脈狭窄が高度となると，肺血流が減少することで，左心室→大動脈への酸素化された血液の駆出が減少し，チアノーゼも高度となる．

B 診断

　ほとんどの場合，診断は小児期になされる．心雑音・チアノーゼを契機に診断されることが多い．最近では妊娠中の胎児エコーで発見されることも多い．通常，診断は心エコー検査で上記四徴を確認することでなされる．

C 治療

小児期の心内修復手術

　一般的には1歳前後で心内修復手術を行う．ファロー四徴症手術の基本コンセプトは心室中隔欠損症閉鎖＋右心室流出路形成である．心室中隔欠損症はパッチ閉鎖が一般的であり，バリエーションは少ない．一方で右心室流出路形成術の方法についてはバリエーションが存在する．もともとの肺動脈弁輪径の大小により自己の肺動脈弁を温存するかどうかで大別され，それ以外には個々の症例で狭窄部位・程度により右心室流出路筋切除・右心室流出路パッチ拡大・肺動脈パッチ拡大・ラステリ（Rastelli）手術*などが組み合わされる．

成人期のファロー四徴症

　小児期に手術を行うことで，血行動態は正常心と同様となり，チアノーゼは消失する（上下大静脈→右心房→右心室→肺動脈→肺静脈→左心房→左心室→大動脈）．かつてはこれを"根治手術"と呼んだこともあったが，手術部位に関連した遺残病変やそれ以外の部位における続発病変が生じることがわかってきた．それにより決して"根治"*したわけではなく，生涯にわたるフォローアップが必要であり，病変の程度に応じて，適宜再手術や，カテーテル治療が必要となる．

ファロー四徴症術後遠隔期の合併症・遺残病変

　以下のものが知られており，これらの病態により，心不全・不整脈・運動耐容能低下・突然死・感染性心内膜炎を生じることがある．

①肺動脈弁逆流症による右心不全（最も高頻度かつ重篤な後遺症）．

②肺動脈狭窄症（弁下部・弁部・弁上部・末梢性のいずれにも生じうる）による右心不全．

③心室中隔欠損部の遺残短絡．

④三尖弁逆流症による右心不全．

⑤大動脈拡大（先天的な大動脈壁の異常）・大動脈弁逆流症．

⑥不整脈（上室性/心室性）．

⑦突然死：心室頻拍（VT）によるものが多いとされる．QRS幅＞180msecや右心不全時には注意．

＊ラステリ手術
肺動脈閉鎖を合併した場合には自己組織を用いた右心室流出路（右心室−肺動脈間の交通）の再建ができない．そうした場合に弁付きの人工導管を用いて右心室流出路再建を行う術式のこと．

＊根治
以前は，先天性心疾患において，血行動態的に一見正常化できた手術を根治術とよんでいた．遠隔期に何らかの合併症を生じることが多く，現在では根治術とよぶことはなく修復術とよび，姑息術との区別をしている．

ファロー四徴症術後遠隔期合併症に対する再治療の適応 [6-8]

とくに頻度の高いものについて記述する.

①肺動脈弁逆流症：ファロー四徴症術後の最も重要かつ高頻度の合併症である. 高度な逆流があり，有症候性（浮腫，易疲労感，息切れなど），運動耐容能低下，右心室拡大，不整脈合併がある症例で適応となる. 一般的には生体弁での置換が行われることが多い. 海外では2000年にカテーテルによる肺動脈弁置換手術が初めて報告され [9]，その後広く普及した. 日本国内でも2023年に保険償還の対象となり，実施されるようになった.

②肺動脈狭窄症：圧較差>50 mmHg，あるいは収縮期の右心室圧/左心室圧比>0.7を目安に再治療を行う. 治療方法にはバルーン拡張術や右心室流出路再形成術（肺動脈弁置換手術を含む）がある.

③心室中隔欠損部の遺残短絡：心室中隔欠損症に準じて短絡血流量の多いもので再治療適応となる.

成人期のファロー四徴症の診療体制

多くの症例では遺残病変・続発病変を抱えながらも，自覚症状なく経過する期間がある. しかし，それらの病変は時間経過とともに進行することがまれではない. 自覚症状がないからといって，通院を自己中断しないよう指導することが大切である. 適宜心エコー検査や心臓CT，心臓MRI検査，必要に応じてはカテーテル検査などを行い，病態の進行をフォローする必要がある.

妊娠・出産

修復術後に妊娠は可能だが，妊娠リスクは遺残続発病変の重症度に依存する [10].

| もう少し
くわしく | **成人移行支援** |

治療成績の向上に伴い，先天性心疾患をはじめとする小児期発症疾患をもちながら成人期に達する患者が増えている．このような患者が小児期から成人期に円滑に移行するための支援を「成人移行支援」や「移行（期）医療」とよぶ．成人移行支援の開始時期は個人の発達などで異なるが，小学校高学年頃が目安とされる．

成人移行支援において最も重要な目的は，患者が年齢や発達段階に即した医療を生涯にわたり受けられるようにすることである．先天性心疾患領域では，適切なタイミングでの小児医療機関から成人先天性専門施設への紹介が患者の予後を改善することが示されている．一方で，自覚症状の乏しさや専門施設の不足などから受診を中断し，成人期に病状が悪化してから再受診するケースもある．患者・家族との話し合いを通して，自身の疾患や受けてきた治療，継続受診の必要性を理解してもらい，自らの意志で成人医療機関に継続受診できるよう支援することが成人移行支援の基本である．病状や地域性によっては，患者を単独で診療できる成人医療機関が近隣に存在せず，成人後も小児医療機関で診療を継続することがある．その場合でも，個々の患者がその人なりに，成人として医療に関する自己決定を行えるよう支援することが重要である．欧米にやや遅れ日本では2010年頃から，こども病院や一部の大学病院を中心に，看護師などが中心的な役割を担う成人移行支援体制が整備されつつある．

成人移行支援は医療だけでなく，健康や福祉といったより広い観点からも提供される．具体的には，就職・就労継続支援，将来の妊娠のための健康管理を支援するプレコンセプションケア*，医療費助成や障害年金受給などの社会保障制度利用の支援などが含まれる．近年では，各都道府県に移行期医療支援センターが設置され，また，各自治体が小児慢性特定疾病児童等自立支援事業を実施している．医療機関が中心となって提供する成人移行支援と，これらの行政による事業が連携し，包括的な支援を提供することが期待される．

＊プレコンセプションケア
女性やそのパートナー，家族が将来の妊娠やライフプランを考え，質の高い生活を送るための支援．健康的な生活習慣の獲得，感染症予防，妊娠・出産に関する相談・支援を含む．

●引用文献

1) 日本小児循環器学会：小児期発生心疾患実態調査2019集計結果報告書．〔https://jspccs.jp/wp-content/uploads/rare_disease_surveillance_2019.pdf〕（最終確認：2024年2月28日）

2) 日本小児循環器学会：小児期発生心疾患実態調査2020集計結果報告書．〔https://jspccs.jp/wp-content/uploads/rare_disease_surveillance_2020.pdf〕（最終確認：2024年2月28日）

3) 中澤　誠，瀬口正史，高尾篤良：わが国における新生児心疾患の発症状況　日本小児学会雑誌 **90**(11): 2587-2587, 1986

4) Shiina Y Toyoda T, Kawasoe Y et al：Prevalence of adult patients with congenital heart disease in Japan. International Journal of Cardiology **146**(1)：13-16, 2011

5) Hanslik A, Pospisil U, Salzer-Muhar U et al：Predictors of spontaneous closure of isolated secundum atrial septal defect in children: a longitudinal study. Pediatrics **118**(4)：1560-1565, 2006

6) 丹羽公一郎：成人先天性心疾患診療ガイドライン（2011年改訂版），〔http://www.j-circ.or.jp/guideline/pdf/JCS2011_niwa_h.pdf〕（最終確認：2019年7月18日）

7) Baumgartner H, Bonhoeffer P, De Groot NM et al：ESC Guidelines for the management of grown-up congenital heart disease（new version 2010）：The Task Force on the Management of Grown-up Congenital Heart Disease of the European Society of Cardiology（ESC）. European Heart Journal **31**(23)：2915-2957, 2010

8) Warnes CA, Williams RG, Bashore TM et al：ACC/AHA 2008 guidelines for the management of

adults with congenital heart disease : a report of the American College of Cardiology/American Heart Association Task Force on Practice Guidelines (Writing Committee to Develop Guidelines on the Management of Adults With Congenital Heart Disease). Developed in Collaboration With the American Society of Echocardiography, Heart Rhythm Society, International Society for Adult Congenital Heart Disease, Society for Cardiovascular Angiography and Interventions, and Society of Thoracic Surgeons. Journal of the American College of Cardiology **52** (23) : e143-263, 2008

9) Bonhoeffer P, Boudjemline Y, Saliba Z et al : Percutaneous replacement of pulmonary valve in a right-ventricle to pulmonary-artery prosthetic conduit with valve dysfunction. Lancet **356** (9239) : 1403-5, 2000

10) Kamiya C, Iwamiya T, Neki R, et.al : Outcome of pregnancy and effects on the right heart in women with repaired tetralogy of Fallot. Circulation Journal **76**(4) : 957-963, 2012

索引

和文索引

あ

アイゼンメンジャー症候群　310
悪液質　32
足関節/上腕血圧比（ABI）　92,94,182,191
アシドーシス　15,94,96
アスピリン　134
アダムキュービッツ動脈再建　144,182
圧較差　70
圧受容体　14
圧センサー　14
アデノシン3リン酸　19
アドヒアランス　157
アナザルカ　60
アネロイド式血圧計　168
アミオダロン　131
網目状静脈瘤　290
アルカローシス　33,95,96
アルドステロン受容体拮抗薬　125
アンジオシール　110
アンジオテンシンⅡ受容体拮抗薬（ARB）　127
アンジオテンシン変換酵素（ACE）阻害薬　127
安静時心電図　85

い

息切れ　34,38,41,55,243
異型狭心症　210
異常振動　213
一次救命処置（BLS）　101
一次性僧帽弁逆流症　222

う

ヴァーティーゴ　59
ウィルヒョウの3徴　292,294
植込み型除細動器（ICD）　118
植込み型補助人工心臓　146
ウェンケバッハ型第2度房室ブロック　273
ヴォーン・ウィリアムズ分類　130
右脚　85
　——ブロック　274,275
右室梗塞　205

う（右）

右心室（RV）　8
　——圧　79
右心不全　231
右心房（RA）　8
　——圧　31,79
内向き If/Ih 電流　28
内向き Ca^{2+} 電流　18
運動処方　149
運動耐容能　233
運動負荷試験　91,208

え

永続性心房細動　263
エキシマレーザー　109
エデーマ　60
エレファント・トランク法　190
遠心性肥大　212
エンドセリン受容体拮抗薬（ERA）　281
エントリー　187

お

黄色ブドウ球菌　300
横断面　65
往復雑音　51
オシロメトリック　168
オスラー結節　300
オーバーセンシング　119
オフポンプ CABG　135
オルトプニア　35
オンポンプ CABG　136

か

回転性めまい　59
解離性大動脈瘤　180
化学受容体　14
過換気　94
　——症候群　56
核医学検査　208
核磁気共鳴画像　67
拡張型心筋症（DCM）　243
拡張期冠血流増加　102
拡張期血圧（DBP）　166,217
拡張期雑音　50
拡張機能障害　38
拡張早期逆流性雑音　217
拡張相肥大型心筋症（D-HCM）　247

か（拡）

拡張能　75
拡張不全　33
下肢虚血　103
下肢静脈瘤　289
仮性動脈瘤　111
下大静脈（IVC）　10
活性化凝固時間（ACT）　102
家庭血圧　168,170
カテーテルアブレーション　112
カテーテルインターベンション　104,204,209
カヘキシア　32
仮面高血圧　169
可溶性グアニル酸シクラーゼ刺激薬　282
カラードプラ法　70,74
カルシウムイオン（Ca^{2+}）　17,18
カルシウム（Ca）拮抗薬　126,132
川崎病　305
間欠性跛行　192
観血的動脈圧測定　97
冠状断面　65
冠静脈洞　10
感染性心内膜炎（IE）　215,299
完全房室ブロック　274
冠動脈　9
　——拡張機能　24
　——狭窄　82
　——CT　66,208
　——穿孔　111
　——造影検査（CAG）　80,208
　——バイパス術（CABG）　105,135,204,209
冠予備能　24
冠攣縮性狭心症（VSA）　210
関連痛　36,38
緩和ケア　159

き

奇異性塞栓症　311
期外収縮　259
機械センサー　13
気管支分岐角開大　223
偽腔　187
起坐呼吸　34,35

奇脈　255
逆流率　218
逆流量　218
ギャロップリズム　51
求心性肥大　212
急性冠症候群（ACS）　200
急性冠動脈閉塞　111
急性心筋梗塞（AMI）　200
急性心不全　233
急性大動脈解離（AAD）　187
急性大動脈弁逆流症　216
弓部大動脈置換術　144
胸腔穿刺　99
胸腔ドレナージ　99
狭窄度　81
狭心症（AP）　10,36,105,207
強心薬　129
胸痛　56
胸部圧迫感　56,59
胸部X線検査　62
胸部下行大動脈置換術　144
胸腹部大動脈置換術　144
胸腹部大動脈瘤（TAAA）　182
胸部CT検査　65
胸部ステントグラフト内挿術（TEVAR）
　182,184,190
胸部大動脈瘤（TAA）　180
胸部誘導　85
虚血性心疾患　36
起立性低血圧症　178
キリップ分類　203

く

クスマウル徴候　252
クモの巣状静脈瘤　290
クライオバルーンアブレーション
　112
クリニカルシナリオ（CS）　233,235
クロピドグレル　134
クロフォード分類　183

け

経カテーテル大動脈弁留置術（TAVI）
　120
経胸壁心エコー検査　71
経食道心エコー検査　76

経皮的冠動脈形成術（PCI）　105
経皮的古典的バルーン血管形成術
　（POBA）　105
経皮的左室補助装置（pVAD）　104
経皮的心肺補助装置（PCPS）　103,205
経皮的心房中隔欠損閉鎖術　122
経皮的僧帽弁交連切開術（PTMC）
　121,221
経皮的僧帽弁接合不全修復術（TMVr）
　122
経皮的中隔心筋焼灼術（PTSMA）　249
血圧調節異常　166
血圧日内変動　170
血圧変動性　172
血液培養　300
血液量センサー　13
血管拡張薬　132
血管形成術（PTRA）　176
血管損傷　79
血管内治療（EVT）　194
血栓吸引療法　109
血栓性静脈炎　295
血栓塞栓症　263
血栓溶解療法　135
血流予備量比（FFR）　81
嫌気性代謝閾値（AT）　91
腱索　9

こ

コイル塞栓術　123
降圧薬　126
高カリウム血症　125
交感神経　13,26
抗凝固薬　133
抗凝固療法　102,103,140,221
高血圧　166
　——緊急症　172
　——準緊急症　173
抗血小板薬　134
拘束型心筋症　243,250
抗頻拍ペーシング（ATP）　119
後負荷　23,212
抗不整脈薬　130
興奮収縮連関　21
交連部　219

呼吸苦　55
呼吸性アシドーシス　94
呼吸性アルカローシス　33,94
呼吸性分裂　49
混合静脈血　10
コンピュータ断層撮影（CT）　65
コンプライアンス　157

さ

サイアザイド系薬　125
サイクリックAMP（cAMP）　19,134,280
サイナスリズム　87
左脚　85
　——ブロック　274
　——分枝ブロック　276
鎖骨下静脈　77
左室拡張末（終）期径（LVDd）　23,72
左室駆出率（LVEF）　72
左室後壁厚（PWT）　72
左室収縮末（終）期径（LVDs）　72
左室自由壁破裂　206
左室内径短縮率（%FS）　72
左心室（LV）　8
　——流出路狭窄　247
左心不全　33,229
左心房（LA）　8
　——圧　23
　——粘液腫　219
サーボ制御型感知型人工呼吸器
　（ASV）　241
サルコメアタンパク遺伝子　246
酸塩基平衡　94
三尖弁　8
　——下大静脈間峡部（CTI）　114
　——狭窄症（TS）　225
　——形成術　141
　——閉鎖不全症（TR）　226
三束ブロック　276
酸素センサー　14

し

ジギタリス効果　40
ジギタリス中毒　132
刺激閾値　116
刺激伝導系　26
自己弁温存基部置換術　143

四肢誘導　85
矢状断面　65
シシリアン・ガンビットの分類　130
シース　77,106
持続性高血圧　169
持続性心室頻拍　267
持続性心房細動　263
持続的気道陽圧法（CPAP）　176,241
失神　213
湿性ラ音　232
自動血圧計　168
自動体外式除細動器（AED）　101
自動能　26
ジャパン・コーマ・スケール　53
シャント閉鎖術　122
収縮期血圧（SBP）　166
収縮期後負荷軽減　102
収縮期左心室　214
収縮期雑音　49
収縮性心膜炎　251,303
収縮不全　33
周術期心筋梗塞　137
重症虚血肢（CLI）　192
重炭酸イオン（HCO$_3^-$）　94
重度の房室ブロック　41
粥腫　111,201,207
手動式除細動器　101
シュードVT　42
循環動態　6
瞬時血流予備量比（iFR）　81
昇圧薬　129
上行大動脈置換術　143
硝酸薬　132
上室頻拍　43,266
上大静脈（SVC）　10
上腸間膜動脈（SMA）　143,182
静脈血栓塞栓症（VTE）　287,294
上腕静脈　77
上腕動脈　109
ショック　54
徐脈性不整脈　115,271
徐脈頻脈症候群　271
自律神経　13
シロスタゾール　134

心エコー検査　68
心拡大　64
心胸郭比（CTR）　63
心筋炎　302
心筋虚血　33
心筋梗塞（MI）　10,36,106
心筋症　229,243
心筋生検　245
真腔　187
心係数（CI）　76
人工血管置換術　184,190
人工心肺　136
診察室外血圧　168
診察室血圧　168
心耳　9
心室　8
　　——拡張障害性息切れ　38
　　——期外収縮（PVC）　114,259,261
　　——細動（VF）　101,118,270
　　——中隔欠損症（VSD）　312
　　——中隔穿孔　205
　　——中隔壁厚（IVST）　72
　　——内伝導障害　274
　　——頻拍（VT）　42,114,118,267
　　——不整脈　114
腎性高血圧　176
心静止　101
心尖部拡張中期ランブル　220
心尖部四腔断面像　73
心尖部全（汎）収縮期雑音　223
心尖部肥大型心筋症（APH）　247
心臓足首血管指数（CAVI）　92,94
心臓移植　147
　　——後冠動脈病変　307
心臓MRI　67
心臓核医学検査　83
心臓カテーテルインターベンション
　　104
心臓カテーテル検査　76,82
心臓再同期療法（CRT）　118
心臓腫瘍　251
心臓超音波検査　68
心臓粘液腫　256
心臓マッサージ　12

身体活動能力質問表（METs）　233
心タンポナーデ　99,254,304
シンチグラフィ　83
心停止　101
腎動脈（RA）　143,182
心内圧　78,79
心嚢穿刺　99,256
心嚢ドレナージ　99
心肺運動負荷試験（CPX）　91,149
心拍出量（CO）　166
心破裂　206
心肥大　64
深部静脈　289
　　——血栓症（DVT）　287,292
心不全　205,229
　　——ステージ分類　155
腎不全　138
シンプソン法　75
心房　8
　　——期外収縮（PAC）　259,260
　　——細動（AF）　42,43,131,262,264
　　——収縮　50
　　——粗動（AFL）　43,265
　　——中隔欠損症（ASD）　49,122,310
　　——頻拍（AT）　266
心保護薬　128
心膜炎　303
心膜切除術　253

す

水銀血圧計　168
水素イオン濃度（pH）　94
水泡音　232
睡眠時無呼吸症候群（SAS）　172,240
スケルトナイズ法　138
スタンフォード分類　188
ステントグラフト　144
ステント血栓症　111
ステント留置　108
スワンガンツカテーテル検査　76

せ

成人移行支援　318
生体吸収性ステント　108
セルフモニタリング　156
全拡張期逆流　218

穿刺部出血　111
全身性浮腫　60
穿通枝　289
先天性心疾患　308
前負荷　23

そ

造影CT検査　66
象皮病　297
僧帽弁　8
　──逸脱症　141
　──開放音　220
　──拡張期後退速度（DDR）　72
　──逆流症（MR）　222
　──狭窄症（MS）　219
　──形成術　141
　──置換術　140,221
　──閉鎖不全症　205,222
側枝静脈瘤　290
側副血行路　81,201
組織プラスミノゲンアクチベータ
　（t-PA）　135

た

第1度房室ブロック　87,272,273
第2度房室ブロック　273
第3度房室ブロック　274
体外設置型補助人工心臓　145
タイクホルツ法　75
代謝性アシドーシス　95
代謝性アルカローシス　95
体静脈うっ血　231
体心室　33
大腿静脈　77
大腿動脈　109
大動脈炎症候群　304
大動脈解離　180
大動脈間の平均圧較差　214
大動脈疾患　180
大動脈内バルーンパンピング（IABP）
　101,205
大動脈弁　8
　──逆流症（AR）　216
　──狭窄症（AS）　212
　──置換術　139,214
　──通過最高血流速度　214

　──バルーン形成術（BAV）　120
　──閉鎖不全症（AI）　216
大動脈弁輪拡大　216
大動脈瘤　180
高安動脈炎　304
多形性心室頻拍　267
タリウム負荷心筋シンチグラフィ　208
単形性心室頻拍　267
短軸断面像　73
単純CT検査　65
断層法　68,69
タンパク漏出性胃腸症　252

ち

チアノーゼ　25,26
遅延造影（LGE）　67
チカグレロル　134
チクロピジン　134
遅脈　213
中心静脈カテーテル　98
中心静脈穿刺　98
超音波　68
長軸断面像　71,72
直視下交連切開術（OMC）　221
直接経口抗凝固薬（DOAC）　134,265
直流通電　100

て

低カリウム血症　124
低換気　94
低血圧症　178
低酸素状態　94
ディジネス　59
低心拍出量症候群（LOS）　35,137,140
ディップ・アンド・プラトー波形　253
テザリング　9,223
デービッド手術　143
電位依存性L型Ca^{2+}チャネル　18
電気的カルディオバージョン　42,100
電気的除細動　100

と

動悸　59
洞機能不全　271
同期モード　100
洞結節　26,85
　──リエントリー性頻拍　262

橈骨動脈　109
動静脈瘻　109,111
洞徐脈　271
洞性頻拍　43
洞調律　87
洞停止　271
洞頻脈　262
洞不全症候群　41
洞房結節　26
洞房ブロック　271
動脈血液ガス分析　94
動脈血酸素分圧（Pao$_2$）　94
動脈血酸素飽和度（Sao$_2$）　10,94
動脈血二酸化炭素分圧（Paco$_2$）　94
動脈硬化　105,167,207
特定心筋疾患　243
特発性肺動脈性肺高血圧症（IPAH）
　278,283
ドパミン　129
ドブタミン　129
　──負荷心エコー検査　214
ドプラ法　68
ドベーキー分類　188
トルサード・ド・ポアント　42,270
トレンデレンブルグ検査　291

な

内頸静脈　77
内視鏡レーザーアブレーション　112
内分泌性高血圧　176

に

二酸化炭素センサー　14
二次救命処置（ACLS）　100
二次性高血圧　175
二次性僧帽弁逆流症　223
二次性肺動脈性肺高血圧症　282
ニース分類　278,279
偽のVT　42
二尖弁　212
二束ブロック　276
乳頭筋　9
　──断裂　205,222

ね・の

熱希釈法　77
脳血管障害　137

脳梗塞　137
脳性ナトリウム利尿ペプチド（BNP）
　232
ノーリア・スティーブンソン分類
　233,236
ノルアドレナリン　130
ノン・ピッティング エデーマ　61

は

肺うっ血　33,38,229
肺拡散能（DLco）　10,284
肺血管抵抗（PVR）　277
敗血症　299
肺高血圧症（PH）　277
肺循環　277
肺静脈圧　23
肺静脈の電気的隔離（PVI）　112
肺静脈閉塞性疾患　284
肺心室　32
肺水腫　33
肺性心　231
肺塞栓症（PE）　287,294
肺動脈圧　79
肺動脈性肺高血圧症（PAH）　277,282
肺動脈楔入圧　23,77,79
肺動脈弁　8
　——逆流症（PR）　227,317
　——狭窄症（PS）　227
梅毒性大動脈炎　306
ハイブリッド手術室　122
肺毛細血管腫症　284
白衣高血圧　169
拍動性腫瘤　185
波高　116
バージャー病　195
バソプレシン受容体拮抗薬　125
パラシュート僧帽弁　219
バルサルバ手技　16,267
パルスドプラ法　70
バルーン肺動脈形成術（BPA）　286

ひ

非持続性心室頻拍　267
ヒス束　26,85
非ステロイド抗炎症薬　124
肥大型心筋症（HCM）　243,246

左回旋枝（LCX）　80
左冠動脈（LCA）　80
　——主幹部（LMT）　80
左前下行枝（LAD）　80
ピッティング エデーマ　61
非閉塞性肥大型心筋症（HNCM）　247
表在静脈　289
　——血栓症　295
病歴聴取　46
貧血　240
頻拍　258
頻脈性不整脈　29,42,258

ふ

ファロー四徴症（TOF）　315
不応期　29
フォレスター分類　203
フォンタン手術　32
フォンテイン分類　192
負荷心エコー検査　106,208
負荷心筋シンチグラフィ　83
腹腔動脈（CA）　143
副交感神経　13
複合的理学療法　297
伏在静脈瘤　290
副伝導路　112
腹部大動脈人工血管置換術　144
腹部大動脈瘤（AAA）　185
浮腫　60
不整脈　111,205
不整脈原性右室心筋症（ARVC）
　243,250
不適切洞頻脈　262
プラーク　111,201,207
プラスグレル　134
ふらつき　41,59
フラミンガム心不全診断基準　231
フランク・スターリングの法則　22,42
ブルガダ症候群　274,276
プルキンエ線維　26,85
ブルズアイ　84
プレコーディアル・キャッチ症候群
　57
プレコンセプションケア　318
プロスタサイクリン誘導体　280

プローブ　68

へ

ペア血清　302
ベアメタルステント（BMS）　108
平均血圧　166
平均肺動脈圧（mPAP）　277
閉塞型睡眠時無呼吸症候群（OSAS）
　176
閉塞性血栓血管炎（TAO）　195
閉塞性動脈硬化症（ASO/PAD）
　180,191
閉塞性肥大型心筋症（HOCM）　247
壁運動消失　202
壁運動低下　202
ペースメーカ　115
　——植込み術　115
　——設定　117
ベックの三徴　255
ヘフペフ（HFpEF）　34,237
ヘフレフ（HFrEF）　34,237
ヘミブロック　276
変行伝導　42,259
弁口面積　214
弁穿孔　222
弁置換術　138
ベントール手術　143
弁膜症治療　120
弁膜性疾患　212

ほ

包括的高度慢性下肢虚血（CLTI）　192
放散痛　38
房室回帰性頻拍（AVRT）　112,266,267
房室結節　85
房室結節リエントリー性頻拍（AVNRT）
　43,112,266
房室ブロック　272
補助人工心臓（VAD）　145
ホスホジエステラーゼ5（PDE5）阻害薬
　282
発作性心房細動　263
ホットバルーンアブレーション　112
ホーマンズ徴候　293
ボルグ指数　149,150
ホルター心電図　90

本態性高血圧　174
奔馬調律　51

ま

末梢血管抵抗（SVR）　166
末梢動脈疾患　191
マルファン症候群　216
慢性完全閉塞　106
慢性血栓塞栓性肺高血圧症（CTEPH）　285
慢性心不全　20,43,235
慢性大動脈弁逆流症　216

み・む

右冠動脈（RCA）　80
脈圧の増大　217
脈波伝播速度（PWV）　92,94
無痛性狭心症　36
無脈性心室頻拍　101
無脈性電気活動（PEA）　101

め

迷走神経　26
メッツ表　149
めまい　59
メンケベルグ型　192

も

モザイク仮説　167
モーニングサージ　172
モービッツⅡ型第2度房室ブロック　273

や

薬剤性高血圧　178
薬剤溶出性ステント（DES）　108
ヤクー手術　143

ゆ・よ

有効逆流弁口面積　218
疣腫　299
有痛性青股腫　292
有痛性白股腫　292
輸液　124
容量受容体　13
容量負荷　216

ら

ラザフォード分類　192
ラジオアイソトープ（RI）　83
ラプラスの法則　216

り

リウマチ性変性　212
リエントリー　187
――性頻拍　114
リードインピーダンス　116
リドカイン　132
リードレスペースメーカ　119
利尿薬　124
リモデリング　127
緑色連鎖球菌　299
リンパ管炎　298
リンパ節炎　298
リンパ浮腫　296

る・れ・ろ

ループ利尿薬　124
レイノー症候群　197
レイノー症状　191,197
レイノー病　197
レニン-アンジオテンシン-アルドステロン系　123
連続性雑音　51
連続波ドプラ法　70
ロータブレーター　108

わ

ワルファリン　133,215

欧文索引

数字

12誘導心電図　85
24時間自由行動下血圧計（ABPM）　168,170
24時間心電図　90
Ⅰ音　47,49
Ⅱ音　49
Ⅱ音固定性分裂　49,311
Ⅲ音　50
Ⅳ音　50

A

α遮断薬　128
abdominal aortic aneurysm（AAA）　185
activated coagulation time（ACT）　102

acute aortic dissection（AAD）　187
acute coronary syndrome（ACS）　200
acute myocardial infarction（AMI）　200
adaptive servo ventilation（ASV）　241
adenosine triphosphate（ATP）　19
advanced cardiac life support（ACLS）　100
AHA分類　80
akinesis　202
ambulatory blood pressure monitoring（ABPM）　170
American College of Cardiology Foundation（ACCF）　233
American Heart Association（AHA）　233
anaerobic threshold（AT）　91
anasarca　60
angina pectoris（AP）　10,207
angiotensin converting enzyme（ACE）　127
angiotensin Ⅱ receptor blocker（ARB）　127
angiotensin Ⅱ receptor antagonist-neprilysin inhibitor（ARNI）　127,239
ankle brachial index（ABI）　92,191
antitachycardia pacing（ATP）　119
aortic dimension（AoD）　72
aortic insufficiency（AI）　216
aortic regurgitation（AR）　216
aortic stenosis（AS）　212
aortic valve　8
apical hypertrophy（APH）　247
arrhythmogenic right ventricular cardiomyopathy（ARVC）　250
arteriosclerosis obliterans（ASO）　191
asystole　101
atrial fibrillation（AF）　262
atrial flutter（AFL）　265
atrial septal defect（ASD）

49,122,310

atrioventricular nodal reentrant tachycardia（AVNRT） 43,112,266

atrioventricular reciprocating tachycardia（AVRT） 43,112,266

atrioventricular [AV] block 272

atrium 8

automated external defibrillator（AED） 101

B

β 遮断薬 128

B モード法 69

balloon aortic valvuloplasty（BAV） 120

balloon pulmonary angioplasty（BPA） 286

bare metal stent（BMS） 108

base excess（BE） 94

basic life support（BLS） 101

blood pressure（BP） 166

brain natriuretic peptide（BNP） 232

bridge to transplant（BTT） 145

C

cachexia 32

Canadian Cardiovascular Society （CCS） 208

cardiac arrest 101

cardiac myxoma 256

cardiac output（CO） 166

cardiac resynchronization therapy （CRT） 118

cardiac tamponade 254

cardio-ankle vascular index（CAVI） 92

cardiopulmonary exercise test（CPX） 91,149

cardiothoracic ratio（CTR） 63

catheter ablation 112

cavotricuspid isthmus（CTI） 114

CCS 分類 208

CEAP 分類 291

celiac artery（CA） 143,182

CHADS$_2$ スコア 263

chronic limb-threatening ischemia （CLTI） 192

chronic obstructive pulmonary disease（COPD） 15,54,128

chronic thromboembolic pulmonary hypertension（CTEPH） 285

chronic total occlusion（CTO） 106

clinical scenario（CS） 233,235

CO$_2$ ナルコーシス 15,94

collateral flow 81,201

constrictive pericarditis 251

continuous positive airway pressure （CPAP） 176,240

coronal plane 65

coronary angiography（CAG） 80

coronary artery 9

coronary artery bypass grafting （CABG） 135

coronary flow reserve 24

coronary sinus 10

costophrenic angle（CP angle） 232

critical limb ischemia（CLI） 192

cyclic adenosine monophosphate （cAMP） 19,134,280

cyclic guanosine monophosphate （cGMP） 282

D

D ダイマー 293,294

deep vein thrombosis（DVT） 287,294

diastolic blood pressure（DBP） 166

diastolic descent rate（DDR） 72

dilated cardiomyopathy（DCM） 243

dilated phase of hypertrophic cardiomyopathy（D-HCM） 247

direct oral anticoagulant（DOAC） 134

door-to-balloon time 204

drug eluting stent（DES） 108

dual antiplatelet therapy（DAPT） 134

E

edema 60

endothelin receptor antagonist （ERA） 280

endovascular aortic repair（EVAR） 186

endovascular treatment（EVT） 194

European Society of Cardiology （ESC） 229

extrasystole 259

F・G

fluorodeoxyglucose-positron emission tomography（FDG-PET） 83

fractional flow reserve（FFR） 81

gallop rhythm 51

H

heart failure with preserved ejection fraction（HFpEF） 34

heart failure with reduced ejection fraction（HFrEF） 34

hypertrophic cardiomyopathy （HCM） 246

hypertrophic nonobstructive cardiomyopathy（HNCM） 247

hypertrophic obstructive cardiomyopathy（HOCM） 247

hypokinesis 202

I

ICaL 18

ICD 設定 118

ICHD コード 117

idiopathic pulmonary arterial hypertension（IPAH） 278

implantable cardioverter defibrillator（ICD） 118

inappropriate sinus tachycardia 262

infective endocarditis（IE） 299

inferior vena cava（IVC） 10

instantaneous wave-free ratio（iFR） 81

interventricular septal（wall）thickness（IVST） 72

intra-aortic balloon pumping （IABP） 102

intraventricular conduction disturbance 274

J・L

J波 89

late gadolinium enhancement（LGE） 67

left anterior descending artery（LAD） 80

left atrial dimension（LAD） 72

left circumflex artery（LCX） 80

left coronary artery（LCA） 80

left main trunk（LMT） 80

left ventricular ejection fraction （LVEF） 72

left ventricular end-diastolic diameter（dimension）（LVDd） 72

left ventricular end-systolic diameter（dimension）（LVDs） 72

left ventricular fractional shortening（%FS） 72

low output syndrome（LOS） 35,137,140

M

M モード法 68,69,72

MAZE 手術 141

mean pulmonary artery pressure （mPAP） 277

METs 234

mitral regurgitation（MR） 222

mitral stenosis（MS） 219

mitral valve 8

myocardial infarction（MI） 10

myocarditis 302

N

nitric oxide（NO） 24,280

non-steroidal anti-inflammatory drugs（NSAIDs） 124

NYHA 機能分類 34,233

O

obstructive sleep apnea syndrome （OSAS） 176

open mitral commissurotomy（OMC） 221

opening snap 220

orthopnea 35

P

P波 85

percutaneous cardiopulmonary support（PCPS） 103

percutaneous coronary intervention （PCI） 81,105

percutaneous old balloon angioplasty （POBA） 105

percutaneous transluminal renal angioplasty（PTRA） 176

percutaneous transluminal septal myocardial ablation（PTSMA） 249

percutaneous transvenous mitral commissurotomy（PTMC） 122,221

percutaneous ventricular assist device（pVAD） 104

peripheral arterial disease（PAD） 191

PGI2 誘導体 280

phosphodiesterase（PDE） 280

posterior wall thickness（PWT） 72

preload reserve 22

premature atrial contraction（PAC） 259

premature ventricular contraction （PVC） 259

prostaglandin I2（PGI2） 280

pseudo-ventricular tachycardia （pseudo-VT） 42

pulmonary arterial hypertension （PAH） 277

pulmonary embolism（PE） 287,294

pulmonary hypertension（PH） 277

pulmonary valve 8

pulmonary valve regurgitation（PR） 227

pulmonary valve stenosis（PS） 227

pulmonary vascular resistance （PVR） 277

pulmonary vein isolation（PVI） 112

pulse wave velocity（PWV） 92

pulseless electrical activity（PEA）

101

Q

QRS 波 85

QT 延長症候群 43,270

QT 間隔 89

R

R on T 89,100

radioisotope（RI） 83

referred pain 36

renal artery（RA） 143,182

right coronary artery（RCA） 80

rotablator 108

rupture 206

S

sagittal plane 65

Sao₂ 33

SGLT2 阻害薬 126

sick sinus syndrome 271

single photon emission computed tomography（SPECT） 83

sino-atrial block 271

sinus arrest 271

sinus bradycardia 271

sinus tachycardia 262

sleep apnea syndrome（SAS） 172,240

soluble guanylyl cyclase（sGC） 280

SPECT 像 84

Spo₂ 33

ST 上昇型心筋梗塞（STEMI） 202

ST 部 85

ST-elevation acute myocardial infarction（STEMI） 202

Stemmer sign 297

superior mesenteric artery（SMA） 143,182

superior vena cava（SVC） 10

supraventricular tachycardia 266

Svo₂ 10

systemic vascular resistance（SVR） 166

systolic blood pressure（SBP） 166

T

T波 85

tachycardia-bradycardia syndrome 271

tethering 9

tetralogy of Fallot (TOF) 315

thoracic aortic aneurysm (TAA) 180

thoracic endovascular aortic repair (TEVAR) 145,182

thoracoabdominal aortic aneurysm (TAAA) 182

thromboangiitis obliterans (TAO) 195

tissue-plasminogen activator (t-PA) 135,294

TR バンド 110

transcatheter aortic valve implantation (TAVI) 120,215

transcatheter mitral valve repair (TMVr) 122

transverse plane 65

tricuspid regurgitation (TR) 226

tricuspid stenosis (TS) 225

tricuspid valve 8

U・V・W

U 波 85

vascular resistance 277

vasospastic angina (VSA) 210

venous thromboembolism (VTE) 287,294

ventricle 8

ventricular assist device (VAD) 145

ventricular fibrillation (VF) 270

ventricular septal defect (VSD) 312

ventricular tachycardia (VT) 267

verruca 299

WPW 症候群 42,112,267

看護学テキスト NiCE
病態・治療論[3]　循環器疾患(改訂第2版)

2019 年 10 月　1 日 第 1 版第 1 刷発行	編集者　八尾厚史, 落合亮太
2024 年 12 月 10 日 改訂第 2 版発行	発行者　小立健太
	発行所　株式会社 南 江 堂

〒113-8410 東京都文京区本郷三丁目 42 番 6 号
☎(出版)03-3811-7189　(営業)03-3811-7239
ホームページ https://www.nankodo.co.jp/
印刷・製本 日経印刷

© Nankodo Co., Ltd., 2024

定価は表紙に表示してあります.
落丁・乱丁の場合はお取り替えいたします.
ご意見・お問い合わせはホームページまでお寄せください.

Printed and Bound in Japan
ISBN978-4-524-21023-7

本書の無断複製を禁じます.
JCOPY 〈出版者著作権管理機構 委託出版物〉
本書の無断複製は,著作権法上での例外を除き禁じられています.複製される場合は,そのつど事前に,
出版者著作権管理機構(TEL 03-5244-5088,FAX 03-5244-5089,e-mail: info@jcopy.or.jp)の許諾
を得てください.

本書の複製(複写,スキャン,デジタルデータ化等)を無許諾で行う行為は,著作権法上での限られた例
外(「私的使用のための複製」等)を除き禁じられています.大学,病院,企業等の内部において,業
務上使用する目的で上記の行為を行うことは私的使用には該当せず違法です.また私的使用であっても,
代行業者等の第三者に依頼して上記の行為を行うことは違法です.